Deller Sebestény

Fotoatlas Neuroanatomie

„In Dankbarkeit denen, die Forschung und Lehre dienten"

Inschrift der Gedenktafel für die
Körperspender der Dr. Senckenbergischen Anatomie, Frankfurt am Main

Unseren Studierenden und Lehrern gewidmet

Thomas Deller
Tamás Sebestény

Fotoatlas Neuroanatomie

Präparate, Zeichnungen und Text

1. Auflage, korrigierter Nachdruck

ELSEVIER
URBAN & FISCHER

URBAN & FISCHER München

Zuschriften und Kritik an:
Elsevier GmbH, Urban & Fischer Verlag, Lektorat Medizinstudium, Dr. Andrea Beilmann, Hackerbrücke 6, 80335 München
e-mail: medizinstudium@elsevier.de

Bibliografische Information der Deutschen Bibliothek
Die Deutsche Bibliothek verzeichnet diese Publikation in der Deutschen Nationalbibliografie; detaillierte bibliografische Daten sind im Internet unter http://www.d-nb.de abrufbar.

13 14 15 16 4 3 2 1

Programmleitung: Dr. med. Dorothea Hennessen
Planung: Alexander Gattnarzik
Lektorat: Dr. Andrea Beilmann
Redaktion: Magdalena Damjantschitsch, Abensberg
Herstellung: Peter Sutterlitte
Satz: Kösel, Krugzell
Druck und Bindung: Printer Trento, Trento, Italien
Umschlaggestaltung: SpieszDesign, Neu-Ulm

ISBN 978-3-437-41214-1
ISBN E-Book 978-3-59672-8

Aktuelle Informationen finden Sie im Internet unter www.elsevier.de und www.elsevier.com

Vorwort

Wozu dieses Buch?

Liebe Leserinnen und Leser dieses Buches,

der Fotoatlas Neuroanatomie schließt eine Lücke im Markt der verfügbaren Lehrbücher zur Anatomie des Nervensystems. Er wurde von uns aus drei Überlegungen heraus konzipiert:

1. Der Fotoatlas Neuroanatomie richtet sich an Studierende der Medizin, die im Rahmen eines praktischen Kurses neuroanatomische Präparate studieren und anatomische Strukturen an einem Präparat selbständig erkennen sollen. Entsprechend folgt der Aufbau des Buches der üblicherweise gewählten Abfolge der anatomischen Präparation des zentralen Nervensystems im Anatomiekurs. Durch die kursbegleitende Verwendung dieses Buches, die unmittelbare Gegenüberstellung von Präparat und Schemazeichnung sowie die zahlreichen didaktischen Lerntipps wird es dem Studierenden leicht gemacht, die einzelnen anatomischen Strukturen zu erkennen und zu erlernen. Die Studierenden können sich auf diese Weise rasch ein Basiswissen der Neuroanatomie aneignen, das sie auf die Prüfung in Neuroanatomie vorbereitet. Zusammen mit dem Fotoatlas Anatomie von Gosling bildet der Fotoatlas Neuroanatomie die makroskopische Anatomie des menschlichen Körpers weitestgehend vollständig ab.
2. Der Fotoatlas Neuroanatomie richtet sich auch an Studierende höherer Semester sowie Ärztinnen und Ärzte in der Weiterbildung, die sich im Rahmen ihrer jeweiligen Spezialisierung mit der normalen und krankhaft veränderten Anatomie des Gehirns beschäftigen. Da erst einige Zeit nach Ende der anatomischen Ausbildung die Entscheidung für eine Spezialisierung in einem klinischen Fach fällt, ergibt sich während der ärztlichen Weiterbildung regelmäßig die Notwendigkeit, sich mit der Anatomie des Menschen erneut zu beschäftigen. Umfragen unter Ärztinnen und Ärzten haben gezeigt, dass sie der Anatomie einen sehr hohen Stellenwert im Rahmen ihrer ärztlichen Tätigkeit beimessen, und viele würden gerne zu einem späteren Zeitpunkt erneut einen Anatomiekurs besuchen oder anatomische Präparate betrachten. Auf diesen Bedarf reagiert dieses Buch, indem es neuroanatomische Strukturen und Ansichten zeigt, die auch in den klinischen „Neuro"-Fächern von Bedeutung sind.
3. Der Fotoatlas Neuroanatomie richtet sich darüber hinaus an Studierende und Absolventen naturwissenschaftlicher Fächer, die sich mit medizinisch relevanten wissenschaftlichen Fragestellungen zum menschlichen Nervensystem beschäftigen. Da das menschliche Nervensystem im Rahmen dieser Studiengänge im Regelfall systematisch-vergleichend und fast ausschließlich theoretisch abgehandelt wird, bestehen bei Studierenden und Absolventen dieser Fächer ein großes Interesse und ein erheblicher Wissensbedarf an der Anatomie des zentralen Nervensystems des Menschen.

Für Anregungen und Hinweise, wie wir den Fotoatlas Neuroanatomie weiter verbessern und noch praxisnäher gestalten können, sind wir den Leserinnen und Lesern dankbar. Wir wünschen allen Erfolg und Freude beim Erlernen der neuroanatomischen Strukturen!

Thomas Deller und Tamás Sebestény
im Frühjahr 2007

Danksagung

Bedanken möchten wir uns vor allem bei Herrn Dr. Schwarzacher, der den Fotoatlas Korrektur gelesen und mit seinen kritischen und konstruktiven Anmerkungen die Qualität dieses Buches verbessert hat, bei Herrn PD Dr. Rüb, der zu Fragen der Anatomie des menschlichen Hirnstamms eine Bibliothek des Wissens ist, bei den Kolleginnen und Kollegen des Instituts für Klinische Neuroanatomie der Dr. Senckenbergischen Anatomie und ganz besonders auch bei unseren Familien. Alle haben auf die eine oder andere Art und Weise dieses Fotoatlasprojekt begleitet und unterstützt. Unser Dank gilt auch Frau Dr. Beilmann und Herrn Gattnarzik vom Urban & Fischer Verlag sowie Frau Damjantschitsch, die dieses Projekt zusammen mit uns entworfen und redaktionell begleitet haben.

Hinweise für den Leser

Studierende der Medizin, Ärztinnen und Ärzte in der Weiterbildung und neurowissenschaftlich tätige Naturwissenschaftler stehen unter einem erheblichen Zeitdruck bei der Vor- und Nachbereitung universitärer Kurse und beim Erwerb biomedizinischen Wissens. Daher überrascht es nicht, dass Fotoatlanten und Lehrbücher immer häufiger daran gemessen werden, ob es ihnen gelingt, Wissen möglichst klar strukturiert, auf das Entscheidende reduziert und didaktisch gut aufbereitet zu vermitteln. Mit dem Fotoatlas Neuroanatomie haben wir auf dieses Bedürfnis reagiert und einige Elemente integriert, die das Erlernen der Neuroanatomie erleichtern sollen:

- **Basiswissen:** Beim Erststudium der Neuroanatomie des Menschen hilft die Unterscheidung von Grundlagenwissen und weiterführendem Wissen (Fachwissen). Im Kasten „Basiswissen“ wurden daher die wichtigsten Inhalte zusammengefasst und den einzelnen Kapiteln vorangestellt.
- **Merkekästen:** Besonders wichtige neuroanatomische Zusammenhänge wurden im Text im Kasten „Merke“ hervorgehoben.
- **Klinikkästen:** Neuroanatomie, Neuropathologie und Neurologie bauen aufeinander auf. Besonders häufige und wichtige Krankheiten des Nervensystems werden daher in den Kästen „Klinik“ an geeigneter Stelle im Text besprochen.
- **Lernhilfen:** Als eine Besonderheit des Fotoatlas sehen wir die Vielzahl der in diesen Atlas integrierten Lernhilfen an. Es ist unsere Erfahrung, dass es gerade beim Erststudium der Neuroanatomie nicht allein auf die Frage ankommt „Was muss ich lernen?“, sondern vielmehr auf die Frage „Wie soll ich lernen?“. Daher findet sich am Schluss eines jeden Kapitels der Kasten „Lernhinweis“, in dem wir eine bereits mehrfach bewährte Lernstrategie vorschlagen, die als „didaktischer roter Faden“ verstanden werden soll. Im „Lernhinweis“ greifen wir gezielt auf die Materialen des Fotoatlas (Bilder, Tabellen, Schemazeichnungen) zurück und machen konkrete Vorschläge zu Übungen, mit denen das neuroanatomische Wissen dauerhaft im Gedächtnis verankert werden kann. Für diese Übungen haben wir unseren Leserinnen und Lesern zusätzliche Arbeitsmaterialien (Zeichenvorlagen) im „Student Consult“ bereitgestellt, die bei Bedarf aus dem Internet heruntergeladen werden können. Der Lernerfolg kann schließlich mit Hilfe der Prüfungsfragen selbst eingeschätzt werden.

Wir glauben, dass der Fotoatlas in der jetzigen Form an den meisten Universitäten kursbegleitend eingesetzt werden kann und dazu beitragen wird, die Grundlagen der Neuroanatomie anhand von anatomischen Präparaten zu erlernen. Weiterführende Details zu den neuroanatomischen Schaltkreisen, zur mikroskopischen Anatomie des Gehirns und zu den einzelnen funktionellen Systemen lassen sich dann – aufbauend auf dem hier vermittelten Grundlagenwissen – durch universitäre Vorlesungen und mit Hilfe der zahlreichen am Gegenstandskatalog ausgerichteten Lehrbücher der Anatomie und Neuroanatomie fast beliebig erweitern. Auch bei diesen „nächsten Schritten“ werden der Griff zum „Fotoatlas Neuroanatomie“ und eine Rückbesinnung auf die tatsächlichen anatomischen Strukturen, mit denen man sich beschäftigt, hilfreich und motivierend sein.

Die Autoren

Inhalt

1 Das Zentralnervensystem – Übersicht

Basiswissen

ZNS
- Einteilung des Nervensystems
- Grundzüge der ZNS-Entwicklung
- Lagebeschreibung von Strukturen des ZNS
- Orientierende Betrachtung der äußeren und inneren Strukturen des ZNS

Allgemeines

Das Nervensystem dient der raschen Regulation von Veränderungen im Körper sowie der Anpassung des menschlichen Organismus an Veränderungen der Außenwelt. Anatomisch werden ein zentraler und ein peripherer Anteil unterschieden (Abb. 1.1). Zum **Zentralnervensystem (ZNS)** gehören das Gehirn (Encephalon) und das Rückenmark (Medulla spinalis), zum **peripheren Nervensystem (PNS)** alle Nerven und Ganglien außerhalb des ZNS. Die Grenzen zwischen den beiden Systemen lassen sich nur mit dem Mikroskop eindeutig bestimmen.

Merke

Einteilung des Nervensystems
Die Einteilung des Nervensystems in ZNS und PNS erfolgt aufgrund anatomischer (struktureller) Überlegungen. Man kann das Nervensystem aber auch nach seinen Funktionen in das somatische (animale) und in das vegetative (autonome) Nervensystem unterteilen. Das **somatische Nervensystem** fasst die Bestandteile des Nervensystems zusammen, die der Verbindung zur Außenwelt dienen; das **vegetative Nervensystem** fasst hingegen die Bestandteile des Nervensystems zusammen, die vor allem die Tätigkeit der inneren Organe steuern. Während das somatische Nervensystem überwiegend bewusst gesteuert werden kann, arbeitet das vegetative Nervensystem überwiegend unbewusst. Das somatische und das vegetative Nervensystem besitzen jeweils zentrale und periphere Anteile. Umgekehrt besitzen das ZNS und das PNS somatische wie vegetative Anteile.

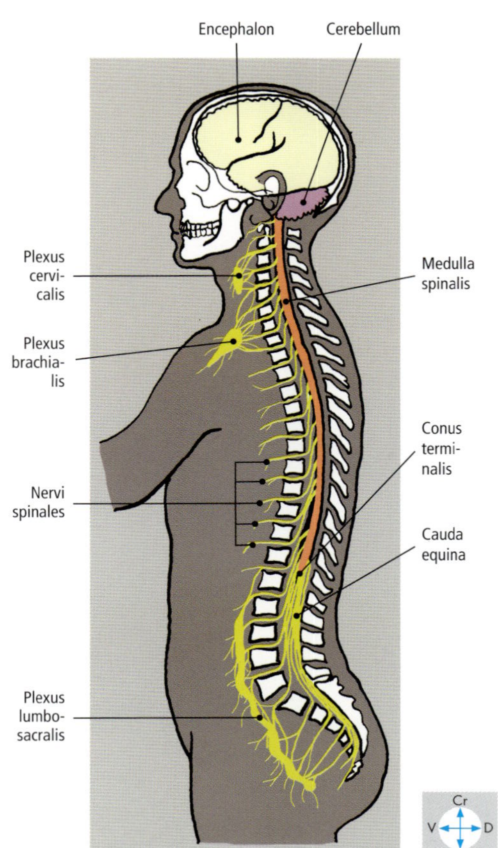

Abb. 1.1 Lage des Nervensystems im Körper.

Lage des Nervensystems im Körper

Zentralnervensystem (Abb. 1.1 + 1.2): Das Gehirn (1200–1600 g) liegt innerhalb des Schädels; das Rückenmark wird vom Wirbelkanal der Wirbelsäule umgeben. Zusätzlich werden beide von bindegewebigen Häuten, den Meningen, umhüllt. Die Meningen befestigen Gehirn und Rückenmark innerhalb der knöchernen Strukturen und halten beide in Position. Zwischen den Meningen befindet sich der äußere Liquorraum, ein mit Hirnwasser (Liquor cerebrospinalis) gefüllter Raum. Dieser steht mit dem inneren Liquorraum, der aus Kammern mit Hirnwasser im Inneren des Gehirns besteht, in Verbindung. Beim Lebenden „schweben" Gehirn und Rückenmark somit innerhalb von stabilen, mit Flüssigkeit gefüllten Kammern und sind dadurch vor Stößen geschützt.

Peripheres Nervensystem (Abb. 1.1): Aus dem ZNS treten Nerven aus, die in die Körperperipherie ziehen. Nerven, die aus dem Rückenmark austreten, werden als Spinalnerven bezeichnet, Nerven, die aus dem Gehirn austreten, als Hirnnerven. Es gibt 12 Hirnnerven- und 31 Spinalnervenpaare. Die Entstehung eines peripheren Nervs (neuroanatomisches Basiswissen) wird im Zusammenhang mit der Anatomie des Rückenmarks besprochen (s. Kap. 10).

Das ZNS wird in Gehirn (Encephalon) und Rückenmark (Medulla spinalis) unterteilt. Am Gehirn werden mehrere Abschnitte unterschieden. Eine Übersicht vermittelt Abb. 1.2:
- Prosencephalon
  - Telencephalon (Endhirn)
  - Diencephalon (Zwischenhirn)
- Truncus encephali (Hirnstamm)
  - Mesencephalon (Mittelhirn)
  - Pons (Brücke)
  - Medulla oblongata (verlängertes Mark [*Bulbus*])
- Cerebellum (Kleinhirn).

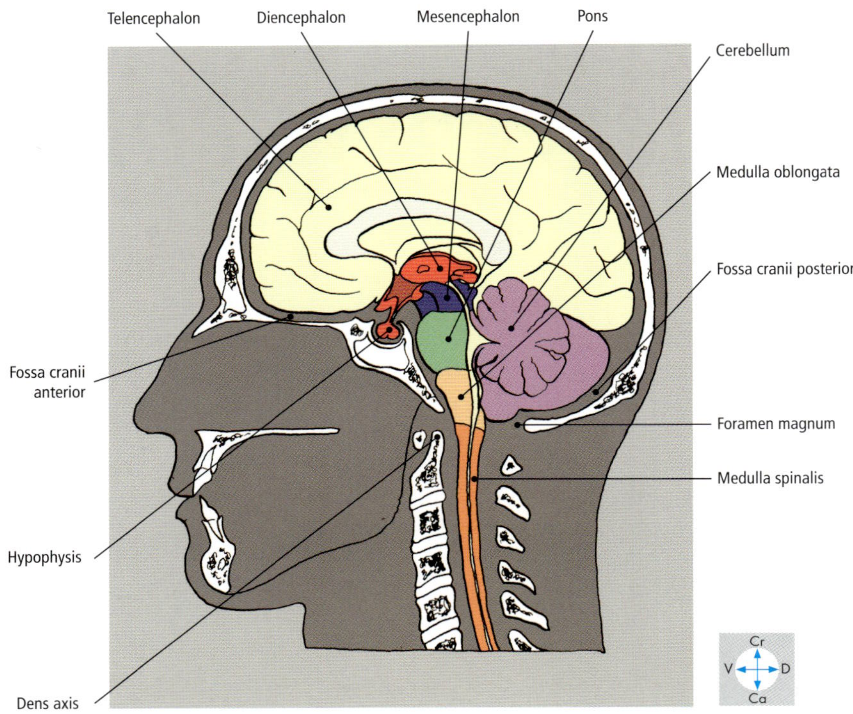

Abb. 1.2 Lage der Hirnabschnitte im Schädel; Übersicht.

Tab. 1.1 Entwicklung des ZNS.

Primäre Hirnbläschen	Sekundäre Hirnbläschen	Adultes Gehirn	Innere Liquorräume
Prosencephalon (Vorderhirn)	Telencephalon (Endhirn) Diencephalon (Zwischenhirn)	Hemisphären, einige Kerne Thalamus, Globus pallidus, Auge	Ventriculi laterales (I, II) Ventriculus tertius (III)
Mesencephalon	Mesencephalon (Mittelhirn)	Mesencephalon	Aqueductus mesencephali
Rhombencephalon (Rautenhirn)	Metencephalon (Nachhirn) Myelencephalon (Markhirn)	Pons, Kleinhirn Medulla oblongata	Ventriculus quartus (IV)

Pons und Cerebellum bilden zusammen das *Metencephalon,* die Medulla oblongata bildet das Myelencephalon. Das *Rhombencephalon* besteht aus Metencephalon und Myelencephalon.

Entwicklung des ZNS

Das Gehirn entwickelt sich aus Erweiterungen des Neuralrohres, den sog. Hirnbläschen. Aus anfangs drei Bläschen bilden sich fünf Bläschen (Abb. 1.3), aus denen die definitiven Hirnstrukturen entstehen (Tab. 1.1). Der Innenraum der Hirnbläschen wird später zum System der inneren Hirnräume (Ventrikelsystem). Im anatomischen und klinischen Sprachgebrauch werden Hirnstrukturen oftmals nach ihrer entwicklungsgeschichtlichen Abstammung bezeichnet, z. B. „Endhirn“ oder „Vorderhirn“.

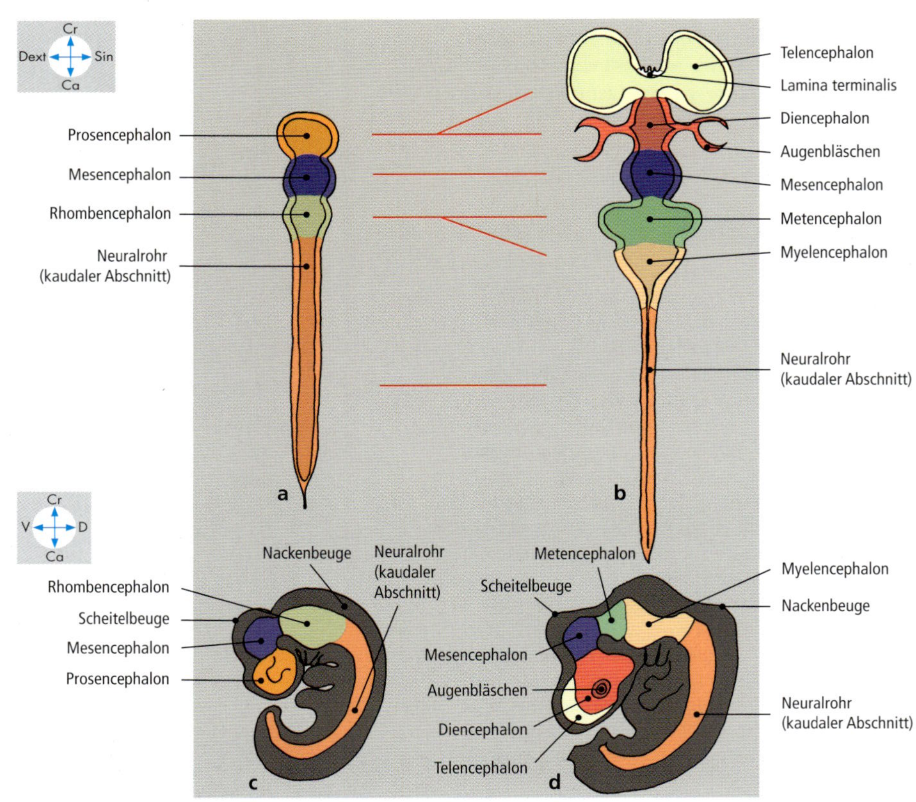

Abb. 1.3 Entwicklung des Zentralnervensystems; Schema.
a Drei-Bläschen-Stadium (4. Woche); Aufsicht
b Fünf-Bläschen-Stadium (5. Woche); Aufsicht
c Drei-Bläschen-Stadium; Seitenansicht
d Fünf-Bläschen-Stadium; Seitenansicht

Hirnstrukturen und ihre Lagebeschreibung

Das Vorderhirn (Telencephalon und Diencephalon) knickt während der Entwicklung gegenüber dem Hirnstamm und dem Rückenmark nach vorn ab (Abb. 1.3). Um die Lagebeziehungen der Strukturen korrekt zu beschreiben, müssen zwei Achsen durch das ZNS gelegt werden (Abb. 1.4):

- Achse des Rückenmarks/Hirnstamms: vertikal, parallel zur Wirbelsäule
- Achse des Vorderhirns: horizontal, parallel zur Schädelbasis.

Die Lagebezeichnungen des Gehirns werden auf folgende Achsen bezogen:

- vorn: oral bzw. rostral
- hinten: kaudal (im Vorderhirnbereich auch okzipital)
- Unterseite: basal oder ventral
- Oberseite: parietal oder dorsal.

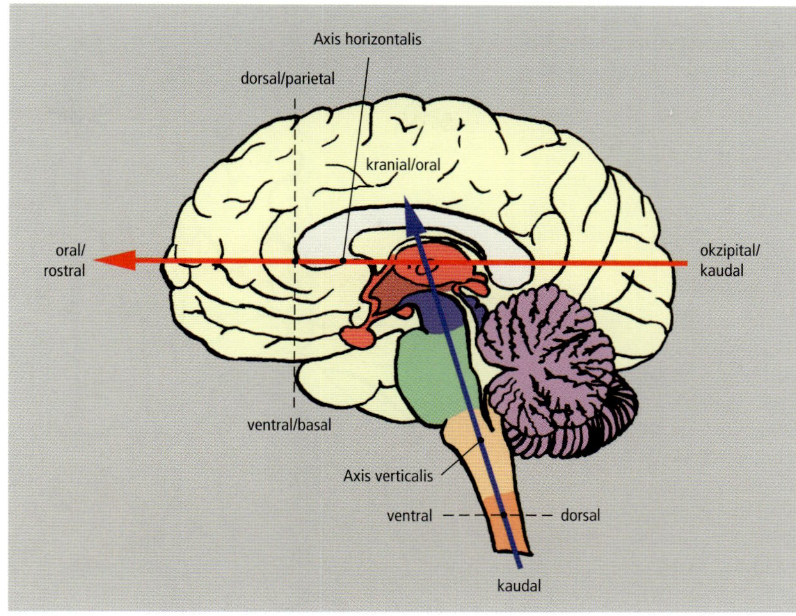

Abb. 1.4 Achsenbezeichnungen.

Orientierende Betrachtung des Gehirns

Das Erkennen von Strukturen am Präparat fällt leichter, nachdem man sich einen groben Überblick über die räumlichen Zusammenhänge und den prinzipiellen Aufbau des Gehirns verschafft hat. Daher werden zunächst anhand einfacher Schemazeichnungen die markantesten Hirnstrukturen besprochen.

Betrachtet man das Gehirn, so erkennt man eine obere und seitliche (superolaterale) Ansicht und eine Ansicht von unten (basal). Schneidet man das Gehirn in der Mitte durch, so eröffnet sich zusätzlich die Ansicht von innen (medial).

Zunächst blickt man auf die **Facies superolateralis** des Gehirns (Abb. 1.5). Besonders prominent sind in dieser Ansicht die zwei Großhirnhemisphären, die mit ihren zahlreichen Windungen (*Gyri*) und Furchen (*Sulci*) für das menschliche Gehirn charakteristisch sind. Sie verdecken das Zwischenhirn und erlauben nur eingeschränkt den Blick auf das Kleinhirn und den Hirnstamm mit seinen Abschnitten Mittelhirn, Pons und Medulla oblongata. Die Furche zwischen Groß- und Kleinhirn wird als *Fissura transversa cerebri* bezeichnet, die Furche zwischen den Hemisphären als *Fissura longitudinalis cerebri*.

Betrachtet man die seitliche Oberfläche der Hemisphäre genauer, so fallen besonders zwei längere Furchen auf, der *Sulcus lateralis* und der *Sulcus centralis*. Sie unterteilen die Großhirnhemisphären zusammen mit weiteren Strukturen (s. Kap. 4) in mehrere Lappen (Lobi). Von außen erkennbar sind:

- Lobus frontalis (Stirnlappen)
- Lobus parietalis (Scheitellappen)
- Lobus occipitalis (Hinterhauptslappen)
- Lobus temporalis (Schläfenlappen).

Dreht man das Gehirn um, blickt man auf die **Facies inferior** des Gehirns (Abb. 1.6). Diese zeigt die Unterseiten der Hemisphären, das Zwischenhirn, Teile des Hirnstamms (Brücke, verlängertes Mark) und das Kleinhirn. Aus dem Vorderhirn und aus dem Hirnstamm treten die Hirnnerven aus. Diese wurden

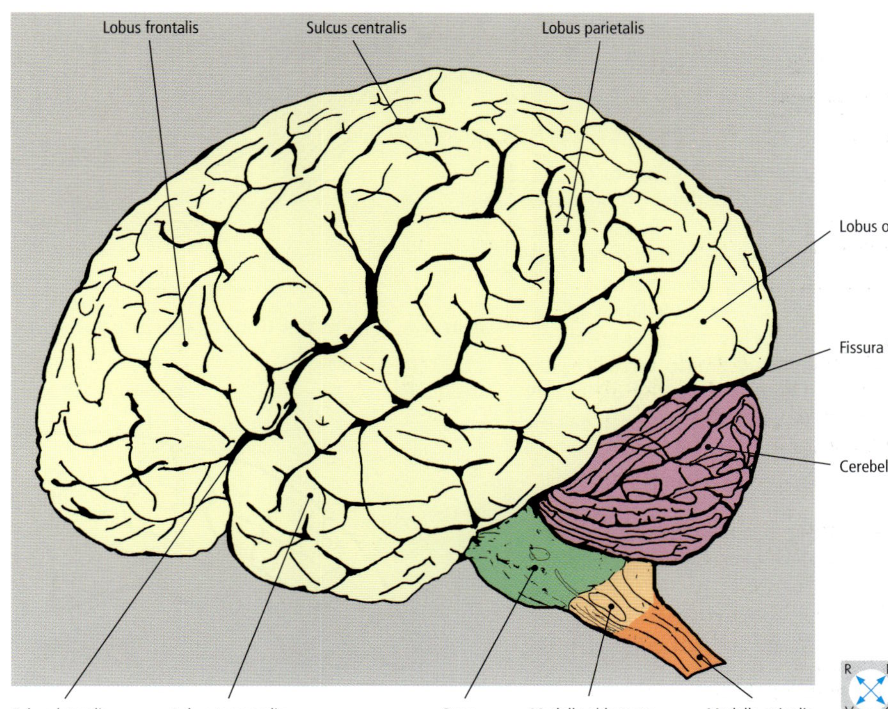

Abb. 1.5 Ansicht des Gehirns von lateral; Übersicht.

bei der Entnahme des Gehirns durchtrennt; nur ihre proximalen Anteile verbleiben als Nervenreste am Präparat.

Bei der Untersuchung des Gehirns von vorn nach hinten sind rostral zwischen den Lobi frontales die Fissura longitudinalis cerebri sowie der Riechkolben (Bulbus olfactorius) mit seiner Faserbahn (Tractus olfactorius) zu erkennen. Ungefähr in der Mitte des Gehirns trifft man beidseits auf die Reste der Sehnerven (*Nn. optici*), die sich hier zur Sehnervenkreuzung (*Chiasma opticum*) vereinigen. In unmittelbarer Nähe der Sehnervenkreuzung befinden sich an der Unterseite des Zwischenhirns die Hirnanhangsdrüse (*Hypophyse*) sowie die Mammillarkörper (Corpora mammillaria). Das Mittelhirn *(Mesencephalon)* ist in dieser Ansicht nur teilweise zu sehen; es wird von der Brücke (*Pons*) verdeckt. Kaudal der Brücke schließen sich das verlängerte Mark (Medulla oblongata [*Bulbus*]) sowie das Rückenmark (*Medulla spinalis*) an. Auf der Schnittfläche des Rückenmarks ist die charakteristische Schmetterlingsfigur der grauen Substanz zu erkennen. Aus dem Hirnstamm treten – bis auf eine Ausnahme – die Hirnnerven nach basal oder lateral aus. Der Hirnstamm wird nach dorsal vom Kleinhirn überlagert.

Durchtrennt man das Gehirn in der Mittellinie (Fissura longitudinalis cerebri) von dorsal nach basal, erblickt man die **Facies medialis** (Abb. 1.7). Im Bereich der Hemisphären sind (von vorn nach hinten) der Lobus frontalis, der Lobus parietalis und der Lobus occipitalis sowie – teilweise vom Hirnstamm verdeckt – der Lobus temporalis zu erkennen. Zwischen den beiden Hemisphären spannt sich der Balken (*Corpus callosum*) mit seiner charakteristisch geschwungenen Struktur aus. In der Mitte des Gehirns sieht man das Zwischenhirn mit den basal gelegenen Strukturen Chiasma opticum, Hypophyse und Corpora mammillaria. Zusätzlich sind in dieser Ansicht noch *Thalamus* (griech. „Innenraum" oder „Schlafgemach") und *Hypothalamus*, zwei wichtige Kerngebiete im Inneren des Gehirns, zu erkennen. Dorsal und okzipital befindet sich die Zirbeldrüse (Glandula pinealis [*Epiphysis*]). An das Zwischenhirn schließen sich nach kaudal Mittelhirn, Brücke, verlängertes Mark und Rückenmark an. Der Hirnstamm wird dorsal vom Kleinhirn überlagert.

Orientierende Betrachtung der inneren Strukturen des ZNS

Zur Darstellung der inneren Strukturen des Zentralnervensystems werden Schnitte durch Rückenmark und Gehirn gelegt. Sie werden i.d.R. in der Frontalebene (koronare Ebene) und in der Horizontalebene angefertigt (s. Kap. 5). Anhand dieser Schnitte lassen sich die Verteilung von grauer (Substantia grisea) und weißer (Substantia alba) Substanz sowie die Ausdehnung der inneren Liquorräume darstellen. Die graue Substanz enthält die Körper und die kurzen Fortsätze (Dendriten) der Nervenzellen, während die weiße Substanz aus den langen Fortsätzen (Axone) der Nervenzellen und ihren Hüllen (Markscheiden) besteht.

Die Verteilung der grauen Substanz zwischen den verschiedenen Bereichen des Zentralnervensystems ist sehr unterschiedlich (Abb. 1.8):

- Endhirn: graue Substanz überwiegend außen (Rinde [Cortex cerebri]), im Inneren einzelne Kerne (subkortikale Kerne)
- Kleinhirn: graue Substanz überwiegend außen (Rinde [Cortex cerebri]), im Inneren Kerne
- Zwischenhirn und Hirnstamm: graue Substanz innen und außen (einzelne Kerne)
- Rückenmark: graue Substanz innen (Schmetterlingsform).

Die **inneren Liquorräume** entstehen aus den Innenräumen der Hirnbläschen und des Neuralrohres (Tab. 1.1; Abb. 1.3). Entsprechend befinden sich die inneren Liquorräume zentral gelegen im Rückenmark, Hirnstamm und Zwischenhirn sowie im Zentrum der beiden Hemisphären. In den Bereichen, wo sich die inneren Liquorräume erweitern, spricht man von Kammern (Ventriculi), in engen Bereichen von einem Kanal (Canalis), bei der Verbindung von zwei Kammern von einem Aquädukt (Aqueductus). Auf

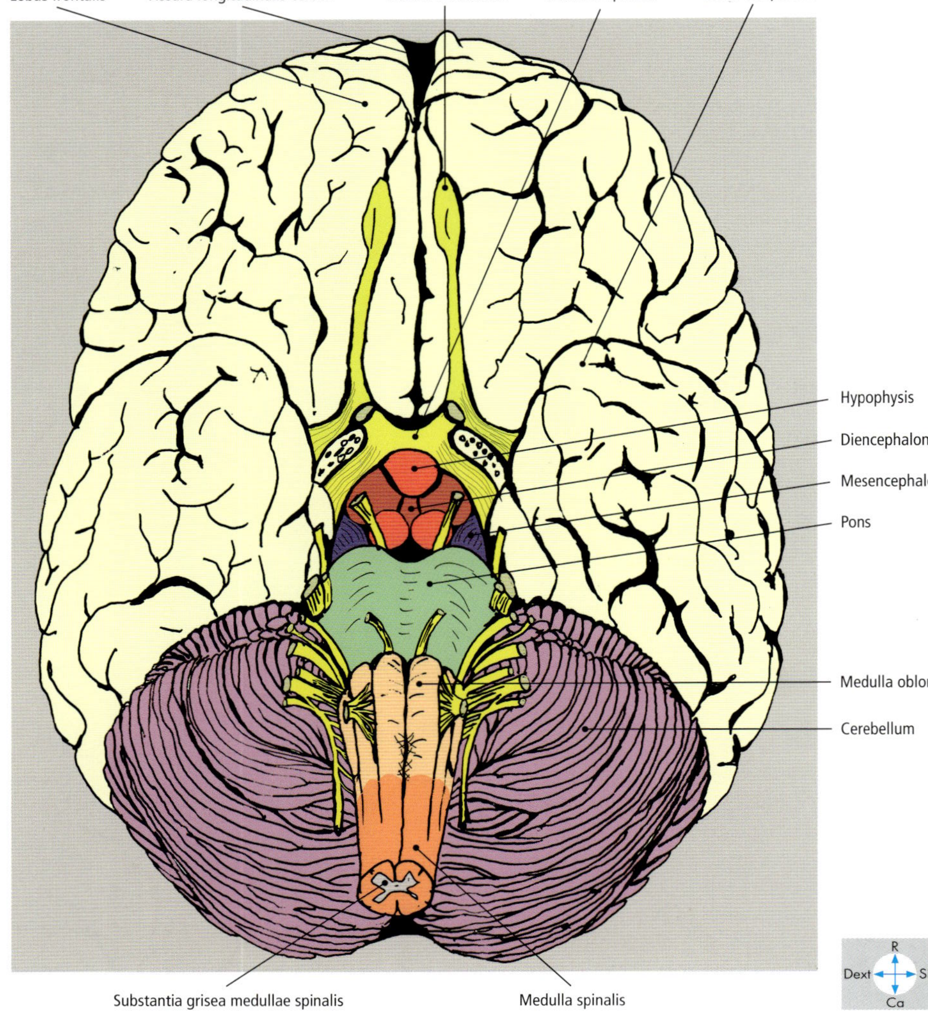

Abb. 1.6 Ansicht des Gehirns von inferior (basal); Übersicht.

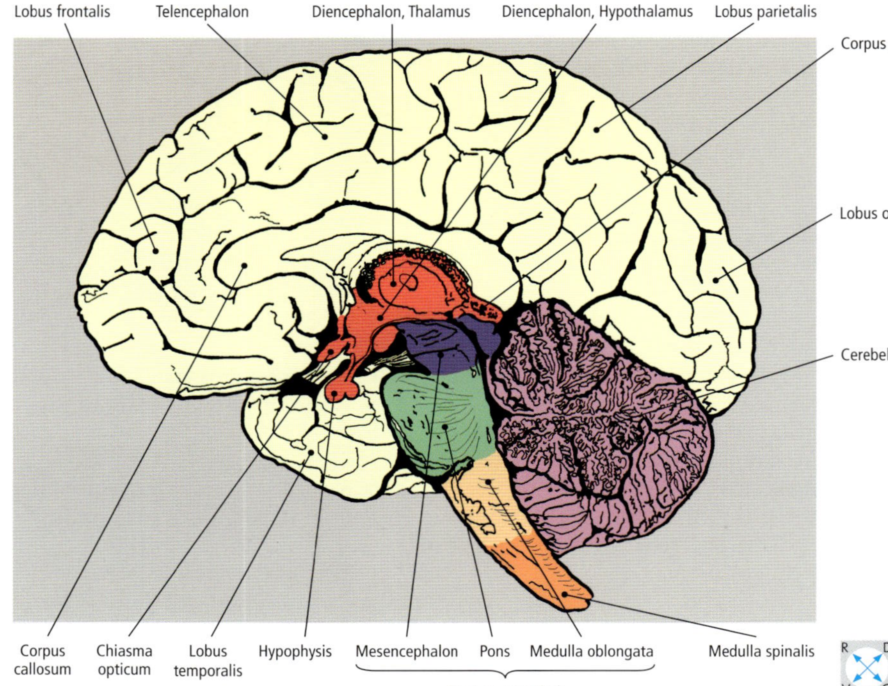

Abb. 1.7 Ansicht des Gehirns von medial; Übersicht.

den Hirnschnitten sind einige der inneren Liquorräume eröffnet (Abb. 1.8); diese werden im Detail später abgehandelt (s. Kap. 2 + 8).

Lernhinweis

ZNS

In diesem Kapitel machen wir uns mit den wichtigsten anatomischen Grundbegriffen zum ZNS vertraut. Dieses Wissen wird uns in späteren Kapiteln helfen, anatomisches Detailwissen in ein Gesamtbild einzuordnen. Wir möchten dabei besonders auf folgende Punkte aufmerksam machen:

1. Einteilung des Nervensystems: Einteilungen sind Abstraktionen, mit denen wir Dinge kategorisieren, d.h. mit denen wir etwas „in eine Schublade stecken". Wie eine Einteilung vorgenommen wird, hängt vom Blickwinkel des Betrachters ab. So kann z.B. die Einteilung des ZNS nach systematischen, strukturellen, funktionellen oder molekularen Kriterien erfolgen. Bei jeder Einteilung werden bestimmte Aspekte hervorgehoben, während andere in den Hintergrund treten. Für den späteren Arzt ist die Einteilung des Nervensystems nach strukturellen (Abb. 1.1) und funktionellen Gesichtspunkten wichtig.

2. Entwicklung: Die Entwicklungsgeschichte hilft uns, den Aufbau des erwachsenen Gehirns zu verstehen. Wir machen uns mit den Veränderungen der Hirnbläschen vertraut (Abb. 1.3) und lernen ihre Bezeichnungen (Tab. 1.1). Mit Hilfe der Entwicklungsgeschichte (Abknicken des Vorderhirns gegenüber dem Hirnstamm) verstehen wir auch, warum zwei Längsachsen durch das Gehirn gelegt werden (Abb. 1.4).

3. Orientierung: Zur Orientierung nutzen wir die Übersichten (Abb. 1.2 + 1.5–1.8). Wir zeichnen uns diese Ansichten als Skizzen auf und benennen in diesen die einzelnen Strukturen aus dem Gedächtnis. Dabei kommt es nicht so sehr auf zeichnerische Genauigkeit an, da das Zeichnen anatomischer Strukturen ein lerntechnischer „Trick" ist, der es uns erleichtert, anatomische Strukturen bildhaft zu erfassen und dauerhaft in unserem Gedächtnis zu verankern.

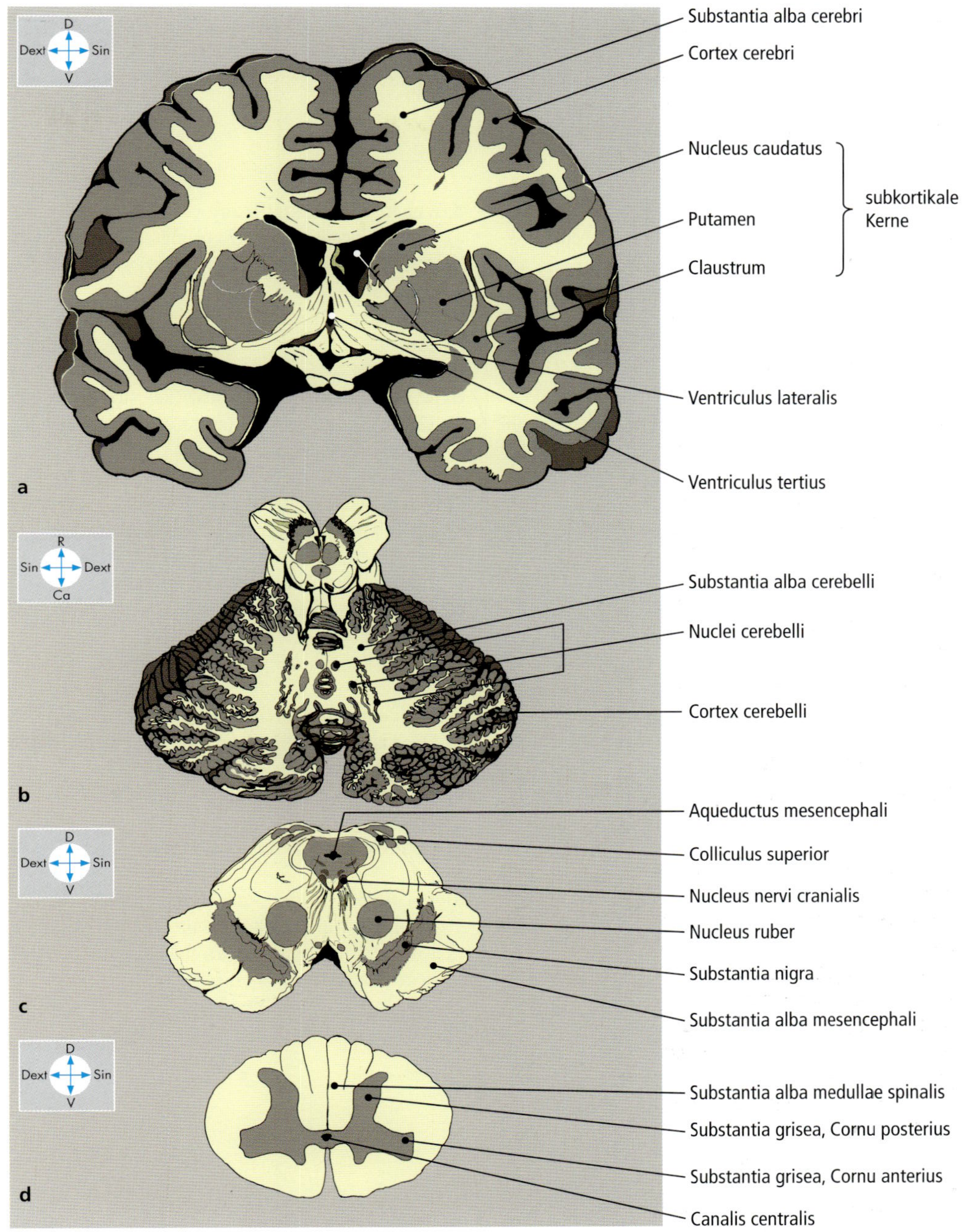

Abb. 1.8 Verteilung der grauen und weißen Substanz.
a Endhirn
b Kleinhirn
c Mittelhirn
d Rückenmark

Prüfungsfragen

Die korrekten Antworten findet man auf S. 130.

1. Welche Aussage trifft <u>nicht</u> zu?
a) Das Nervensystem wird nach strukturellen Gesichtspunkten in ZNS und PNS unterteilt.
b) Das vegetative Nervensystem kommt ausschließlich im PNS vor.
c) Das ZNS besteht aus Gehirn und Rückenmark.
d) Das somatische Nervensystem dient zur Verbindung mit der Außenwelt.
e) Das somatische Nervensystem findet sich sowohl im ZNS als auch im PNS.

2. Welche Aussage trifft <u>nicht</u> zu?
Zum ZNS gehören:
a) Cerebellum (Kleinhirn)
b) Rückenmark (Medulla spinalis)
c) N. spinalis
d) Truncus encephali
e) Prosencephalon

3. Welche Aussage trifft zu?
a) Das Gehirn eines Erwachsenen wiegt im Durchschnitt 2000 – 3000 g.
b) Das Hirnwasser (Liquor cerebrospinalis) versorgt das Gehirn mit Sauerstoff.
c) Aus dem Rückenmark treten 22 Spinalnervenpaare aus.
d) Die Hirnnerven sind Teil des ZNS.
e) Aus dem Gehirn treten 12 Hirnnervenpaare aus.

4. Welche Aussage trifft zu?
a) Das Telencephalon ist ein primäres Hirnbläschen.
b) Aus dem Mesencephalon entwickelt sich das Kleinhirn.
c) Aus dem Rhombencephalon entwicklen sich Metencephalon (rostral) und Myelencephalon (kaudal).
d) Aus dem Zwischenhirn entwickelt sich der Pons.
e) Unter Prosencephalon fasst man Mesencephalon und Diencephalon zusammen.

5. Welche Aussage trifft zu?
a) Im Telencephalon entsteht der III. Ventrikel.
b) Im Mesencephalon entsteht der I. Ventrikel.
c) Im Myelencephalon liegt der Aqueductus cerebri.
d) Der IV. Ventrikel bildet sich im Bereich des Rhombencephalons.
e) Der II. Ventrikel liegt im Diencephalon.

6. Welche Aussage trifft <u>nicht</u> zu?
a) Die Fissura transversa cerebri trennt die beiden Hemisphären.
b) Die Oberfläche des Endhirns wird durch Gyri und Sulci vergrößert.
c) Gehirn und Rückenmark sind von Häuten überzogen.
d) Der Balken (Corpus callosum) verbindet die beiden Endhirnhemisphären miteinander.
e) An der Unterseite (Facies inferior) des Gehirns liegen die Corpora mammillaria.

7. Welche Aussage trifft <u>nicht</u> zu?
An der Unterseite (Facies inferior) des Gehirns befinden sich:
a) Chiasma opticum
b) Hypophysis
c) Glandula pinealis (Epiphysis)
d) Pons
e) Bulbus olfactorius

8. Welche Aussage trifft <u>nicht</u> zu?
Lappen des Gehirns sind:
a) Lobus basalis
b) Lobus frontalis
c) Lobus temporalis
d) Lobus occipitalis
e) Lobus parietalis

9. Welche Aussage trifft <u>nicht</u> zu?
a) Im Rückenmark liegt die graue Substanz (Substantia grisea) zentral (Schmetterlingsfigur).
b) Die graue Substanz des Kleinhirns befindet sich in der Rinde und in tiefer gelegenen Kernen.
c) Die weiße Substanz (Substantia alba) besteht aus den Fortsätzen der Nervenzellen und ihren Hüllen (Markscheiden).
d) Im Endhirn (Telencephalon) befindet sich graue Substanz ausschließlich in der Rinde (Cortex cerebri).
e) Die graue Substanz enthält die Körper der Nervenzellen.

2 Hirnhäute und äußere Liquorräume

Basiswissen

Hirnhäute und äußere Liquorräume
- Allgemeiner Aufbau der Hirnhäute
- Aufteilung des Schädelinneren durch die Dura mater
- Hirnhäute im Bereich der Schädelbasis
- Allgemeiner Aufbau des Liquorsystems
- Äußerer Liquorraum mit Zisternen

Allgemeines – Aufbau der Hirnhäute

Das Gehirn liegt geschützt innerhalb des knöchernen Schädels. Es liegt dem Knochen allerdings nicht unmittelbar an, sondern ist von ihm durch mehrere Lagen bindegewebiger Hüllen – die Hirnhäute (Meninges) – getrennt. Außen befindet sich die harte Hirnhaut (Pachymeninx [*Dura mater*]), innen die weiche Hirnhaut (Leptomeninx). Die Leptomeninx wird ihrerseits in Spinnengewebshaut (Arachnoidea) und Pia mater unterteilt (Abb. 2.1).

Dura mater

Die Dura mater besteht aus derbem Bindegewebe. Man unterscheidet zwei Lagen: Die äußere Lage kleidet den Schädel aus und bildet das Periost des Schädelknochens. In ihr verlaufen die Hirnhautarterien, insbesondere die *A. meningea media*. Die innere Lage ist dem Gehirn zugewandt. Die beiden Lagen der Dura mater sind fast überall miteinander verwachsen. Sie ragen an manchen Stellen breitflächig in das Schädelinnere hinein und unterteilen den Schädelinnenraum. Dadurch wird das Gehirn in seiner Lage stabilisiert. An manchen Stellen bilden sich Röhren zwischen den beiden Durablättern. Diese Röhren aus Dura, die *Sinus durae matris*, dienen dem Abfluss des venösen Blutes aus dem Gehirn (Abb. 2.1). Wichtige Abschnitte der Dura mater sind:

- Falx cerebri
- Tentorium cerebelli
- Diaphragma sellae
- Cavum trigeminale.

Arachnoidea

Die Arachnoidea liegt der Dura mater dicht an und ist nur durch einen Spalt, das Spatium subdurale, von dieser getrennt (Abb. 2.1). Sie umschließt den Subarachnoidalraum (Spatium subarachnoideum [äußerer Liquorraum]), der mit Hirnwasser (*Liquor cerebrospinalis*) gefüllt ist. Die Arachnoidea ist mit der innersten Haut, der Pia mater, durch ein Maschenwerk von Bälkchen (Trabeculae arachnoideae) verbunden. Dieses erinnert an ein Spinnennetz und hat der Arachnoidea ihren Namen gegeben.

In den Trabekeln der Arachnoidea verlaufen die größeren Gefäße. Von den oberflächlichen Hirnvenen ziehen Venen durch den Subduralspalt bis zu den Sinus durae matris. Da diese Venen den Raum zwischen der weichen Hirnhaut und den Sinus durae

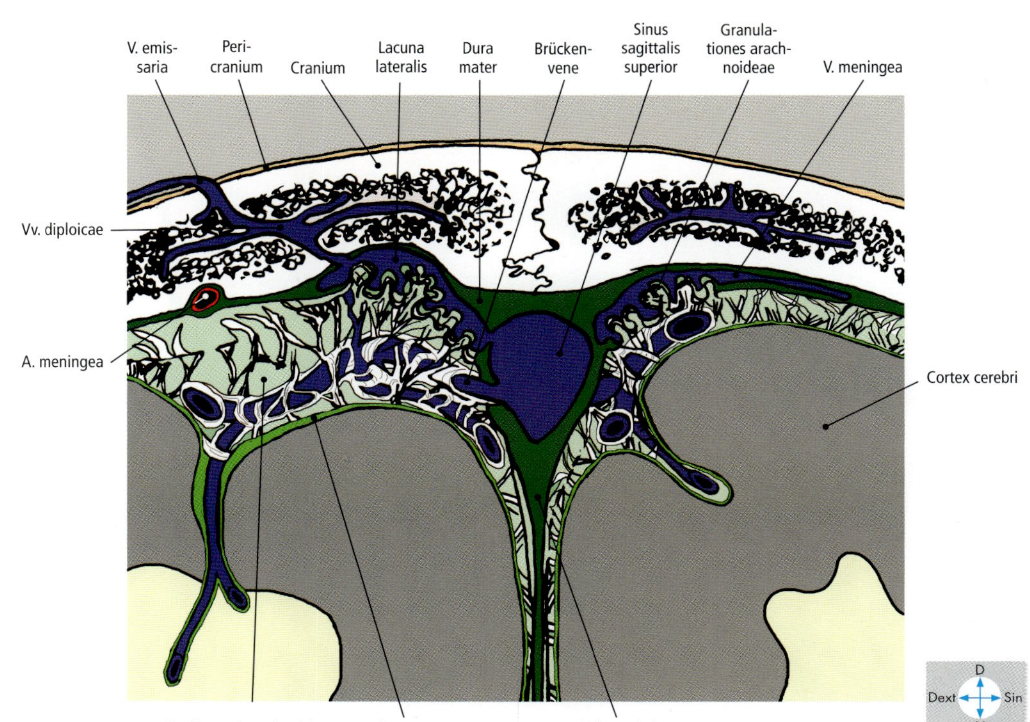

Abb. 2.1 Hirnhäute im Bereich der Falx cerebri; Schema.

Klinik

Intrakranielle Blutungen
Verschiedene Ursachen können zu einer Blutung innerhalb des Schädels führen. Da sich der Schädel nicht ausdehnen kann, führen derartige Blutungen i. d. R. zu einer Erhöhung des intrakraniellen Druckes (s. Klinik Hirndruck), zu einer Verschiebung des Gehirns und zu neurologischen Krankheitssymptomen (z. B. Lähmungen, Bewusstseinsverlust). Man unterscheidet nach dem Ort der Blutung (Tab. 2.1):
Epiduralblutung: Blutung zwischen Schädelknochen und Dura. Ursache: meist schwere Kopfverletzung. Folge: arterielle Blutung nach Ruptur der A. meningea media. Hirndruck entsteht innerhalb von Minuten bis Stunden nach der Verletzung.
Subduralblutung: Blutung in den Subduralspalt. Ursache: meist Folge einer Schädelverletzung, häufig bei älteren Menschen, z. B. nach einem Sturz. Folge: Abriss von Brückenvenen. In der Regel ist eine venöse Sickerblutung die Folge, daher wird oft ein sehr langsamer Verlauf, z. T. über Wochen, beobachtet (*chronisches* Subduralhämatom). Nur selten tritt eine akute Raumforderung auf (*akutes* Subduralhämatom).
Subarachnoidalblutung: Blutung in den Subarachnoidalraum. Ursache: meist angeborenes Aneurysma (Aussackung) einer Hirnarterie. Folge: Platzen (Ruptur) des Aneurysmas, Blutung in den äußeren Liquorraum. Die Patienten klagen unmittelbar nach der Blutung über unerträglich starke Kopfschmerzen („*Peitschenschlagphänomen*") und können rasch das Bewusstsein verlieren.

matris überbrücken, spricht man von „Brückenvenen" (Abb. 2.1). Insbesondere im Bereich des Sinus sagittalis superior und seiner seitlichen Vertiefungen (Lacunae laterales) bildet die Arachnoidea blumenkohlartige Wucherungen (*Granulationes arachnoideae*) aus, die in den Sinus bzw. die Lacunae hineinragen können. An diesen Stellen ist die Dura verdünnt, und Liquor cerebrospinalis kann in das venöse Blut abfließen (Abb. 2.1).

Pia mater

Die Pia mater liegt der Oberfläche des Gehirns auf und folgt den Windungen der Hirnoberfläche (Abb. 2.1). In ihr verlaufen die kleineren Gefäße zur Versorgung des Gehirns.

Hirnhäute in situ

Die Präparation der Hirnhäute erfolgt bei der Entnahme des Gehirns aus dem Schädel. Nach Entfernung der Schädeldecke wird die Dura mater auf Höhe der Knochenschnittfläche kreisförmig gespalten, von der Arachnoidea abgehoben und auf die Gegenseite geklappt (Abb. 2.2). An der Knochenschnittfläche kann man den Aufbau des Schädelknochens studieren. Dieser besteht aus Lamina externa, Diploë, Lamina interna und aus der Dura mater als innerem Schädelperiost. In der Mittellinie sieht man die Fissura longitudinalis cerebri. In ihr liegt ein sichelförmiges Durablatt, die *Falx cerebri*. An deren Oberkante befindet sich ein großer Sinus durae matris, der *Sinus sagittalis superior*.

Nach Abnahme der Dura verbleiben auf dem Gehirn die weichen Hirnhäute. Die Arachnoidea zieht über die Windungen hinweg und überspannt die Sulci wie ein durchsichtiges Tuch. Sie ist an manchen Stellen etwas eingesunken, da der Subarachnoidalraum des Präparates nicht mehr mit Liquor cerebrospinalis gefüllt ist. Neben der Mittellinie erkennt man mehrere Granulationes arachnoideae. Teilweise sind diese in den Sinus sagittalis superior eingewachsen, der kaudal eröffnet wurde. An zahlreichen Stellen schimmern Hirngefäße durch. Einige dieser Venen, die *Vv. superiores cerebri*, durchqueren den Subduralspalt und erreichen als Brückenvenen den Sinus sagittalis superior (Abb. 2.3).

Zur **Darstellung der Dura mater in topografischem Zusammenhang** mit dem Gehirn wird eine Hemisphäre entnommen. Balken und Zwischenhirn werden in der Mittellinie durchtrennt und durch einen horizontal geführten Schnitt auf Höhe des Mittelhirns vom restlichen Hirnstamm gelöst (Abb. 2.4). Man erkennt an diesem Präparat, dass die Dura mater mit ihren blattförmigen Fortsätzen den Innenraum des Schädels in drei große Kammern unterteilt:

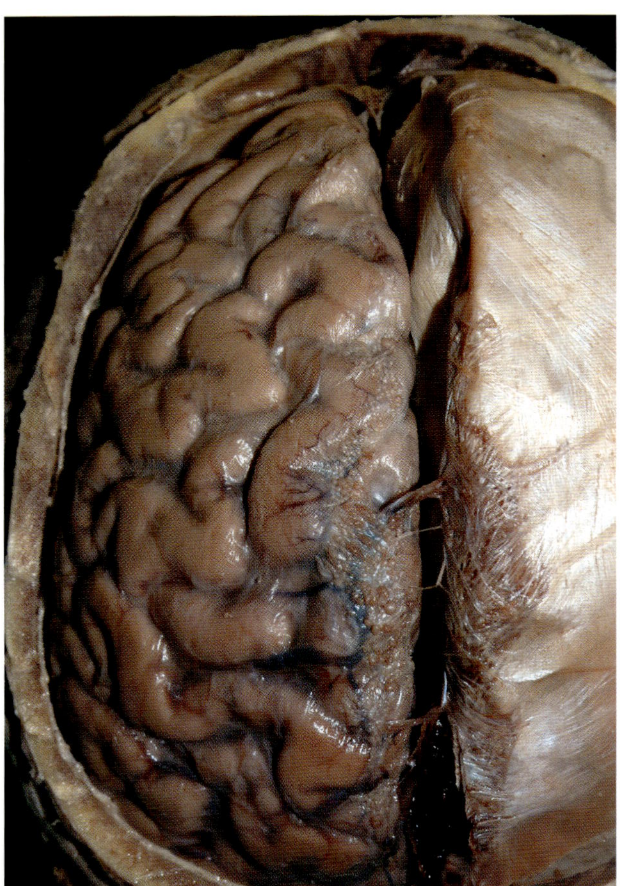

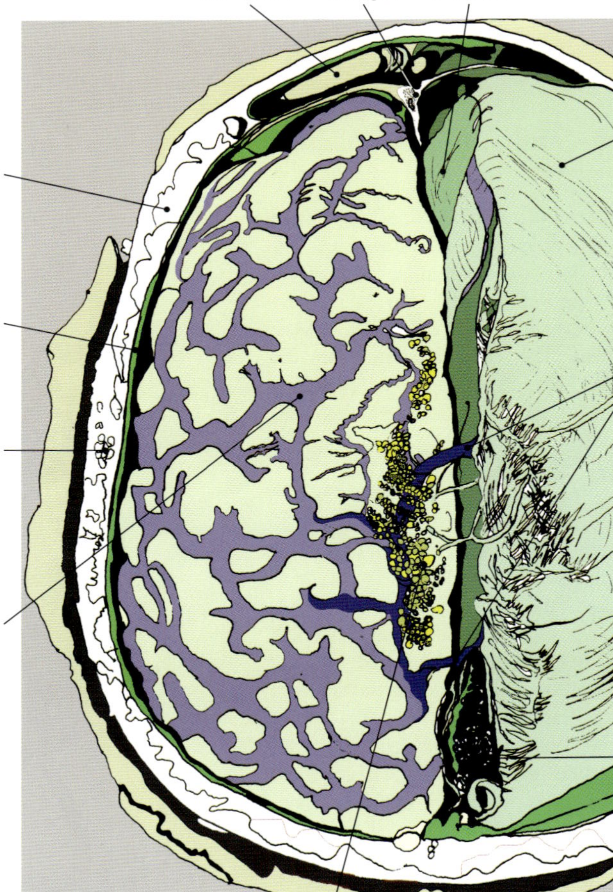

Abb. 2.2 Hirnhäute in situ, Sinus durae matris und Vv. cerebri.

Tab. 2.1 Hirnhäute und klinische Bezüge.

Schädel/Hirnhaut/Raum	Anatomie	Blutung
Schädel	Lamina externa, Diploë, Lamina interna des Schädelknochens	
Spatium epidurale	beim Gesunden im Bereich des Schädels *nicht* vorhanden; Dura mater ist am Schädelknochen befestigt (Periost)	Epiduralblutung; Ursache: Schädeltrauma, -fraktur mit Blutung (A. meningea media)
Dura mater	bildet inneres Schädelperiost; unterteilt das Schädelinnere; bildet Sinus durae matris; zieht über die Windungen des Gehirns	
Spatium subdurale	Beim Gesunden liegt die Arachnoidea der Dura mater dicht an; ein messbarer Spalt oder gar Raum zwischen Dura mater und Arachnoidea entsteht erst durch eine Blutung	Subduralblutung; Ursache: Ruptur von Brückenvenen nach Schädeltrauma
Arachnoidea mater	liegt der Dura an; zieht über die Windungen; bildet den äußeren Liquorraum und die Granulationes arachnoideae; in ihren Trabekeln verlaufen die größeren Gefäße	
Spatium subarachnoideum	Hohlraum zwischen Arachnoidea und Pia mater; äußerer Liquorraum	Subarachnoidalblutung; Ursache: Aneurysmablutung, meist im Stammbereich der A. cerebri anterior und der A. communicans anterior
Pia mater	folgt den Windungen des Gehirns; enthält hirnversorgende Gefäße; begleitet Gefäße in das Gehirn	
Gehirn	Kapillaren innerhalb des Hirngewebes; Blut-Hirn-Schranke	intrazerebrale Blutung; Ursache: häufig als Folge eines Bluthochdrucks

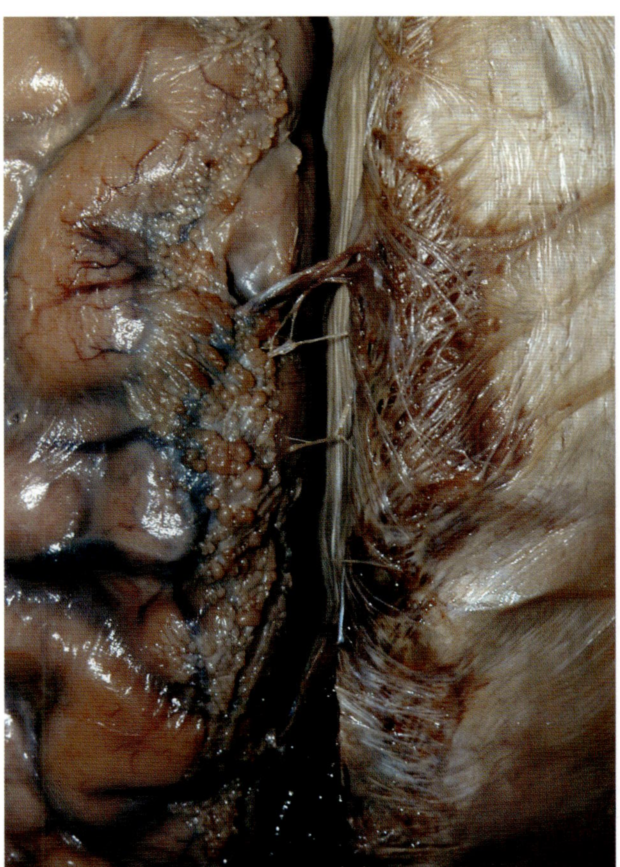

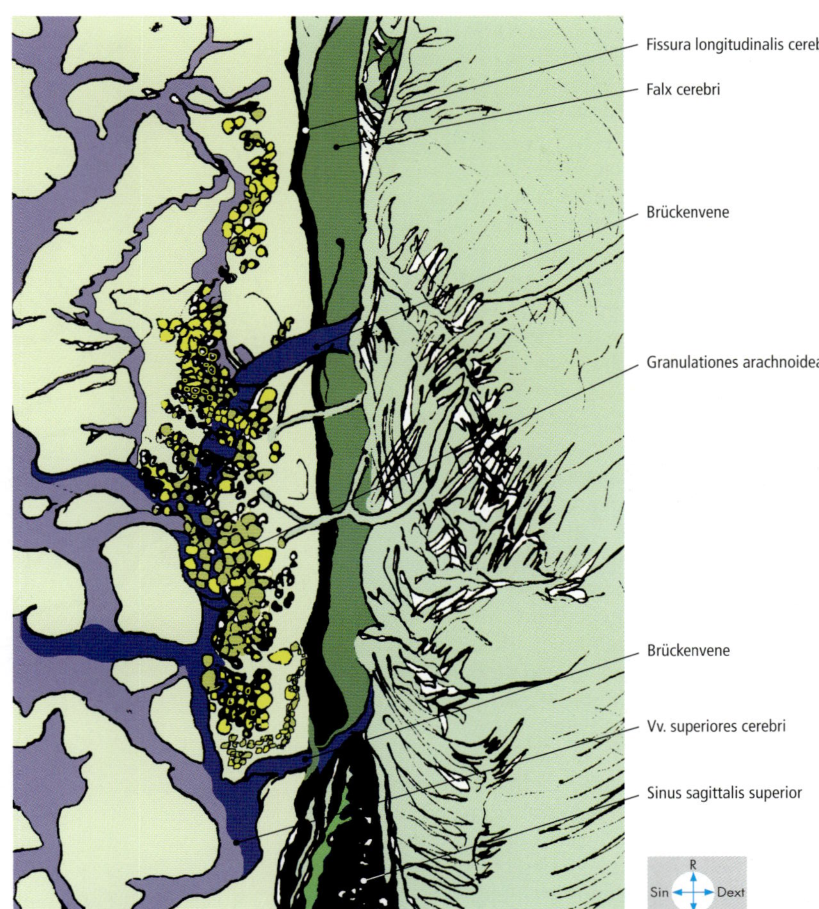

Abb. 2.3 Brückenvenen, Granulationes arachnoideae.

Durch die in der Mitte liegende Falx cerebri, die sich von der Crista galli des Siebbeins bis zur Protuberantia occipitalis interna des Hinterhauptsbeins erstreckt und in der Tiefe bis zum Balken reicht, werden die beiden Großhirnhemisphären voneinander getrennt. Durch das Kleinhirnzelt (Tentorium cerebelli), welches das Kleinhirn überspannt, werden Kleinhirn und Hirnstamm gegenüber dem Vorderhirn abgetrennt. Das Tentorium lässt nach vorn einen Schlitz für den schräg nach kaudal verlaufenden Hirnstamm frei, die Incisura tentorii. Diese Aufteilung des Schädelinneren durch die Dura mater spielt eine wichtige Rolle bei intrakraniellen Raumforderungen, wie z. B. Hirntumoren (s. Klinik Hirndruck).

Die Hirnstrukturen der Mittellinie werden in Kap. 5 detailliert beschrieben. Zur Übersicht orientiert man sich bei diesem Präparat zunächst am Balken. Er wird von der A. cerebri anterior und ihren Ästen umschlungen. Ventral des Balkens liegen im Bereich der Mittellinie Septum pellucidum, Fornix, Thalamus und Hypothalamus. Rostral erkennt man den N. opticus (II) und die Sehnervenkreuzung (Chiasma opticum). Am quer zur Längsachse geschnittenen Mittelhirn sticht die dunkel gefärbte „schwarze Substanz" (Substantia nigra) hervor. Aus dem Mittelhirn tritt der N. oculomotorius (III) aus. Er verläuft in unmittelbarer Nähe zur Kante des Tentoriumschlitzes. An dieser Stelle kann er gequetscht oder gedehnt werden (s. Klinik Hirndruck).

Im nächsten Schritt wurde das Tentorium entfernt, und man blickt auf die Facies superior des Kleinhirns (Abb. 2.5). Das Kleinhirn ist von Arachnoidea bedeckt; in ihr verlaufen die oberen Kleinhirngefäße. In der mittleren Schädelgrube ist die **„Trigeminushöhle"** (Cavum trigeminale) eröffnet. Diese ist eine Tasche aus Dura mater und Arachnoidea und umgibt das sensible Ganglion des N. trigeminus (V), das *Ganglion trigeminale*. Bei höherer Vergrößerung (Abb. 2.6) sieht man den Austritt des N. trigeminus (V) aus dem Hirnstamm mit einer motorischen Wurzel (Radix motoria) und einer sensorischen Wurzel (Radix sensoria). Da der Austritt des N. trigeminus (V) aus dem Hirnstamm kaudal des Tentoriums erfolgt, muss er auf seinem Weg in das Cavum trigeminale die Anheftungsstelle des Tentoriums an der Felsenbeinkante durchqueren. Im eröffneten Cavum trigeminale erkennt man das Ganglion trigeminale sowie die Aufspaltung des Nervs in seine drei Hauptäste: N. ophthalmicus (V_1), N. maxillaris (V_2) und N. mandibularis (V_3). In der Mittellinie findet man erneut die zu Abb. 2.4 beschriebenen Strukturen.

Bei dieser Vergrößerung (Abb. 2.6) lassen sich zahlreiche zusätzliche anatomische Details erkennen, die auf dieser Abbildung für topografisch besonders Interessierte beschriftet wurden.

Zur **Darstellung der Hirnhäute im Bereich der hinteren Schädelgrube** wird das Hinterhauptsbein (Os occipitale) bis zum Foramen magnum entfernt (Abb. 2.7). Das Gehirn verbleibt in situ, wodurch die räumlichen Beziehungen zwischen Gehirn und Dura deutlich werden. Man kann die Falx cerebri in der Fissura longitudinalis cerebri und das Tentorium cerebelli in der Fissura transversa cerebri erkennen. Das Tentorium ist seitlich am Os occipitale befestigt und bildet dort zwischen seinen Blättern den *Sinus transversus*. Der Sinus transversus erhält Blut vom „Zusammenfluss der Sinus durae matris", dem *Con-*

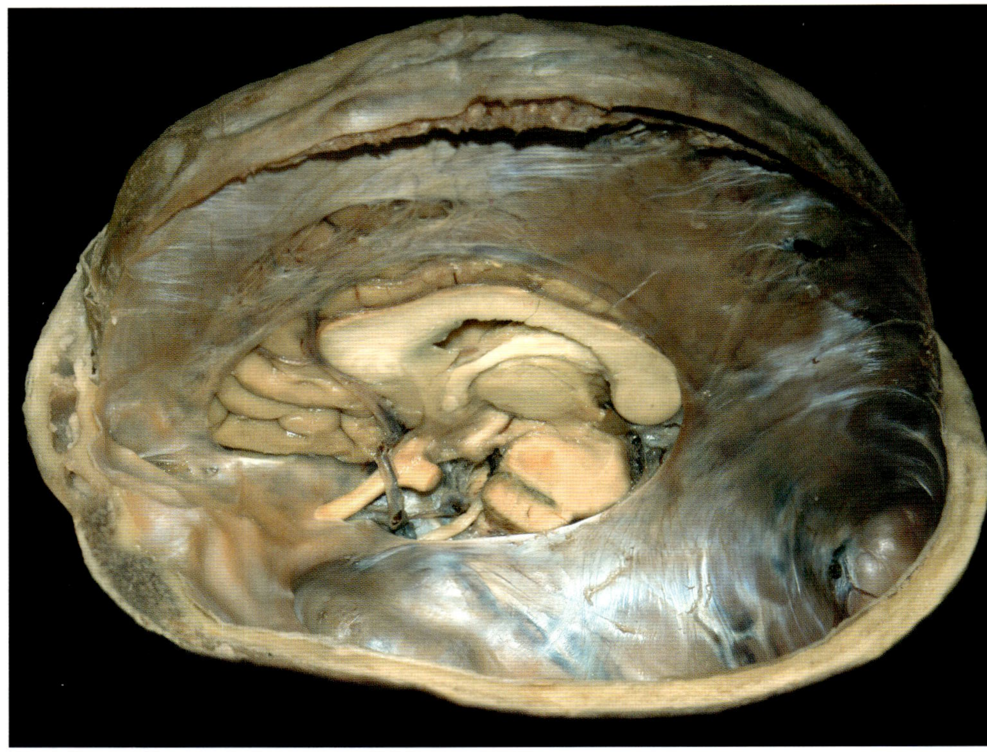

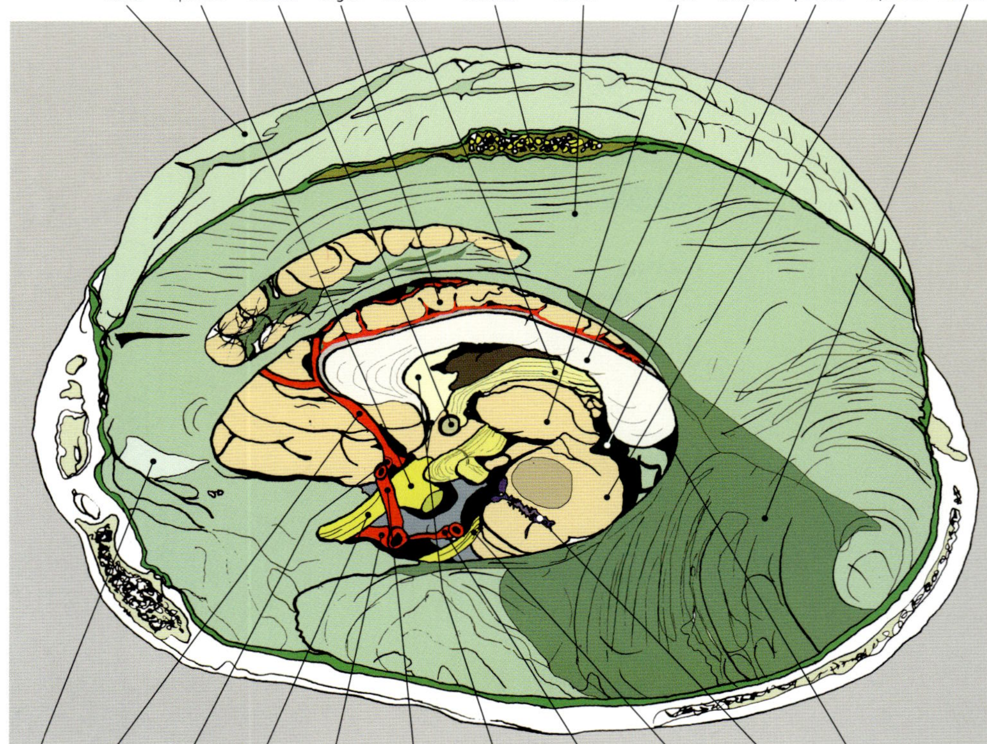

Abb. 2.4 Falx cerebri und Tentorium cerebelli in situ; nach Entfernung der linken Hemisphäre.

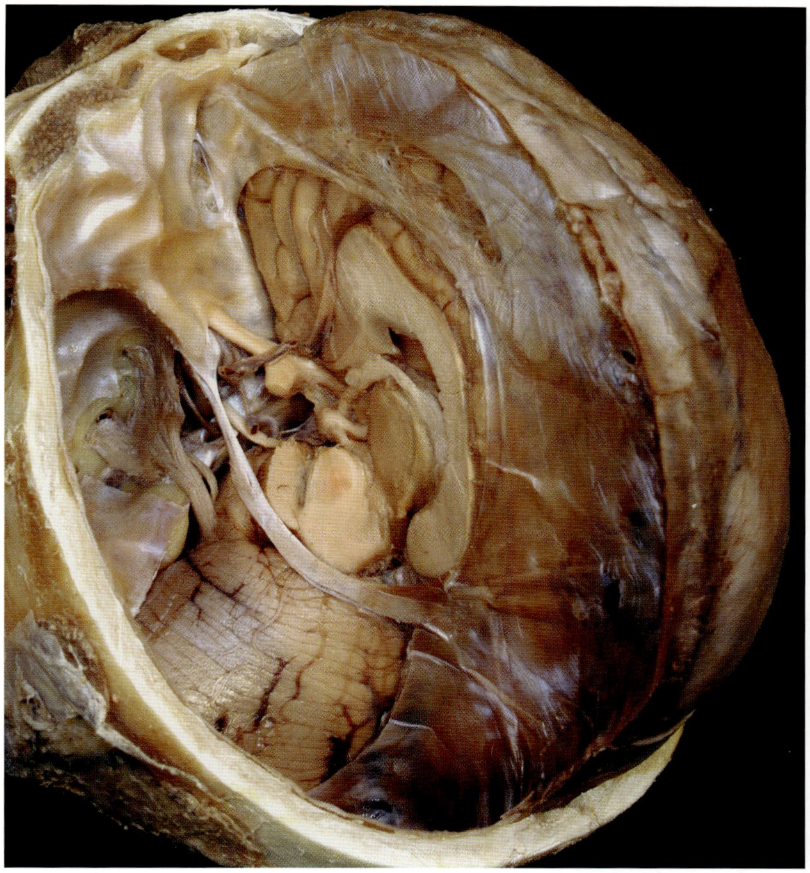

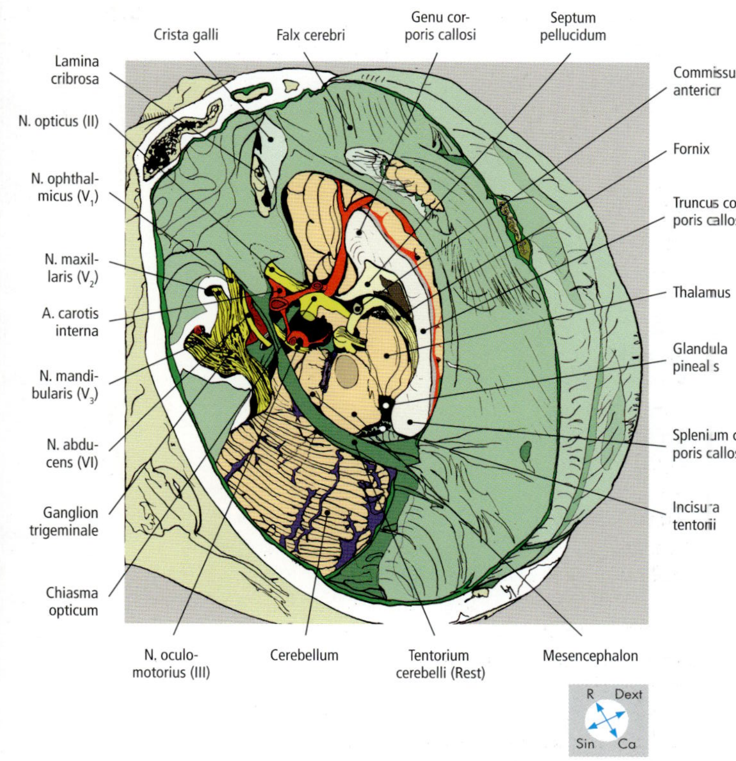

Abb. 2.5 Tentorium cerebelli und Kleinhirn in situ.

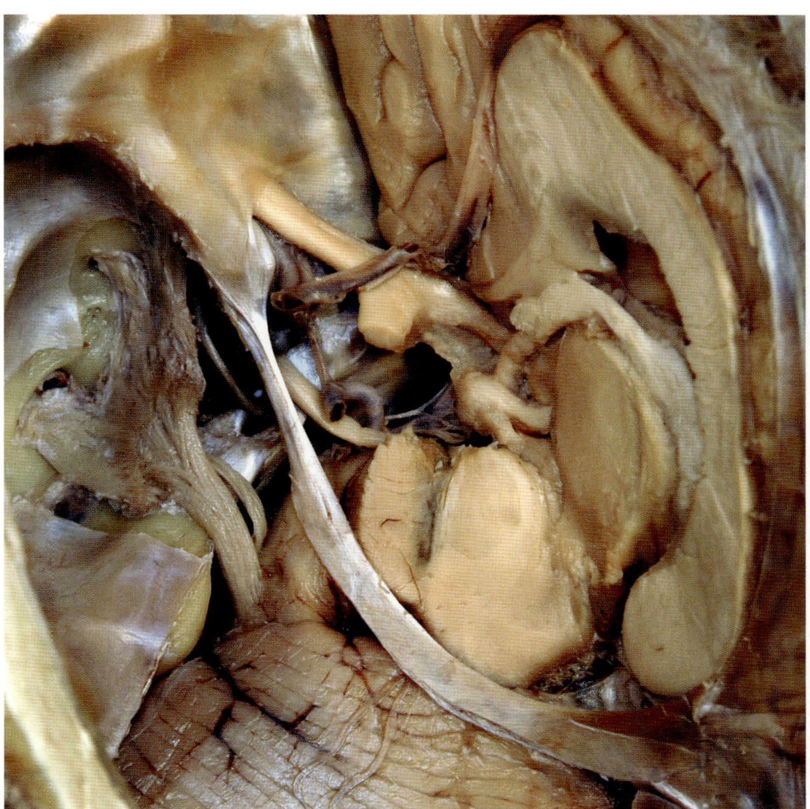

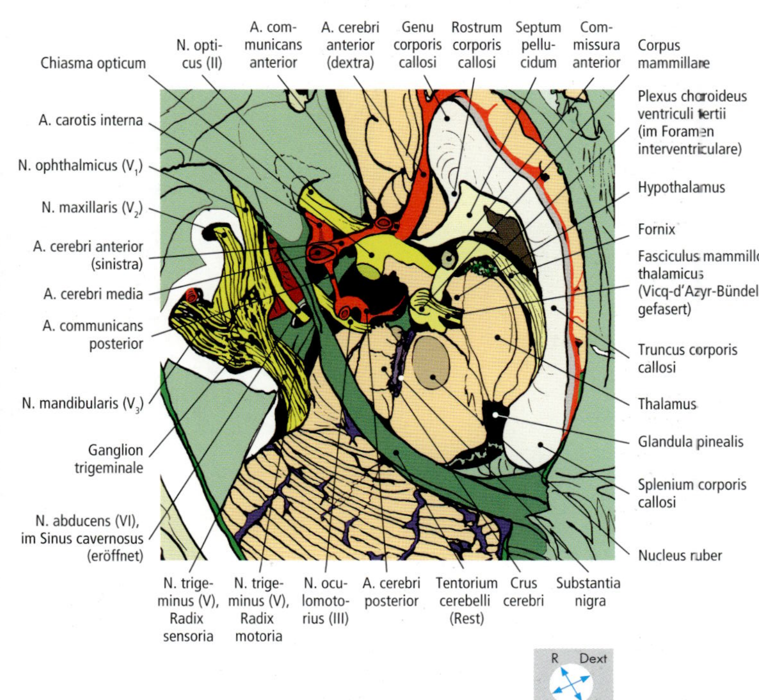

Abb. 2.6 Duraverhältnisse im Bereich der Schädelbasis in situ.

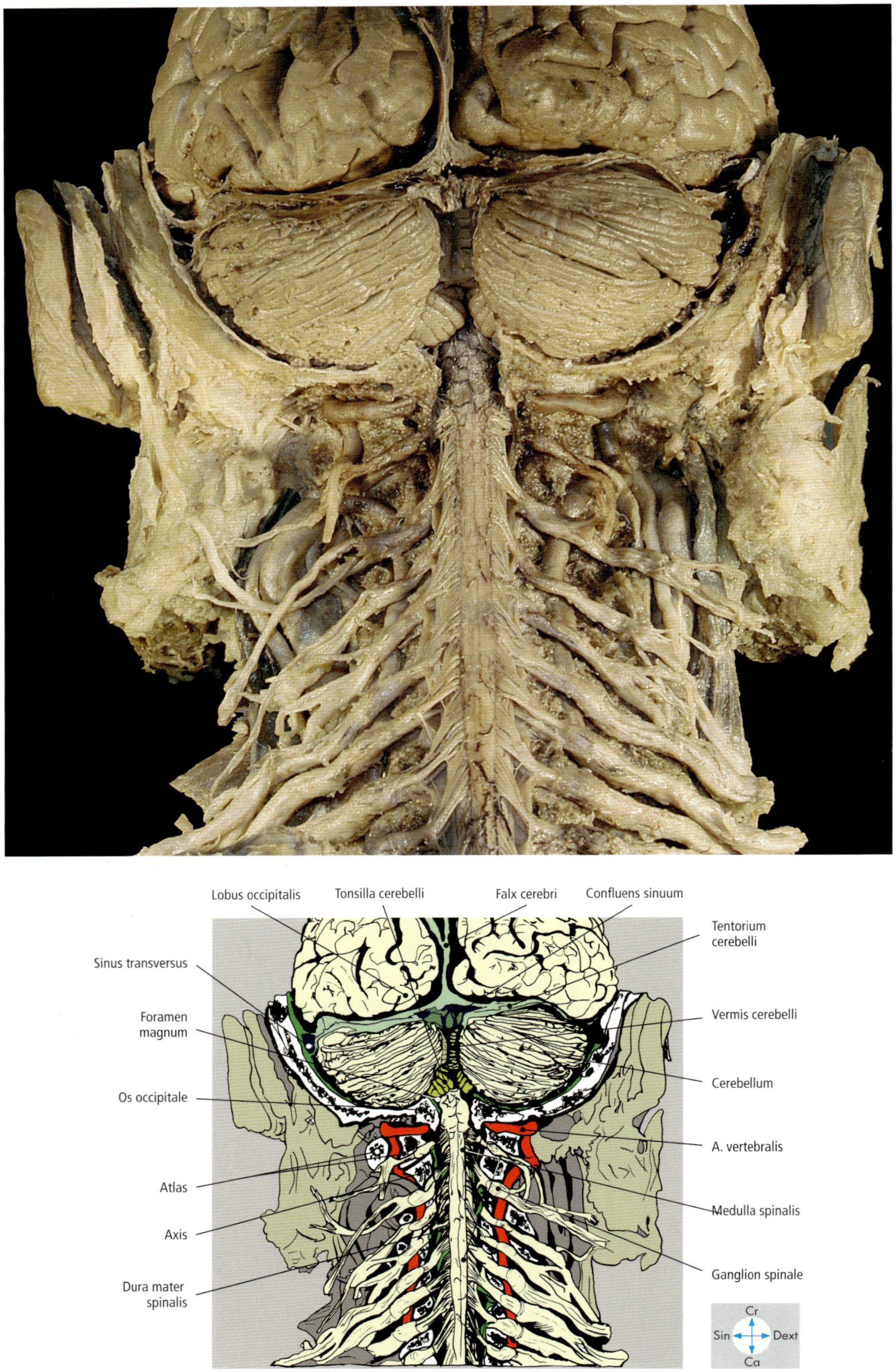

Abb. 2.7 Duraverhältnisse im Bereich der hinteren Schädelgrube in situ.

Tab. 2.2 Schädelgruben und korrespondierende Hirnstrukturen.

Schädelgrube	Mittelteil	Seitliche Vertiefung
Fossa cranii anterior	Falx (an der Crista galli) + Bulbus olfactorius (auf der Lamina cribrosa)	Lobus frontalis
Fossa cranii media	Hypophyse (in der Sella turcica)	Lobus temporalis
Fossa cranii posterior	Pons + Medulla oblongata (auf dem Clivus)	Kleinhirnhemisphären

fluens sinuum. Dieser liegt an der Protuberantia occipitalis interna und erhält Blut von den *Sinus sagittalis superior, rectus und occipitalis*. Der Sinus transversus verläuft kreisförmig nach vorn und mündet in den Sinus sigmoideus. Die venösen Abflüsse aus dem Schädelinneren werden im Zusammenhang mit den Hirngefäßen detailliert besprochen (s. Kap. 3).

In Abb. 2.7 kann man **die topografische Lage des ZNS im Bereich des Foramen magnum** und der oberen Wirbelsäule betrachten. Die Orientierung erfolgt hierbei am Confluens sinuum. Entlang der Mittellinie nach kaudal gelangt man in ein „Tal" (Vallecula cerebelli) zwischen den beiden Kleinhirnhemisphären. In der Tiefe dieser Furche liegt der Kleinhirnwurm (*Vermis cerebelli*; s. Kap. 7). Unmittelbar oberhalb des Foramen magnum fallen zwei Vorwölbungen des Kleinhirns auf, die sog. Kleinhirntonsillen (Tonsillae cerebelli). Sie bedecken im unteren Hirnstamm das verlängerte Mark (Medulla oblongata). Der Raum zwischen den Kleinhirntonsillen und dem verlängerten Mark ist von Arachnoidea bedeckt und ist beim Lebenden mit Liquor cerebrospinalis gefüllt. Er wird als *Cisterna cerebellomedullaris* bezeichnet und kann am Lebenden zur Gewinnung von Liquor punktiert werden (Subokzipitalpunktion).

Unterhalb des Foramen magnum sieht man den von hinten eröffneten Wirbelkanal mit dem zervikalen Rückenmark, den Wurzeln der Spinalnerven, den Spinalganglien und den sich verzweigenden Spinalnerven (s. Kap. 10). Die A. vertebralis ist in ihrem Verlauf sowie auf dem Atlasbogen dargestellt. Sie kann an dieser Stelle beim lebenden Menschen sonografisch untersucht werden.

Hirnhäute und Strukturen im Bereich der Schädelbasis

Nach der Entnahme des Gehirns blickt man auf die **Schädelbasis**. Man sieht die basale Dura mater, die peripheren Anteile der Hirnnerven, die hirnversorgenden Gefäße, die Hirnanhangsdrüse sowie das Rückenmark (Abb. 2.8). Von vorn nach hinten unterscheidet man drei Gruben: die *Fossa cranii anterior*, die *Fossa cranii media* und die *Fossa cranii posterior*. Diese bestehen jeweils aus einem unpaaren Mittelfeld und zwei seitlichen Vertiefungen; sie folgen wie drei Stufen einer Treppe aufeinander. Die stufige Form der Schädelbasis entspricht einem Abdruck der basalen Hirnoberfläche. Die Hirnstrukturen, die in den drei Schädelgruben liegen, sind in Tab. 2.2 zusammengefasst. Die Leitungsbahnen der Schädelbasis und die Schädelöffnungen für die Hirnnerven findet man in Tab. 2.3. Die Sinus durae matris werden in Kap. 3 systematisch beschrieben.

Merke

Zum Verständnis der komplizierten anatomischen Verhältnisse an der Schädelbasis werden genaue anatomische Kenntnisse der Schädelknochen und Öffnungen der Schädelbasis sowie der Hirnnerven benötigt. Es ist daher sinnvoll, die Schädelanatomie vor dem Lesen dieses Abschnitts zu rekapitulieren.

Klinik

Hirndruck

Jede Raumforderung innerhalb des Schädels (Tumor, Blutung, Schwellung) kann zu einer Erhöhung des intrakraniellen Drucks („Hirndruck") führen. Die Raumforderung verdrängt das Gehirn und drückt es gegen die starren Durablätter. An den Kanten der Falx cerebri und am Tentoriumschlitz kommt es dabei zu Einschnürungen des Gehirns („Einklemmung") und zu Verletzungen von Hirnnerven.

Besonders gefährdet ist der N. oculomotorius (III), der, wie in Abb. 2.4 zu sehen ist, in unmittelbarer Nähe des Tentoriumschlitzes verläuft. Er enthält parasympathische Fasern, welche die Verengung der Pupille steuern. Wird er gedehnt oder gegen die Kante des Tentoriumschlitzes (insbesondere gegen die knöcherne Clivuskante) gedrückt, können einige seiner Fasern ausfallen; es kommt zu einer pathologisch erweiterten Pupille. Im Vergleich mit dem anderen Auge ist zunächst nur eine Pupille erweitert (Anisokorie, d.h. Ungleichheit der Pupillen).

Zu Beginn fallen darüber hinaus nicht alle Fasern aus, so dass die Pupille an manchen Stellen noch auf Licht reagieren kann, während dies an anderen Stellen nicht mehr möglich ist. Die Pupille ist nicht mehr kreisrund geformt, sie ist „entrundet".

Die Lage der Raumforderung bestimmt die klinischen Symptome: Liegt die Raumforderung im Bereich der Hemisphären, wird das Gehirn in Richtung Falx und Tentoriumschlitz gedrückt („obere" Einklemmung des Gehirns). Befindet sich die Raumforderung jedoch im Bereich des Kleinhirns oder des unteren Hirnstamms, so wird das Gehirn in Richtung Foramen magnum und Tentoriumschlitz gepresst („untere" Einklemmung).

Da ein akuter Hirndruck rasch behandelt werden muss (Notfallsituation!), werden Patienten mit einer Schädelverletzung (Schädel-Hirn-Trauma) engmaschig kontrolliert. In bestimmten Zeitabständen wird überprüft, ob die Patienten erweckbar (Bewusstseinslage?) sowie die Pupillen gleich weit (isokor) und rund sind. Bei einem pathologischen Befund ist ein beginnender Hirndruck zu vermuten, und es müssen umgehend die erforderlichen diagnostischen und therapeutischen Schritte eingeleitet werden.

Betrachtet man das Präparat (Abb. 2.8) von rostral nach kaudal, sieht man in der Mittellinie der **vorderen Schädelgrube** (Fossa cranii anterior) den Hahnenkamm (Crista galli), an dem die Falx cerebri befestigt ist. Neben der Crista galli liegt eine siebartige Platte, die *Lamina cribrosa*. Durch sie ziehen die Riechnerven, die Nervi olfactorii (I), hindurch und erreichen den Riechkolben (Bulbus olfactorius).

In der **mittleren Schädelgrube** (Fossa cranii media) unterscheidet man ein Mittelstück von den paarigen seitlichen Gruben. Das Mittelstück bildet den Türkensattel (Sella turcica). In ihm liegt die Hirnanhangsdrüse (Hypophysis), die von einer Duraplatte, dem Diaphragma sellae, bedeckt wird. Das Diaphragma sellae wurde entfernt, um die Hypophyse sichtbar zu machen. Anterior der Hypophyse liegt der N. opticus (II), der durch den *Canalis opticus* in die Augenhöhle eintritt. Unmittelbar lateral von ihm tritt die A. carotis interna aus dem Dach des Sinus cavernosus, welcher seitlich der Hypophyse liegt. Dieser wurde an diesem Präparat auf der linken Seite entfernt, um den Verlauf der lateral der Hypophyse gelegenen Nerven für die Bewegung des Auges – N. oculomotorius (III), N. trochlearis (IV) und N. abducens (VI) – aufzuzeigen. Alle drei gelangen durch den oberen Augenhöhlenspalt (Fissura orbitalis superior) in die Augenhöhle (Orbita). Im Bereich der seitlichen Vertiefungen wurde das Cavum trigeminale eröffnet. Dort sieht man das *Ganglion trigeminale*; des Weiteren erkennt man die Aufspaltung des N. trigeminus (V) in seine drei Hauptäste. Lateral davon findet man innerhalb der Dura mater die A. meningea media, die man bis zu ihrer Durchtrittsstelle durch den Schädel, das *Foramen spinosum*, verfolgen kann.

An die mittlere Schädelgrube schließt sich die **hintere Schädelgrube** (Fossa cranii posterior) an. In ihrer Mitte befindet sich das *Foramen magnum* mit dem Rückenmark. Vor dem Foramen magnum liegt die Rückseite der Sella turcica, die aufgrund ihres schrägen Verlaufs als Abhang (Clivus) bezeichnet wird. Lateral des Clivus liegt die Rückwand des Felsenbeins. Hier treten die Hirnnerven N. facialis (VII) und N. vestibulocochlearis (VIII) in den inneren Gehörgang (Meatus acusticus internus) ein. Basal davon ziehen der N. glossopharyngeus (IX), der N. vagus (X) und der N. accessorius (XI) durch das *Foramen jugulare*. Am tiefsten liegt der N. hypoglossus (XII), der durch den Canalis nervi hypoglossi den Schädel verlässt. Weiter okzipital erkennt man einige Sinus durae matris, die mit dem Skalpell eröffnet wurden. Es handelt sich um den *Confluens sinuum* aus *Sinus transversus, Sinus occipitalis* und *Sinus petrosus superior*.

An der Schädelbasis lassen sich einige Details erst bei höherer Vergrößerung erkennen (Abb. 2.9). Insbesondere in der **Umgebung der Sella turcica** liegen mehrere Strukturen zwischen den beiden Durablättern. Diese werden erst nach teilweiser Entfernung der Dura sichtbar:

- Hypophyse
- Hirnnerven: N. trochlearis (IV), N. trigeminus (V) mit Ganglion trigeminale, N. abducens (VI)
- Arterien: A. carotis interna, A. ophthalmica, A. meningea media
- Venen: Sinus cavernosus.

Hypophyse: Die topografischen Beziehungen der Hypophyse sind von großer klinischer Bedeutung (s. Klinik Hypophysentumor). Dorsal der Hypophyse erkennt man das *Chiasma opticum* (in Abb. 2.9 entfernt); lateral befinden sich die A. carotis interna und der Sinus cavernosus; basal liegt die Keilbeinhöhle (Sinus sphenoidalis). Am Präparat wurde die Knochenlamelle des Keilbeinkörpers entfernt, um die Schleimhaut des Sinus sphenoidalis sichtbar zu machen. Auf diese Weise wird die enge topografische Beziehung zwischen Hypophyse und Sinus sphenoidalis deutlich.

Hirnnerven: Im Bereich um die Sella turcica ziehen die Hirnnerven für die Augenmotorik zur Fissura orbitalis superior. Der *N. oculomotorius (III)* verläuft über die Kante des Clivus – hier kann er bei erhöhtem Hirndruck eingeklemmt werden! – und erreicht von dorsal das Dach des Sinus cavernosus. Der *N. trochlearis (IV)* zieht von hinten in die Kante zwischen Dach und lateraler Wand des Sinus cavernosus, die dem Tentorium cerebelli als Anheftungsstelle dient. Der *N. abducens (VI)* tritt bereits in der hinteren Schädelgrube in die Dura ein und verläuft zusammen mit der A. carotis interna durch den Sinus cavernosus. Am Präparat ist auf der rechten Seite sein Eintritt in die Dura zu sehen, während man auf der linken Seite – hier sind die Durawände des Sinus cavernosus entfernt – seinem Verlauf folgen kann. Der *N. trigeminus (V)* wurde bereits im Zusammenhang mit der „Trigeminushöhle" *(Cavum trigeminale)* besprochen.

Klinik

Hypophysentumor

In der Hypophyse können gutartige Tumoren entstehen. Diese Raumforderungen drücken auf die Hypophyse sowie auf Strukturen in deren Umgebung; sie können neurale und endokrine Störungen auslösen. Besonders charakteristisch ist ein teilweiser Ausfall des Sehvermögens durch Druck auf die Sehnervenkreuzung (Chiasma opticum). Die Patienten verlieren ihr laterales Gesichtsfeld und sehen „wie mit Scheuklappen" (bitemporale Hemianopsie).

Wird ein Hypophysentumor früh genug entdeckt, kann er durch die Nase entfernt werden. Hierzu eröffnet man – von der Nase ausgehend – den Sinus sphenoidalis und erreicht den Grund des Türkensattels (Abb. 2.9). Eine breite Eröffnung des Schädels kann auf diese Weise vermieden werden.

Arterien: Die *A. carotis interna* kommt lateral von der Sella turcica aus dem knöchernen Canalis caroticus des Felsenbeines. Sie tritt in die Dura ein und verläuft nahezu horizontal durch den Sinus cavernosus nach rostral (Pars cavernosa). Schließlich knickt sie scharf nach hinten um und zieht unterhalb des Sehnervs durch die Dura mater. Da dieser Verlauf dem eines Siphons ähnelt, wird dieser Abschnitt der A. carotis interna auch als „Karotissiphon" bezeichnet. In der Nähe des Siphonknies gibt sie zumeist intradural die Augenschlagader (*A. ophthalmica*) zur Orbita ab. Ein drittes wichtiges Gefäß ist die *A. meningea media*, die im äußeren Blatt der Dura verläuft und bis zum Foramen spinosum verfolgt werden kann.

Venen: Um die Sella turcica herum liegt der *Sinus cavernosus*. Er steht über die Vv. ophthalmicae mit der V. angularis in Verbindung. Über diese Verbindung können sich entgegen dem normalen Blutfluss (retrograd) Infektionen im Gesichtsbereich bis zur Schädelbasis ausbreiten und eine septische Thrombose auslösen (Sinus-cavernosus-Thrombose).

Merke

Beim N. opticus (II) handelt es sich nicht um einen peripheren Nerv, sondern um eine zentrale Faserbahn; er ist somit Bestandteil des ZNS. Die Zugehörigkeit zum ZNS lässt sich mikroskopisch dadurch belegen, dass seine Nervenfasern von ZNS-typischen Hüllzellen (Oligodendroglia) umgeben sind. Darüber hinaus wird er von Hirnhäuten umhüllt.

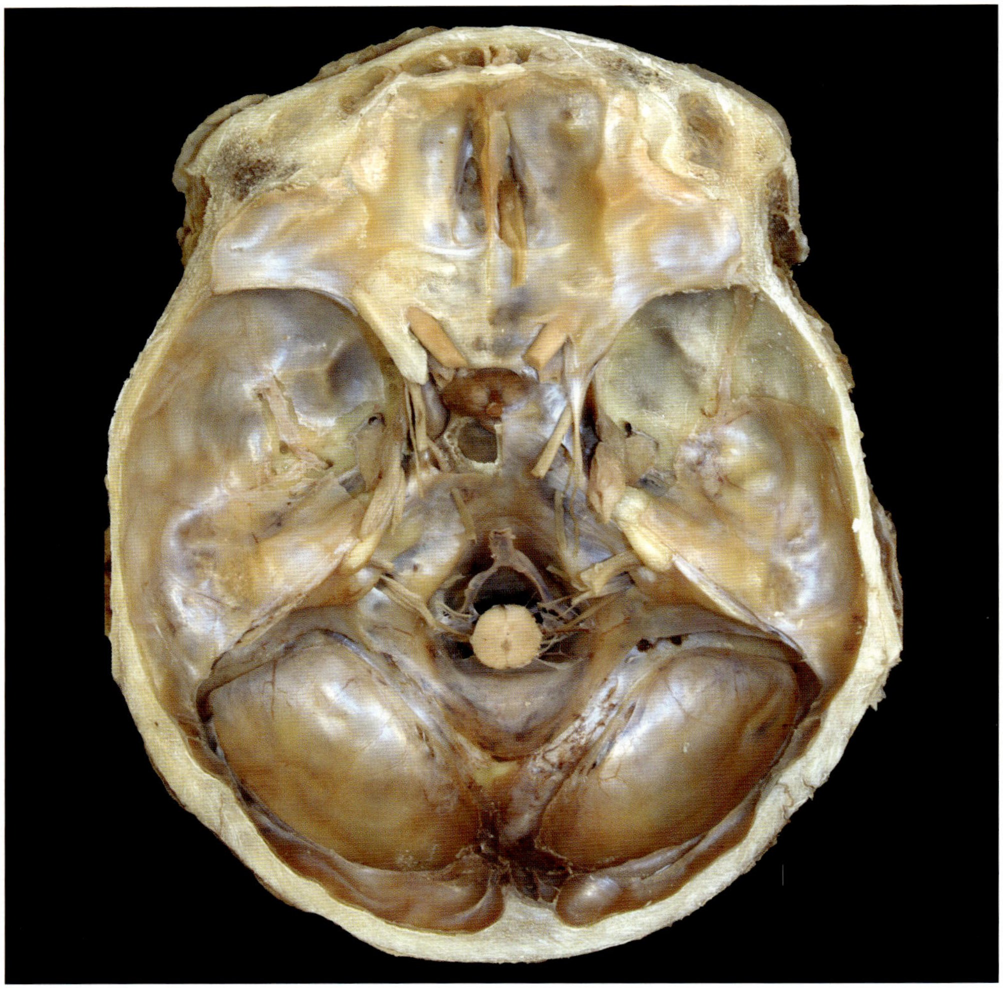

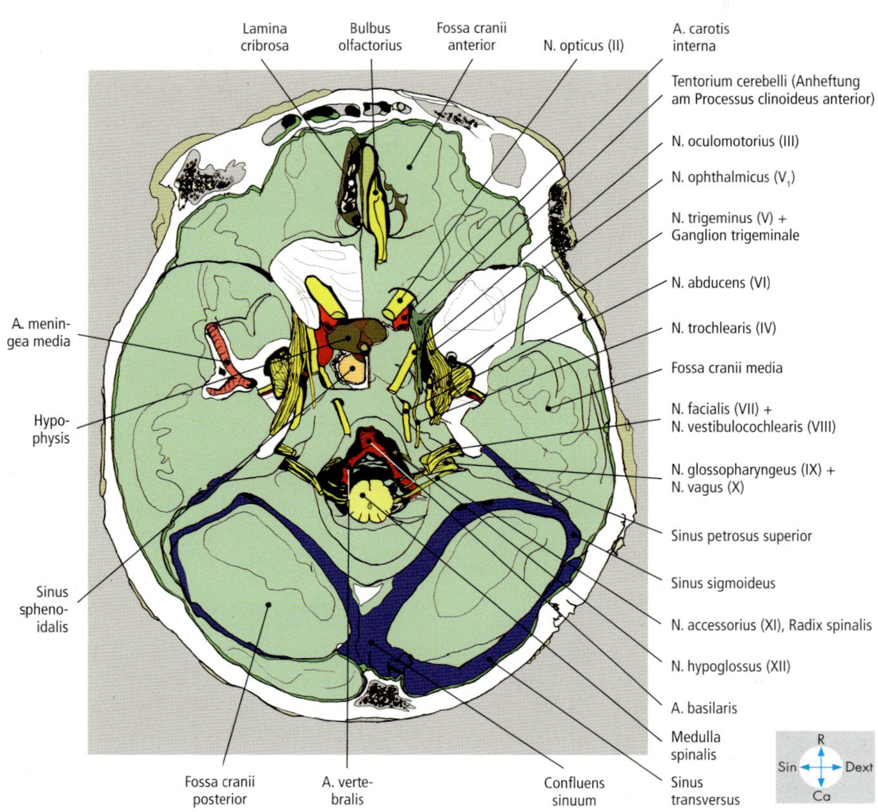

Abb. 2.8 Schädelbasis; Übersicht.

Allgemeines – Aufbau des Liquorsystems

Gehirn und Rückenmark sind von Hirnwasser (Liquor cerebrospinalis) umgeben. Der Liquor bildet ein Flüssigkeitspolster um das Gehirn und schützt es vor Stößen. Beim Gesunden ist er wasserklar, enthält nur wenige Zellen und besitzt eine charakteristische chemische Zusammensetzung. In den Liquorräumen finden sich insgesamt 100 – 200 ml Flüssigkeit. Man unterscheidet Liquorräume innerhalb des Gehirns (*innere Liquorräume*) von dem Liquorraum, der das ZNS umgibt (*äußerer Liquorraum*).

Klinik

Liquor
Krankheiten der Hirnhäute (z. B. Hirnhautentzündung, Meningitis) und des Gehirns (z. B. Enzephalitis, multiple Sklerose) führen zu Veränderungen der chemischen und zellulären Zusammensetzung des Liquors. Daher ist die Untersuchung des Liquors ein wichtiger Bestandteil der neurologischen Diagnostik. Der Liquor wird durch Lumbalpunktion gewonnen (s. Kap. 10).

Äußerer Liquorraum

Bei der Präparation der Hirnhäute eröffnet man den Subarachnoidalraum zwischen Arachnoidea und Pia mater, den äußeren Liquorraum. Er ist beim Lebenden mit Liquor cerebrospinalis gefüllt, am Präparat jedoch eingesunken (Abb. 2.1). An manchen Stellen überspannt die Arachnoidea größere Strukturen des Gehirns, dadurch kommt es zu räumlich umschriebenen Erweiterungen des Subarachnoidalraums. Diese liquorhaltigen Bereiche werden als Zisternen (Cisternae) bezeichnet. Wichtige Zisternen des Subarachnoidalraums sind (Abb. 2.10):

Cisterna cerebellomedullaris: Sie liegt dorsal zwischen Kleinhirn und Medulla oblongata, ist bis zu 2 cm tief und kann von außen punktiert werden (Subokzipitalpunktion).

Cisterna basalis: Als Cisterna basalis wird die Gesamtheit der zwischen Schädelbasis und Gehirn gelegenen Liquorräume verstanden. Innerhalb der Cisterna basalis lassen sich mehrere kleine Zisternen unterscheiden, deren anatomische Bezeichnungen in der praktischen Medizin nicht von besonderer Bedeutung sind.

Erwähnenswert sind jedoch die Cisterna ambiens, die ringförmig das Mittelhirn umgibt und ein Polster für den Rand des Kleinhirnzeltes bildet, sowie die Cisterna interpeduncularis. Letztere liegt im Bereich der Fossa interpeduncularis des Mittelhirns und wird vom N. oculomotorius (III) durchzogen.

Cisterna fossae lateralis cerebri: Sie wird auch „Inselzisterne" genannt, da sie im Raum zwischen der Insula (s. Kap. 4) und den die Insel überdeckenden Teilen der Hirnlappen liegt. In ihr verzweigt sich die A. cerebri media.

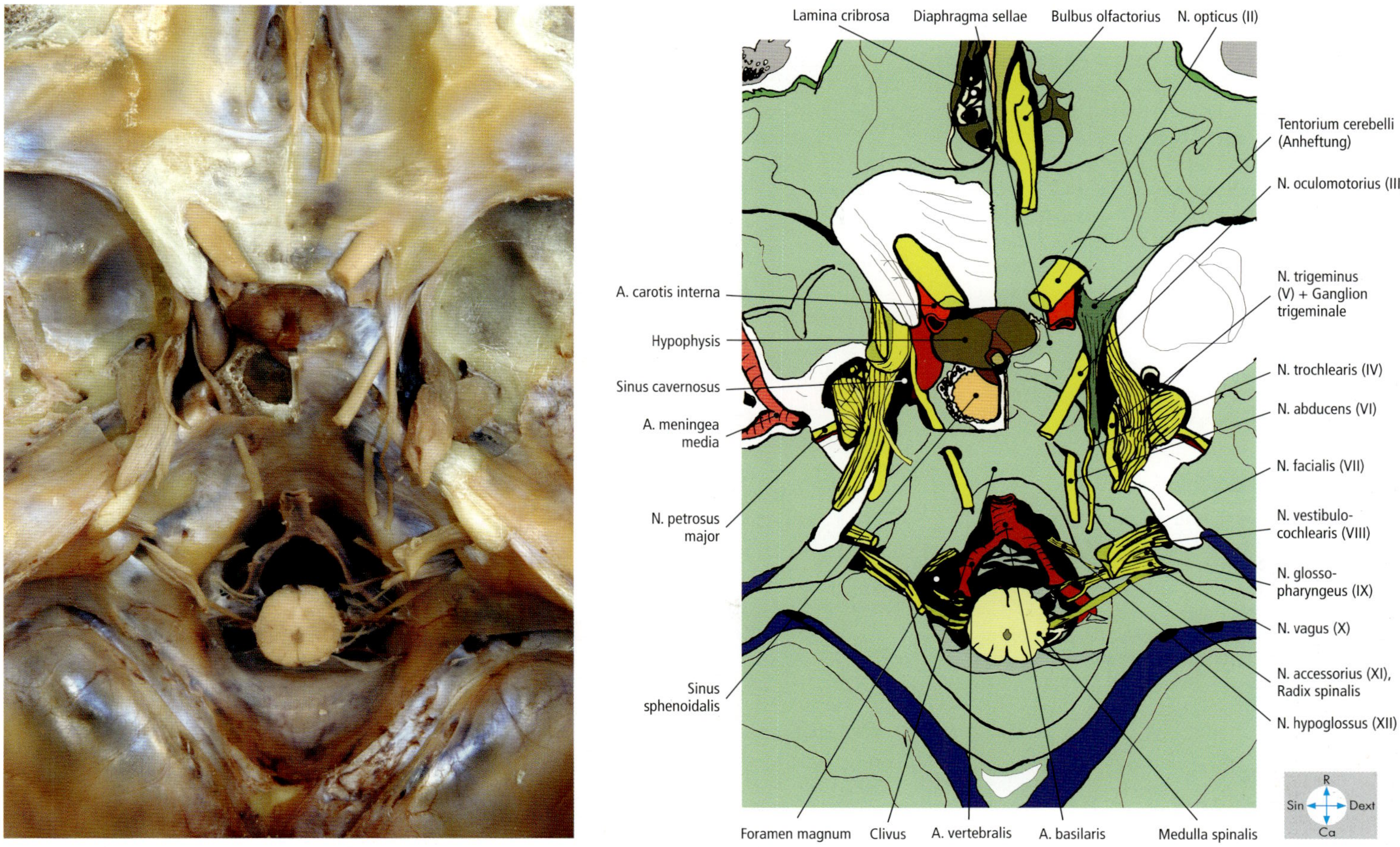

Abb. 2.9 Schädelbasis; Duraverhältnisse in der mittleren Schädelgrube; Hypophyse.

Tab. 2.3 Schädelbasis; Leitungsbahnen und Duraverhältnisse.

Schädelgrube	Leitungsbahn	Durchtrittsstelle	Verhältnis zur Dura mater/Lage
Fossa cranii anterior	Nn. olfactorii (I)	Lamina cribrosa	lateral der Crista galli
Fossa cranii media	N. opticus (II)	Canalis opticus	von Hirnhäuten umgeben
	N. oculomotorius (III)	Fissura orbitalis superior	Clivuskante; Wand des Sinus cavernosus
	N. trochlearis (IV)	Fissura orbitalis superior	langer Verlauf in Dura + Wand des Sinus cavernosus
	N. trigeminus (V) • N. ophthalmicus (V_1) • N. maxillaris (V_2) • N. mandibularis (V_3)	 • Fissura orbitalis superior • Foramen rotundum • Foramen ovale	Cavum + Ganglion trigeminale
	N. abducens (VI)	Fissura orbitalis superior	langer Verlauf in Dura + durch den Sinus cavernosus
	A. carotis interna	Canalis caroticus	durch den Sinus cavernosus
	A. ophthalmica	Canalis opticus	intraduraler Abgang von A. carotis interna
	A. meningea media	Foramen spinosum	liegt in der Dura mater
	Sinus cavernosus	um die Sella turcica	umgibt die Sella turcica
Fossa cranii posterior	Rückenmark	Foramen magnum	
	N. facialis (VII)	Meatus acusticus internus	Rückwand Felsenbein
	N. vestibulocochlearis (VIII)	Meatus acusticus internus	Rückwand Felsenbein
	N. glossopharyngeus (IX)	Foramen jugulare	
	N. vagus (X)	Foramen jugulare	
	N. accessorius (XI)	Foramen jugulare	
	N. hypoglossus (XII)	Canalis nervi hypoglossi	
	A. vertebralis	Foramen magnum	auf dem Clivus

Innere Liquorräume

Die inneren Liquorräume des Gehirns entstehen entwicklungsgeschichtlich aus den Innenräumen der Hirnbläschen (Tab. 1.1). Sie bestehen aus vier miteinander verbundenen Kammern: den beiden Seitenventrikeln (Ventriculi laterales I + II), dem III. Ventrikel und dem IV. Ventrikel. Die beiden Seitenventrikel kommunizieren über die Foramina interventricularia mit dem III. Ventrikel. Der III. Ventrikel ist wiederum über den Aqueductus mesencephali mit dem IV. Ventrikel verbunden. Aus dem IV. Ventrikel kann der Liquor über zwei laterale und eine in der Mittellinie gelegene Öffnungen (Aperturae laterales und Apertura mediana) in den äußeren Liquorraum fließen. In Abb. 2.11 sind die inneren Liquorräume – ohne umgebendes Gehirn – dargestellt.

Merke

Die inneren Liquorräume sind auf den Gehirnpräparaten deutlich zu sehen. Darüber hinaus werden sie im Rahmen einer „Ventrikelpräparation" gezielt dargestellt (s. Kap. 8). Aus diesem Grund werden die inneren Liquorräume in diesem Kapitel nur so weit besprochen, wie es für das Verständnis des äußeren Liquorraums erforderlich ist.

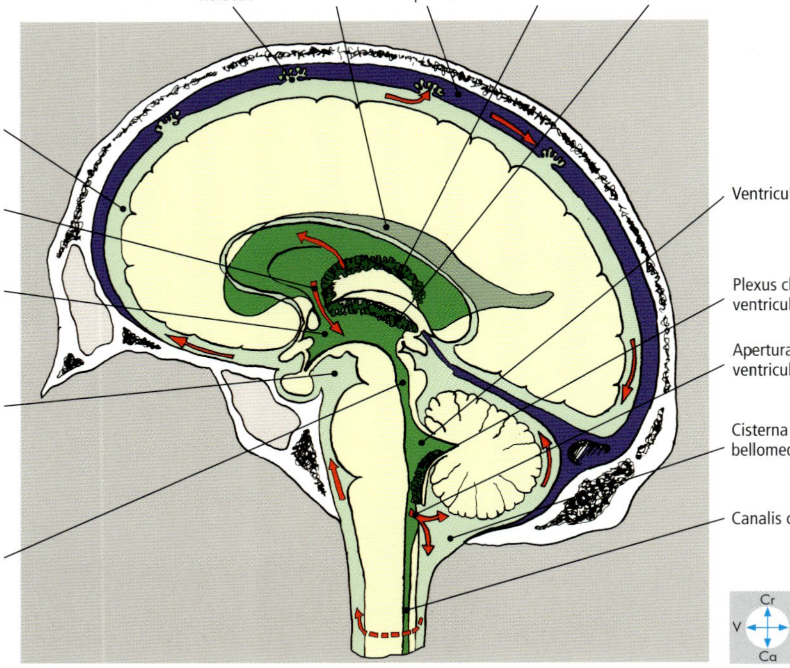

Abb. 2.10 Spatium subarachnoideum; Liquorzirkulation.

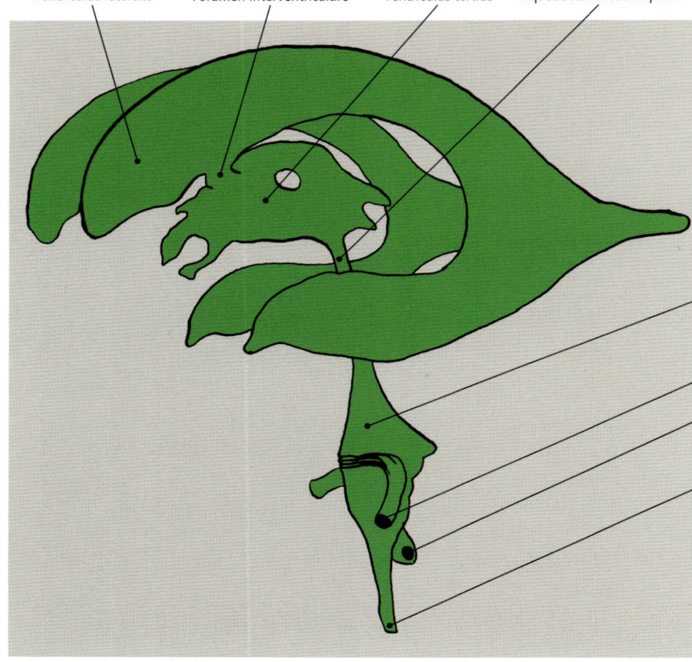

Abb. 2.11 Ventrikelsystem; Übersicht.

Liquorzirkulation

Pro Tag werden ca. 650 ml Liquor neu gebildet und wieder resorbiert. Die Bildung des Liquors geschieht überwiegend innerhalb des Gehirns durch ein spezialisiertes Gefäßgeflecht, den Plexus choroideus. Die Resorption erfolgt überwiegend außerhalb des Gehirns, insbesondere im Bereich der Granulationes arachnoideae. Dadurch entsteht eine träge Liquorströmung von innen nach außen (Abb. 2.10).

Der Plexus choroideus befindet sich in Teilen der Seitenventrikel (Corpus, Cornu temporale), im Dach des III. Ventrikels und im unteren Abschnitt des Daches des IV. Ventrikels (Abb. 2.10). Die genaue Lage und Befestigung des Plexus choroideus werden anhand der Ventrikelpräparate (s. Kap. 8) besprochen.

Klinik

Hydrozephalus („Wasserkopf")
Erkrankungen des Nervensystems können die Liquorzirkulation stören. So kann es z. B. durch Verklebungen im Bereich des Aqueductus mesencephali oder im Bereich der Öffnungen des IV. Ventrikels zu einem Liquorstau innerhalb des Gehirns kommen. Der erhöhte Liquordruck führt zu einer langsamen Verdrängung des Gehirngewebes und zu einer Erweiterung der inneren Liquorräume (Hydrocephalus internus). Ist hingegen der Abfluss des Liquors im Bereich der Granulationes arachnoideae beeinträchtigt, so entsteht eine Druckerhöhung mit nachfolgender Erweiterung in sämtlichen Liquorräumen (Hydrocephalus internus + externus). Der Hydrozephalus wird durch Anlage einer künstlichen Drainage vom Ventrikelsystem in das Venensystem behandelt.

Lernhinweis

Hirnhäute und äußere Liquorräume
1. Orientierung und Übersicht: Wir lernen den prinzipiellen Aufbau der Hirnhäute anhand des Schemas in Abb. 2.1. Die wichtigsten klinischen Bezüge sind tabellarisch zusammengefasst (Tab. 2.1). Wir sollten beachten, dass bei einem gesunden Menschen nur das Spatium subarachnoideum ein Raum ist; das sogenannte Spatium subdurale wird von den „Brückenvenen" durchzogen (Abb. 2.2 + 2.3).
2. Dura mater: Die Unterteilung des Schädelinneren durch die Dura mater ist medizinisch wichtig (Einklemmung des Gehirns bei Hirndruck). Um einen räumlichen Eindruck von der Lage der Durablätter zum Gehirn zu erhalten, betrachten wir nacheinander Abb. 2.4–2.7. Wir konzentrieren uns dabei auf die topografischen Verhältnisse im Bereich des Tentoriumschlitzes (Abb. 2.6) und des Foramen magnum (Abb. 2.7).
3. Schädelbasis: Sinnvollerweise erlernen wir die Verhältnisse an der Schädelbasis unter Zuhilfenahme eines Schädelmodells. An diesem identifizieren wir die Durchtrittsstellen für die Leitungsbahnen. Danach betrachten wir die Duraverhältnisse (Abb. 2.6, 2.8 + 2.9) und identifizieren insbesondere Strukturen mit einem langen intraduralen Verlauf (Tab. 2.3). Die topografischen Verhältnisse von Gefäßen und Nerven zum Sinus cavernosus und zur Hypophyse (Abb. 2.9) sind von besonderer Bedeutung.
4. Äußerer Liquorraum: Eine Übersicht über die Liquorzirkulation sowie über die inneren und äußeren Liquorräume gibt Abb. 2.10. Wir erlernen die größeren Erweiterungen (Zisternen) des äußeren Liquorraums (s. Abschnitt Äußerer Liquorraum); die anatomischen Bezeichnungen der kleineren Zisternen werden in der Klinik selten gebraucht.

Prüfungsfragen

Die korrekten Antworten findet man auf S. 130.

1. Welche Aussage trifft nicht zu?
a) Die Dura mater (Pachymeninx) bildet das innere Periost des Schädelknochens.
b) Die Leptomeninx besteht aus Arachnoidea mater und Pia mater.
c) Das Spatium epidurale liegt zwischen Dura mater und Arachnoidea mater.
d) Das Spatium subarachnoidale enthält Liquor cerebrospinalis.
e) Die Pia mater folgt den Windungen des Gehirns.

2. Welche Aussage trifft nicht zu?
a) Granulationes arachnoideae findet man häufig im Bereich des Sinus sagittalis superior.
b) Lacunae laterales sind Zisternen des Subarachnoidalraumes in der Fossa lateralis.
c) Die hirnversorgenden Arterien verlaufen in der Leptomeninx.
d) Brückenvenen ziehen von den pialen Venen zu den Sinus durae matris.
e) Die Sinus durae matris sind Röhren zwischen den beiden Durablättern.

3. Welche Aussage trifft zu?
a) Subarachnoidalblutungen entstehen durch Blutungen aus Brückenvenen.
b) Eine Epiduralblutung entsteht als Folge eines rupturierten Aneurysmas.
c) Intrazerebrale Blutungen entstehen durch Einblutungen der A. meningea media.
d) Subduralblutungen sind venöse Sickerblutungen.
e) Subdurale Hämatome liegen zwischen den Blättern der Dura mater.

4. Welche Aussage trifft zu?
a) Das Tentorium cerebelli trennt das Kleinhirn vom Hirnstamm.
b) Die Falx cerebri zieht vom Processus clinoideus zur Protuberantia occipitalis externa.
c) Der Hirnstamm tritt durch die Incisura tentorii.
d) Der N. facialis (VII) tritt durch die Incisura cerebelli und ist dort bei Hirndruck gefährdet.
e) Die „Trigeminushöhle" (Cavum trigeminale) liegt auf dem Os occipitale.

5. Welche Aussage trifft zu?
a) Der N. abducens zieht durch den Sinus cavernosus.
b) Der Sinus cavernosus umgibt das Foramen magnum.
c) Die A. carotis interna durchquert den Sinus sphenoidalis.
d) Die Hypophyse hat topografische Beziehungen zum Sinus frontalis.
e) Der N. opticus durchzieht den Sinus cavernosus.

6. Welche Aussage trifft nicht zu?
a) Die A. meningea media zieht durch das Foramen spinosum.
b) Der N. hypoglossus (XII) zieht durch das Foramen ovale.
c) Der N. ophthalmicus (V_1) zieht durch die Fissura orbitalis superior.
d) Der N. facialis (VII) zieht durch den Meatus acusticus internus.
e) Der N. glossopharyngeus zieht durch das Foramen jugulare.

7. Welche Aussage trifft nicht zu?
a) In den Liquorräumen befinden sich 500–1000 ml Hirnwasser.
b) Aus der Cisterna cerebellomedullaris kann Liquor entnommen werden.
c) Die Cisterna ambiens umgibt das Mittelhirn.
d) Der Liquor cerebrospinalis wird vom Plexus choroideus gebildet.
e) Der N. oculomotorius (III) durchzieht die Cisterna interpeduncularis.

8. Welche Aussage trifft nicht zu?
a) Der Aqueductus mesencephali verbindet den III. und den IV. Ventrikel.
b) Die Apertura mediana verbindet den inneren Liquorraum mit dem äußeren Liquorraum.
c) Der Verschluss des Aqueductus mesencephali kann zu einem Hydrozephalus (Wasserkopf) führen.
d) Das Foramen interventriculare verbindet den I. mit dem II. Ventrikel.
e) Pro Tag werden ca. 600–700 ml Liquor cerebrospinalis gebildet.

9. Welche Aussage trifft nicht zu?
a) Der N. opticus zieht durch den Canalis nervi optici.
b) Der N. opticus wird von allen drei Hirnhäuten umgeben.
c) Der N. opticus ist ein peripherer Nerv.
d) Die beiden Nn. optici vereinigen sich im Chiasma opticum.
e) Das Chiasma opticum besitzt topografische Beziehungen zur Hypophyse.

10. Welche Aussage trifft nicht zu?
a) Das Ganglion trigeminale liegt im Cavum trigeminale.
b) Der N. maxillaris (V_2) zieht durch das Foramen rotundum.
c) Die A. ophthalmica zieht durch den Canalis opticus.
d) Der N. vagus (X) zieht durch das Foramen jugulare.
e) Der N. mandibularis (V_3) zieht durch das Foramen lacerum.

3 Hirngefäße und Blutversorgung

Basiswissen

Hirngefäße und Blutversorgung

- Circulus arteriosus cerebri (Bildung, topografische Lage und abgehende Gefäße)
- Versorgungsgebiete der wichtigsten Arterien (Schwerpunkt Endhirn mit seiner Oberfläche und Capsula interna)
- Venöser Abfluss (in die Sinus durae matris und von dort zu den Kopfvenen)

Allgemeines

Das Gehirn wird von einem dichten Gefäßnetz durchzogen. Es verfügt über eine ausgezeichnete Blutversorgung und erhält in Ruhe ca. 14% des Herzminutenvolumens. Plötzliche Störungen der Durchblutung des Gehirns (Hirninfarkt, Hirnblutung) können zu schweren neurologischen Krankheitssymptomen (z. B. Lähmungen und Sprachstörungen) führen. Aufgrund der Häufigkeit und der Schwere dieser Erkrankungen ist die Anatomie der Hirngefäße von großer Bedeutung für den praktisch tätigen Arzt.

Schematische Übersicht über die Hirnarterien

Die arterielle Versorgung des Gehirns erfolgt beidseits durch die A. carotis interna und die A. vertebralis (Abb. 3.1). Diese Gefäße sind über kleinere Arterien, die A. communicans posterior (paarig) und A. communicans anterior (unpaar), verbunden und zu einem Ring aus Arterien zusammengeschlossen, dem **Circulus arteriosus cerebri** (Willis).

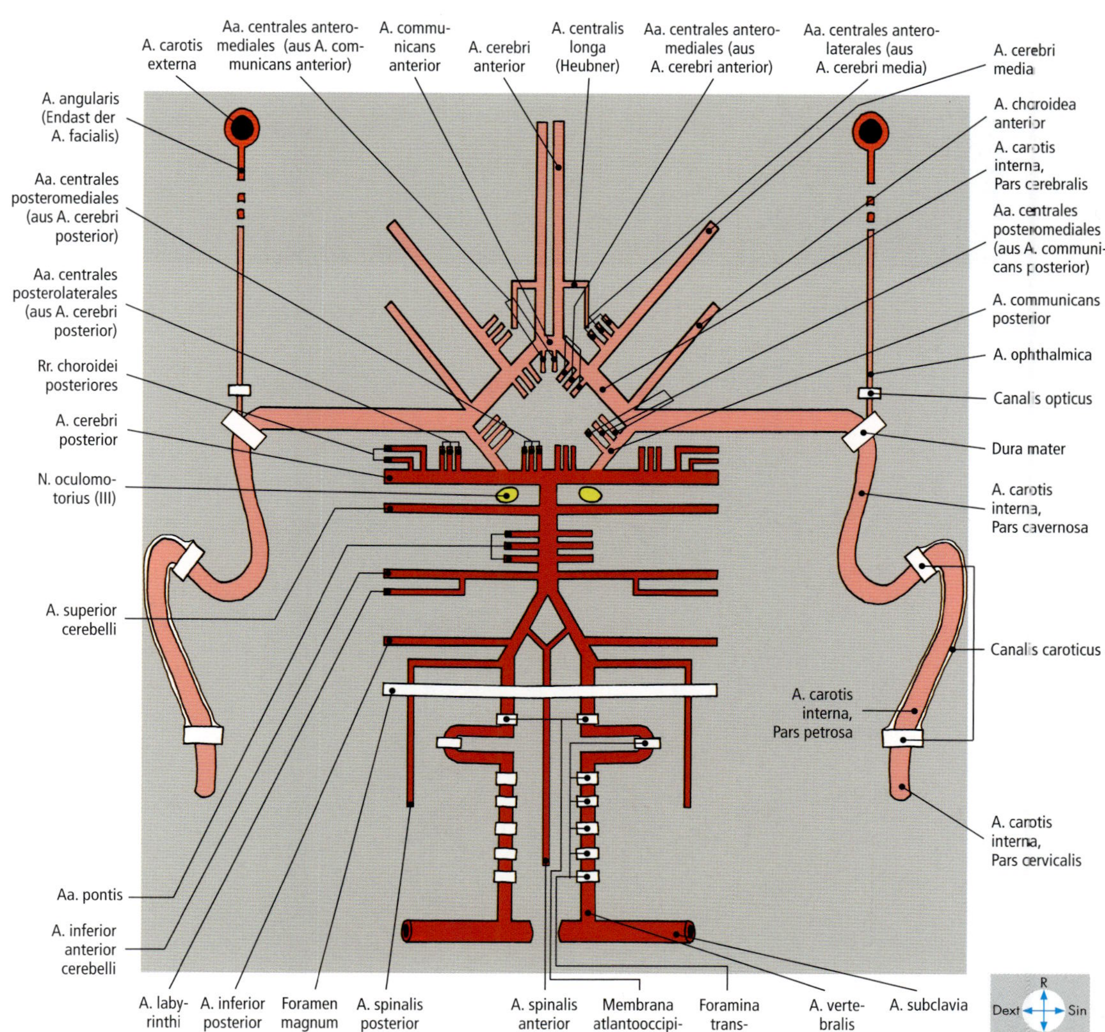

Abb. 3.1 Verzweigung der hirnversorgenden Arterien; Schema; Strömungsgebiet der A. carotis (hellrot); Strömungsgebiet der A. vertebralis (dunkelrot).

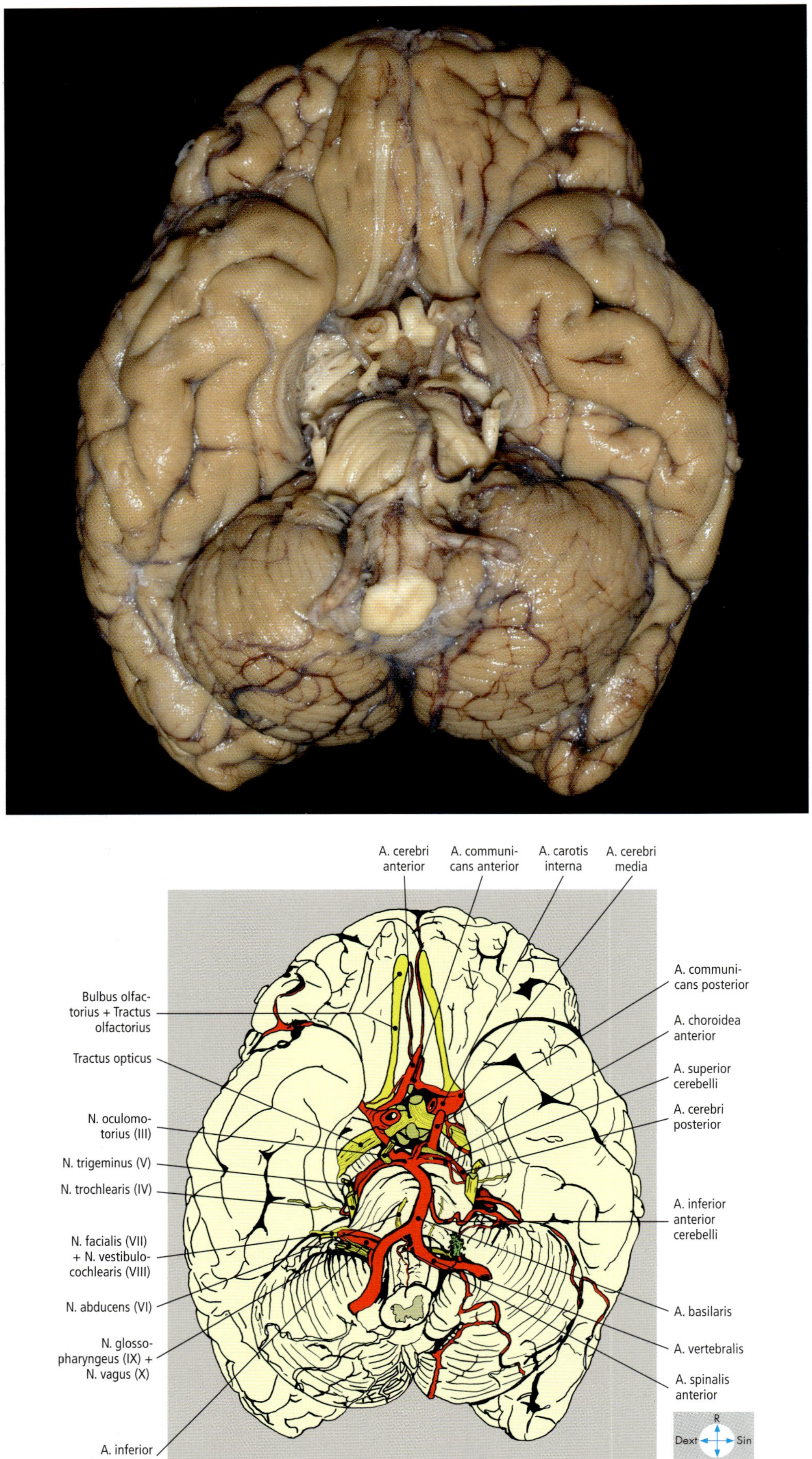

Abb. 3.2 Arterien des Gehirns; Ansicht von basal.

Beim Gesunden ist der Blutfluss durch die Aa. communicantes relativ gering, weshalb die Blutversorgung des Gehirns in zwei Strömungsgebiete unterteilt wird: Rostral wird je eine Hirnhälfte durch eine A. carotis interna und ihre Äste („Karotisströmungsgebiet") versorgt; kaudal erfolgt die Versorgung durch die beiden Aa. vertebrales – welche die A. basilaris bilden – und die jeweiligen Äste („Vertebralisströmungsgebiet" bzw. „Basilarisströmungsgebiet").

Strömungsgebiet der A. carotis interna

Die Versorgung des Gehirns im Strömungsgebiet der A. carotis erfolgt entweder direkt über Äste aus der A. carotis interna oder durch Äste der aus ihr hervorgehenden Hirnarterien, der A. cerebri anterior und der A. cerebri media (Abb. 3.1).

A. carotis interna

An der A. carotis interna unterscheidet man vier Abschnitte:

- Pars cervicalis (im Halsbereich): von der Bifurcatio carotidis bis zum Schädeleintritt
- Pars petrosa (im Schädel): im knöchernen Canalis caroticus des Felsenbeins
- Pars cavernosa (in der Dura): im Sinus cavernosus (Abb. 2.9)
- Pars cerebralis (im Subarachnoidalraum): Hier gibt die A. carotis interna nacheinander die folgenden hirnversorgenden Äste ab: A. ophthalmica (intraduraler Abgang), A. hypophysialis superior, A. communicans posterior und A. choroidea anterior. Schließlich teilt sie sich in ihre zwei Endäste auf.

Zwei Abgänge der A. carotis interna sollten besonders hervorgehoben werden:

- *A. ophthalmica:* Die A. ophthalmica ist der erste größere Ast der A. carotis interna (Abb. 2.4). Sie verlässt die Schädelbasis durch den Canalis opticus und versorgt das Auge und Teile des Gesichtsschädels. Von klinischer Bedeutung ist neben der Versorgung des Auges ihre Verbindung zur A. facialis (Anastomose von A. dorsalis nasi und A. angularis). Über diese Gefäßanastomose ist das Strömungsgebiet der A. carotis interna mit dem Strömungsgebiet der A. carotis externa verbunden.
- *A. choroidea anterior:* Die A. choroidea anterior zieht mit dem Tractus opticus zum Unterhorn des Seitenventrikels (Abb. 3.4 + 3.5). Sie versorgt aber nicht nur den Plexus choroideus, sondern auch wichtige Abschnitte im Hirninneren.

A. cerebri anterior

Die vordere Hirnarterie (A. cerebri anterior) zieht in der Fissura longitudinalis cerebri zur Facies medialis des Gehirns. Die beiden Aa. cerebri anteriores werden durch die A. communicans anterior verbunden. Anfangs geben sie die Aa. centrales anteromediales, im weiteren Verlauf je eine A. centralis longa (Heubner) zur Versorgung des Hirninneren ab und winden sich dann um den Balken (Abb. 3.6). Dort verzweigen sie sich in weitere Äste.

A. cerebri media

Die mittlere Hirnarterie (A. cerebri media) ist die Fortsetzung der A. carotis interna. Sie verläuft nach lateral, gibt im Verlauf die Aa. centrales anterolaterales zur Versorgung des Hirninneren ab und zieht in die Fossa lateralis (Abb. 3.4), wo sie sich in zahlreiche Äste aufteilt.

Strömungsgebiet der A. vertebralis

Das Strömungsgebiet der A. vertebralis zeigt als Besonderheit die Vereinigung der Aa. vertebrales zur unpaaren A. basilaris, die sich ihrerseits aber nach kurzer Verlaufsstrecke erneut aufteilt und die beiden Aa. cerebri posteriores bildet. Die Hirnstrukturen im Vertebralisströmungsgebiet werden von Ästen dieser Arterien versorgt.

A. vertebralis

An der A. vertebralis unterscheidet man wie bei der A. carotis interna vier Abschnitte (Abb. 2.5):

- Pars prevertebralis: von der A. subclavia bis zum Foramen transversarium des VI. Halswirbels
- Pars transversaria: innerhalb der Foramina transversaria der Halswirbel VI–I
- Pars atlantis: auf dem Atlasbogen (im Bereich des Trigonum arteriae vertebralis). Die A. vertebralis durchbricht die Membrana atlantooccipitalis posterior und zieht durch das Cavum subarachnoidale zum Foramen magnum.
- Pars intracranialis: durch das Foramen magnum bis zur Vereinigung der Aa. vertebrales zur A. basilaris. Diese gibt in ihrem Verlauf die A. inferior posterior cerebelli zum Kleinhirn und anschließend die A. spinalis anterior zum Rückenmark ab.

A. basilaris

Die A. basilaris bildet sich auf der Ventralseite des Hirnstamms ungefähr auf Höhe des Unterrandes der Brücke aus den Aa. vertebrales (Abb. 3.2). Von ihr gehen auf jeder Seite eine A. inferior anterior cerebelli, Aa. pontis und die A. superior cerebelli ab. Die A. labyrinthi zum Innenohr wird am häufigsten (in ca. 50% der Fälle) von der A. inferior anterior cerebelli gebildet. Sie kann aber auch aus einer der anderen beiden Kleinhirnarterien oder aus der A. basilaris entspringen.

A. cerebri posterior

Die hintere Hirnarterie (A. cerebri posterior) entsteht im oberen Hirnstammbereich (Abb. 3.2). Sie gibt zunächst auf Höhe des Mittelhirns die Aa. centrales posteromediales zur Versorgung des Hirninneren und des Hirnstammes ab. Danach bildet sie die A. communicans posterior zur Verbindung mit der A. carotis interna aus. Im weiteren Verlauf gibt sie die Aa. centrales posterolaterales ab und windet sich um das Mittelhirn nach dorsal. Sie verläuft dann auf dem Tentorium cerebelli zum Hinterhauptslappen des Endhirns, wo sie sich in ihre Endäste verzweigt.

Hirngefäße in situ

Nach diesem Überblick über die arterielle Versorgung des Gehirns betrachtet man die Lage der einzelnen Arterien am Hirnpräparat – insbesondere deren räumliche (topografische) Beziehungen zu den umgebenden Hirnstrukturen.

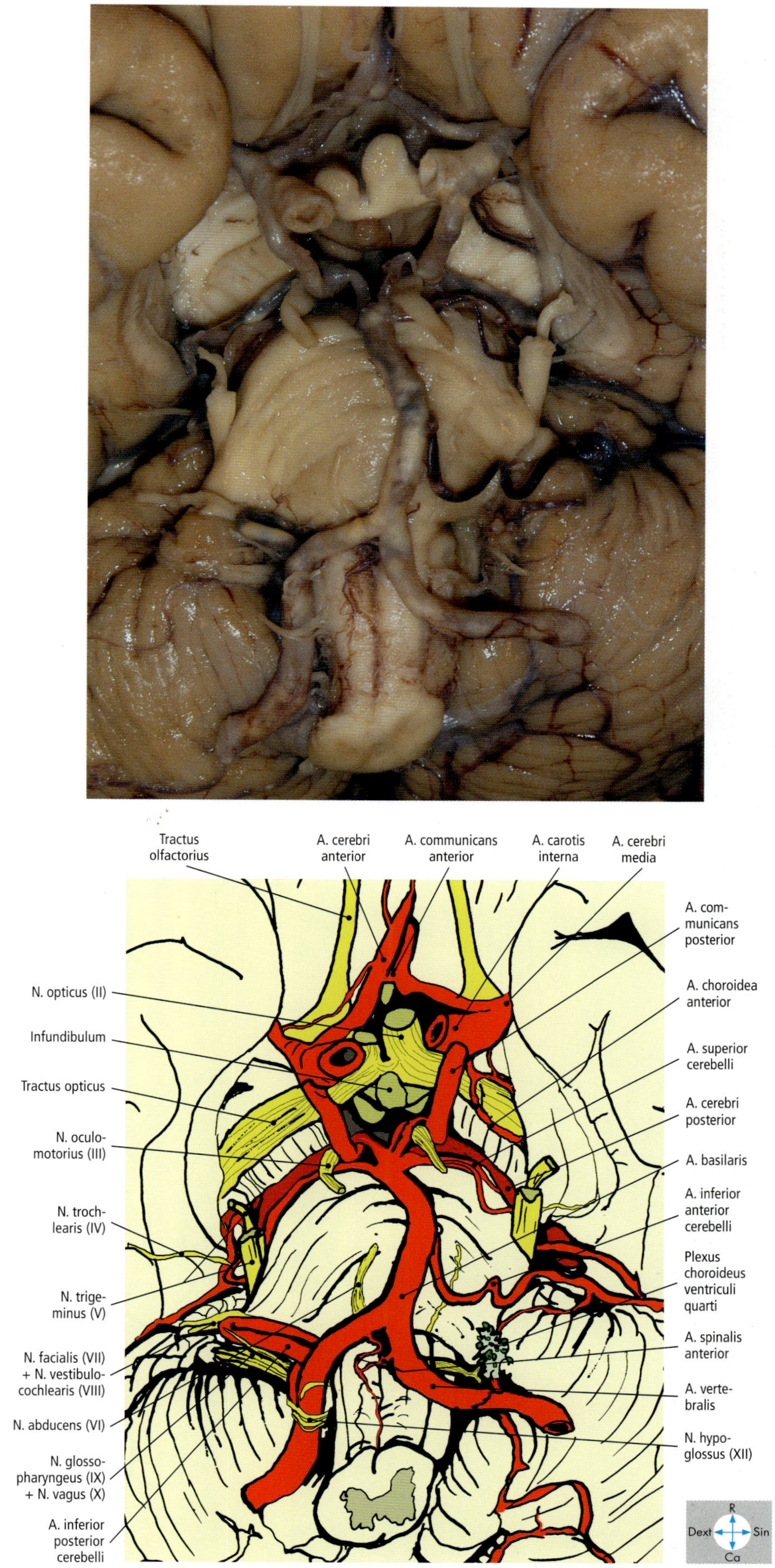

Abb. 3.3 Arterien des Gehirns; Ansicht von basal; Detail.

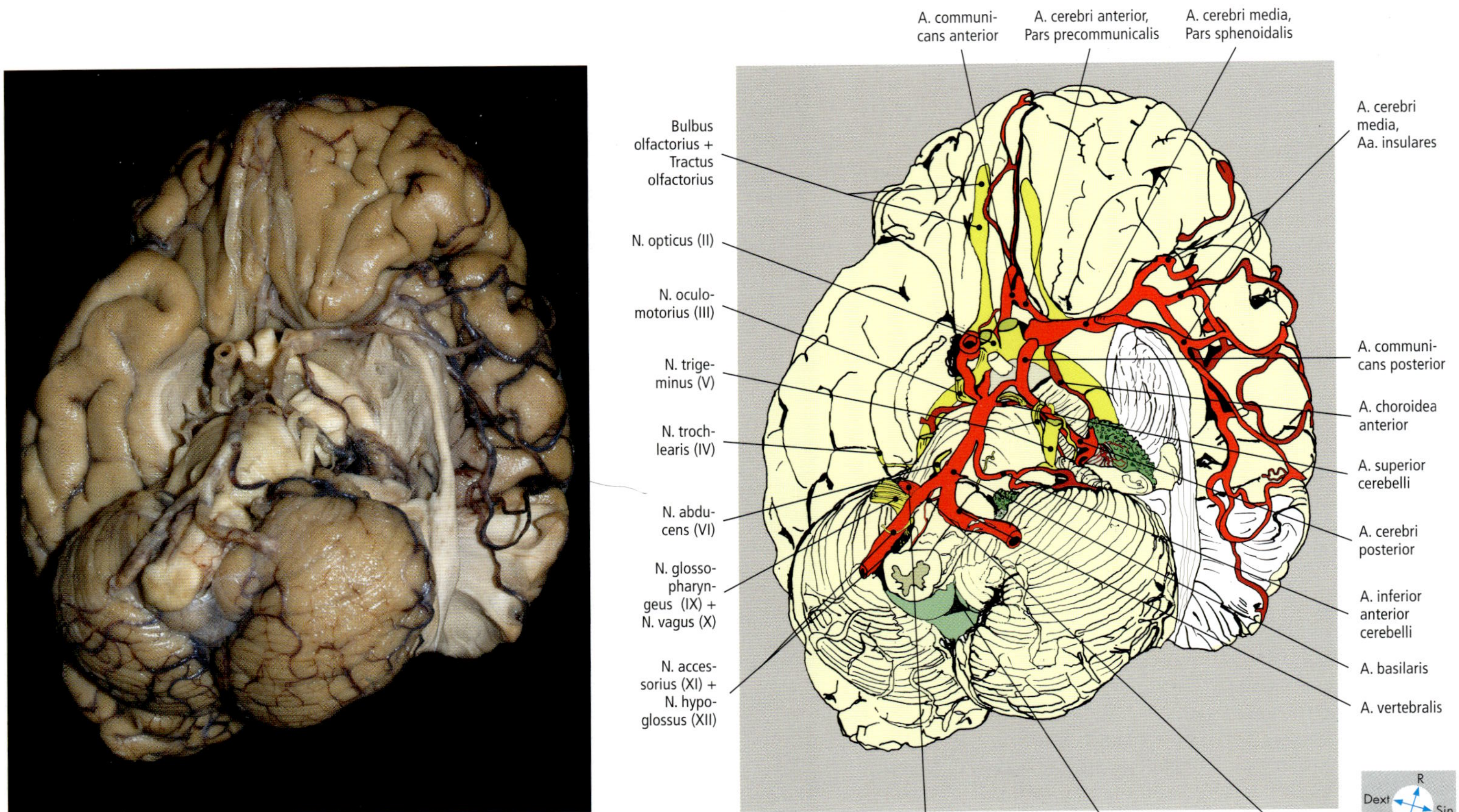

Abb. 3.4 Arterien des Gehirns; Ansicht von schräg basal; nach Teilentfernung des Temporallappens.

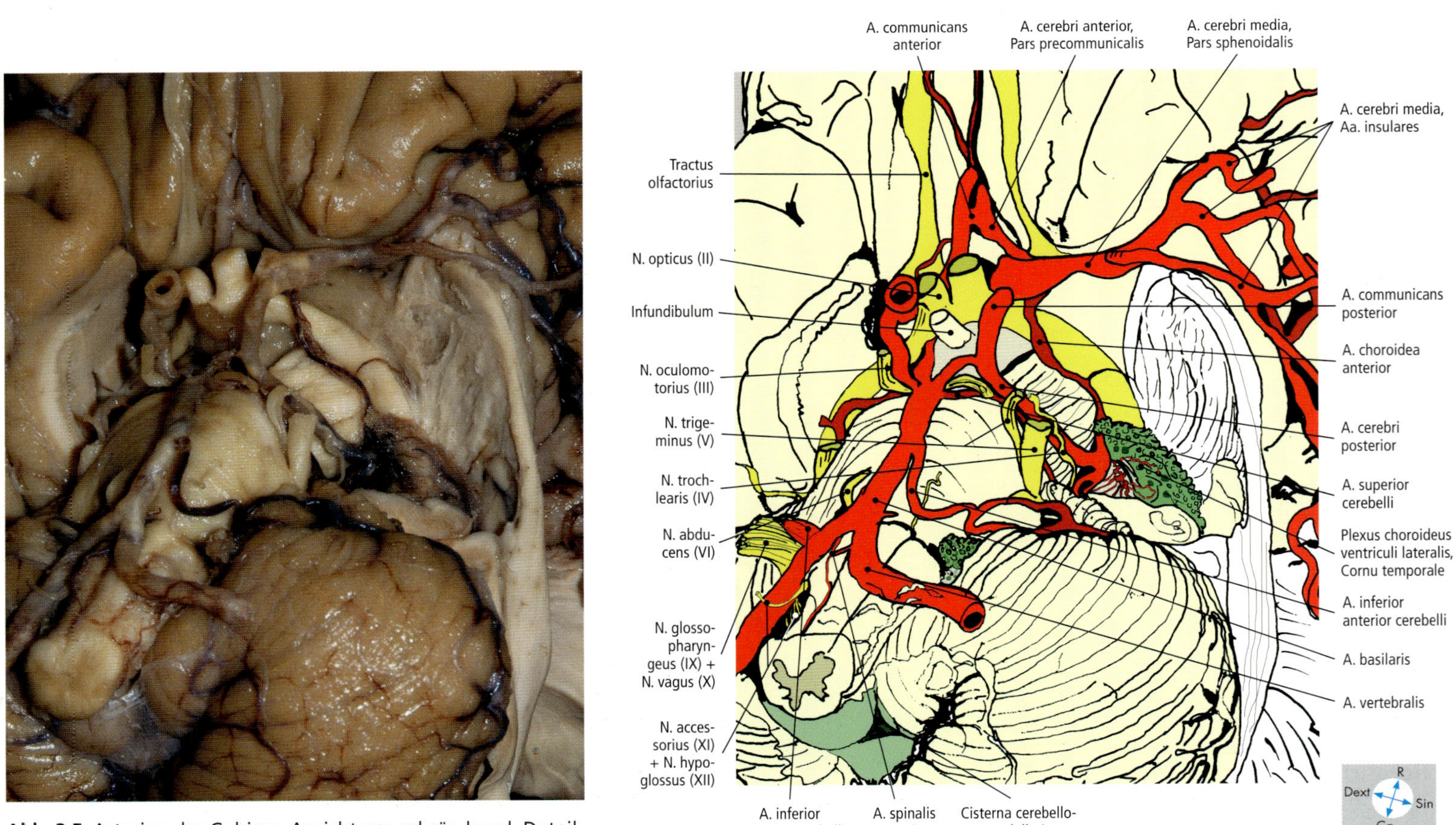

Abb. 3.5 Arterien des Gehirns; Ansicht von schräg basal; Detail.

A. carotis interna, A. vertebralis, A. basilaris, Circulus arteriosus cerebri (Facies inferior)

An der Facies inferior des Gehirns (Abb. 3.2) erkennt man die vier großen hirnversorgenden Arterien (beidseits: A. carotis interna; A. vertebralis), die A. basilaris und den Circulus arteriosus. Bei höherer Vergrößerung (Abb. 3.3) lassen sich auch die wichtigsten Abgänge dieser Arterien identifizieren.

Arterien des Karotisströmungsgebietes

Als ersten erhaltenen Gefäßabgang der A. carotis interna findet man die *A. communicans posterior*, die an diesem Präparat auf beiden Seiten stark ausgebildet ist. Sie zieht nach okzipital zur *A. cerebri posterior* und verläuft dabei lateral des Hypophysenstiels (Infundibulum) und der Corpora mammillaria. Die A. communicans posterior bildet die Grenze zwischen Karotis- und Vertebralisströmungsgebiet.

Folgt man – von der A. carotis communis ausgehend – der linken A. carotis interna (auf der Abbildung rechts), trifft man auf die *A. choroidea anterior*, die sich dem Tractus opticus anlagert und mit ihm in die Tiefe zieht. Diese wurde in einem späteren Präparationsschritt gezielt freigelegt (Abb. 3.4 + 3.5) und ist auf diesen Präparaten in ihrem Verlauf zu verfolgen.

Wenig später teilt sich die A. carotis interna in ihre zwei Endäste auf: in die A. cerebri anterior und die A. cerebri media. Die *A. cerebri anterior* zweigt fast rechtwinklig von der A. carotis interna ab und zieht vor dem Chiasma opticum zur Mittellinie. Dort bildet sie die kurze *A. communicans anterior*, die sie mit der A. cerebri anterior der Gegenseite verbindet. In diesem Bereich findet sich gelegentlich eine angeborene Gefäßaussackung (Aneurysma), welche die Ursache von Subarachnoidalblutungen sein kann. Die A. cerebri anterior tritt dann in die Fissura longitudinalis cerebri ein und gelangt auf die Dorsalseite des Balkens. Diese Verlaufsstrecke ist erst nach der Durchtrennung des Gehirns in der Mittellinie einsehbar (Abb. 3.6).

Die *A. cerebri media* folgt weitgehend der A. carotis interna. Sie gibt die Aa. centrales anterolaterales zum Hirninneren ab und zieht dann in die Fossa lateralis. Auch diese Verlaufsstrecke wird erst nach weiterer Präparation sichtbar (Abb. 3.4).

Arterien des Vertebralisströmungsgebietes

Folgt man der rechten A. vertebralis (auf der Abbildung links) in ihrem Verlauf, so trifft man auf die *A. inferior posterior cerebelli*, die hier eine enge topografische Beziehung zum Kleinhirnbrückenwinkel besitzt (Variation bei fehlender A. inferior anterior cerebelli) und Teile des Kleinhirns und des unteren Hirnstammes versorgt. In der Mitte des verlängerten Markes kann man die *A. spinalis anterior* identifizieren. Die Aa. vertebrales vereinigen sich auf Höhe des unteren Brückenrandes und bilden die *A. basilaris*. Aus ihr entspringen auf der linken Seite die *A. inferior anterior cerebelli* und beidseits mehrere Aa. pontis. Als letztes größeres Gefäß vor der Aufteilung der A. basilaris in die Aa. cerebri posteriores sieht man beidseits die *A. superior cerebelli*. Sie zieht um die Hirnschenkel nach dorsal und wendet sich unterhalb des Tentorium cerebelli nach hinten. Dort versorgt sie Teile des dorsalen Hirnstamms und die dorsale Kleinhirnoberfläche. Die *Aa. cerebri posteriores* bilden sich etwa auf Höhe des Mittelhirns. Sie geben Äste für das Hirninnere ab und bilden die *A. communicans posterior*. Dann wenden sie sich in Haarnadelkurven nach hinten und verlaufen oberhalb des Tentorium cerebelli zum Lobus occipitalis und Lobus temporalis.

Von topografischem Interesse ist die Lage dieser letztgenannten Gefäße im Hinblick auf den N. oculomotorius (III), N. trochlearis (IV) und das Tentorium: Während die A. superior cerebelli kaudal der beiden Hirnnerven und unterhalb des Tentoriums verläuft, zieht die A. cerebri posterior rostral um die Hirnnerven und verläuft oberhalb des Tentoriums.

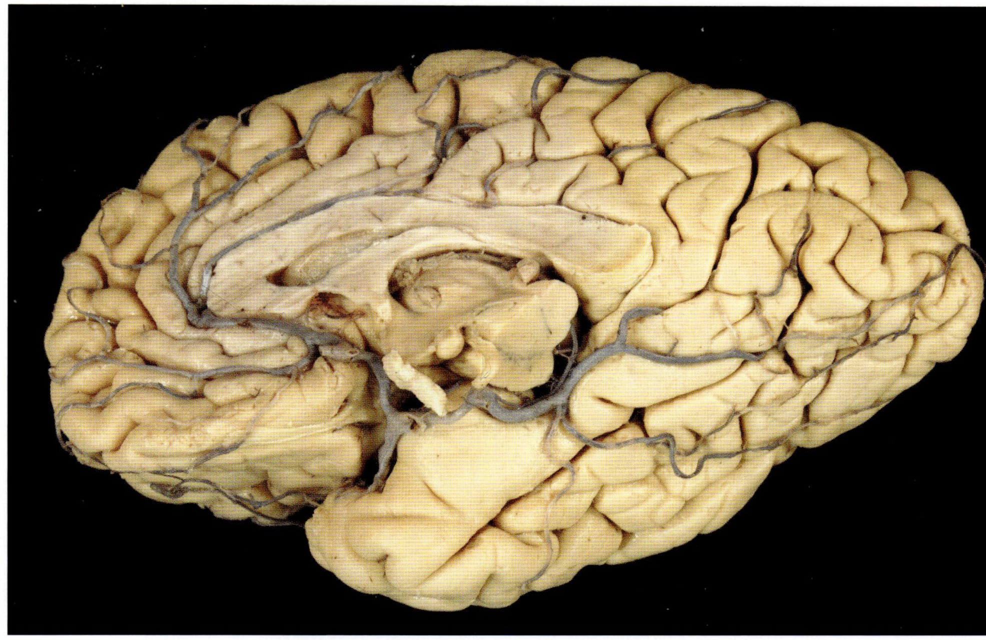

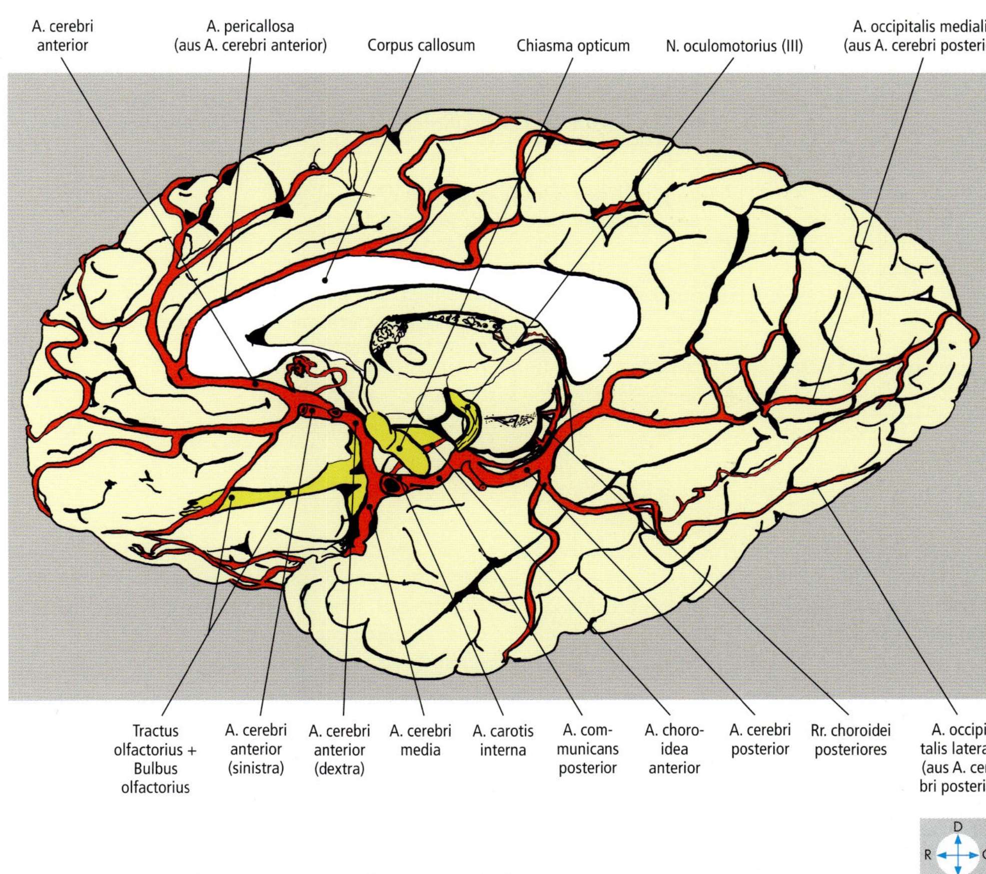

Abb. 3.6 Arterien des Gehirns; Ansicht von medial.

Tab. 3.1 Topografie der hirnversorgenden Arterien.

Arterie	Topografie/Verlauf/Besonderheiten
A. carotis interna	• vier topografisch definierte Abschnitte: Pars cervicalis, Pars petrosa, Pars cavernosa, Pars cerebralis • Austritt aus dem Sinus cavernosus (Pars cerebralis) lateral des Chiasma opticum
A. ophthalmica	• erstes größeres Gefäß der A. carotis interna • Entstehung unterhalb des N. opticus • durch den Canalis opticus in die Augenhöhle • Anastomose (A. dorsalis nasi) mit der A. facialis (A. angularis)
A. choroidea anterior	• aus der A. carotis interna • entlang dem Tractus opticus zum Unterhorn des Seitenventrikels
A. cerebri anterior	• lateral des Chiasma opticum nach vorn • in die Fissura longitudinalis cerebri • Verlauf oberhalb des Balkens
A. communicans anterior	• zwischen den Aa. cerebri anteriores • liegt vor dem Chiasma opticum
A. cerebri media	• nach lateral in die Fossa lateralis cerebri • Aufzweigung auf der lateralen Oberfläche des Endhirns
A. vertebralis	• vier topografisch definierte Abschnitte: Pars prevertebralis, Pars transversaria; Pars atlantis; Pars intracranialis • zieht nach ventral und bildet die A. basilaris (etwa am Unterrand des Pons)
A. basilaris	• im Sulcus basilaris • teilt sich in die Aa. cerebri posteriores (etwa auf Höhe des Mittelhirns)
A. superior cerebelli	• kaudal des N. oculomotorius (III) aus der A. basilaris • unterhalb des Tentorium cerebelli • nach posterior zur Kleinhirnoberfläche
A. cerebri posterior	• kranial des N. oculomotorius • oberhalb des Tentorium cerebelli • nach posterior zur okzipitobasalen Oberfläche des Endhirns
A. communicans posterior	• zwischen A. carotis interna und A. cerebri posterior • lateral von Hypophyse und Corpora mammillaria

Die Lage der A. cerebri posterior bezüglich des N. oculomotorius ist am Präparat in Abb. 3.5 und zusätzlich an einem Gehirnpräparat in situ (Abb. 2.6) ebenfalls zu erkennen.

A. cerebri media und A. choroidea anterior (Ansicht von inferior nach Entfernung des Temporallappens)

Zur Darstellung des weiteren Verlaufs der A. cerebri media und der A. choroidea anterior werden Teile des Temporallappens entfernt und das Unterhorn des Seitenventrikels eröffnet (Abb. 3.4 + 3.5).

Die *A. cerebri media* zieht zur Fossa lateralis, verzweigt sich auf der Inselrinde in zahlreiche Äste und versorgt große Teile der seitlichen Hirnoberfläche (Facies lateralis). Die *A. choroidea anterior* verläuft nach posterior entlang dem Tractus opticus und erreicht schließlich mit ihrem Hauptast den Plexus choroideus im Unterhorn des Seitenventrikels. Sie versorgt darüber hinaus zentrale Bereiche des Gehirns und große Teile der Hippocampusformation.

Darüber hinaus erkennt man auf diesem Präparat den N. oculomotorius (III) zwischen A. cerebri posterior (rostral) und A. superior cerebelli (kaudal) und die Cisterna cerebellomedullaris.

A. cerebri anterior und A. cerebri posterior (Facies medialis)

Um den Verlauf und die Verzweigungen der A. cerebri anterior sowie der medial gelegenen Versorgungsgebiete der A. cerebri posterior darzustellen, wird das Gehirn in der Mittellinie durchtrennt (Abb. 3.6). Verfolgt man die A. carotis interna bis zu ihrer Verzweigung in die A. cerebri anterior und A. cerebri media, trifft man auf die A. cerebri anterior. Diese zieht nach vorn und verbindet sich über die A. communicans anterior mit der A. cerebri anterior der Gegenseite. Der Abschnitt vor der A. communicans wird als *Pars precommunicalis*, der Abschnitt danach als *Pars postcommunicalis* der A. cerebri anterior bezeichnet.

Diese tritt dann in die Fissura longitudinalis cerebri ein und windet sich um den Balken. Die medial gelegenen Äste versorgen die Innenseite des Lobus frontalis und des Lobus parietalis. Ihre Endäste ziehen über die Mantelkante und versorgen darüber hinaus noch einen 2 – 3 cm langen Streifen auf der äußeren Oberfläche dieser Lappen.

Wieder von der A. carotis interna ausgehend, sucht man die A. cerebri posterior auf; diesmal folgt man jedoch der nach hinten verlaufenden A. communicans posterior und erreicht die A. cerebri posterior. Diese verläuft ihrerseits weiter nach hinten und verzweigt sich auf dem Lobus occipitalis und Lobus temporalis.

Die wichtigsten topografischen Aspekte der hirnversorgenden Arterien sind in Tab. 3.1 zusammengestellt.

Klinik

Darstellung der hirnversorgenden Arterien
Mit Hilfe bildgebender Verfahren lassen sich die hirnversorgenden Arterien auch am lebenden Menschen darstellen. Hierzu kommen – je nach medizinischer Fragestellung – Röntgenstrahlen (Kontrastmittelangiografie), Magnetfelder (Magnetresonanzangiografie) oder Ultraschall (Doppler-Sonografie) zum Einsatz. Die beiden erstgenannten Verfahren stellen die Verzweigungsbäume der Arterien (Gefäßanatomie) detailliert dar und geben Auskunft über das Vorliegen einer regionalen Durchblutungsstörung. Mittels der Doppler-Sonografie lassen sich darüber hinaus auch Rückschlüsse auf die Gefäßfunktion ziehen (Gefäßphysiologie), intrakranielle Druckwerte beurteilen und Strömungsgeschwindigkeiten berechnen. Im Halsbereich lassen sich die großen hirnversorgenden Gefäße sonografisch untersuchen; Abschnitte der intrakraniellen Gefäße sind durch den dünnen Schläfenknochen („temporales Schallfenster"), die Orbita oder das Foramen magnum zugänglich.

Arterienpräparat

Mit Hilfe eines Arterienpräparates (Abb. 3.7) lässt sich das Verzweigungsmuster der hirnversorgenden Arterien darstellen. Zur Erstellung eines solchen Präparates werden die Gefäße mitsamt der weichen Hirnhaut (Leptomeninx) von der Oberfläche des Gehirns abgezogen. Das Bindegewebe zwischen den Arterien wird entfernt, und die Arterien werden auf einer Oberfläche ausgebreitet. Bei vorsichtiger Präparation bleiben auf diese Weise die großen hirnversorgenden Arterien (A. carotis interna; A. vertebralis), der Arterienring (Circulus arteriosus cerebri) sowie dessen wichtigste Äste (A. cerebri anterior, A. cerebri media, A. cerebri posterior) erhalten (Abb. 3.7).

Das Arterienpräparat in Abb. 3.7 geht über ein gewöhnliches Kurspräparat hinaus und enthält mehrere Verzweigungsordnungen der Arterien sowie den Plexus choroideus.

Systematisch sucht man zunächst die linke A. carotis interna auf (im Bild auf der rechten Seite) und findet als erstes Gefäß die A. communicans posterior. Sie ist ungewöhnlich dick und bildet hier den Hauptzufluss zur A. cerebri posterior. Verantwortlich für die-

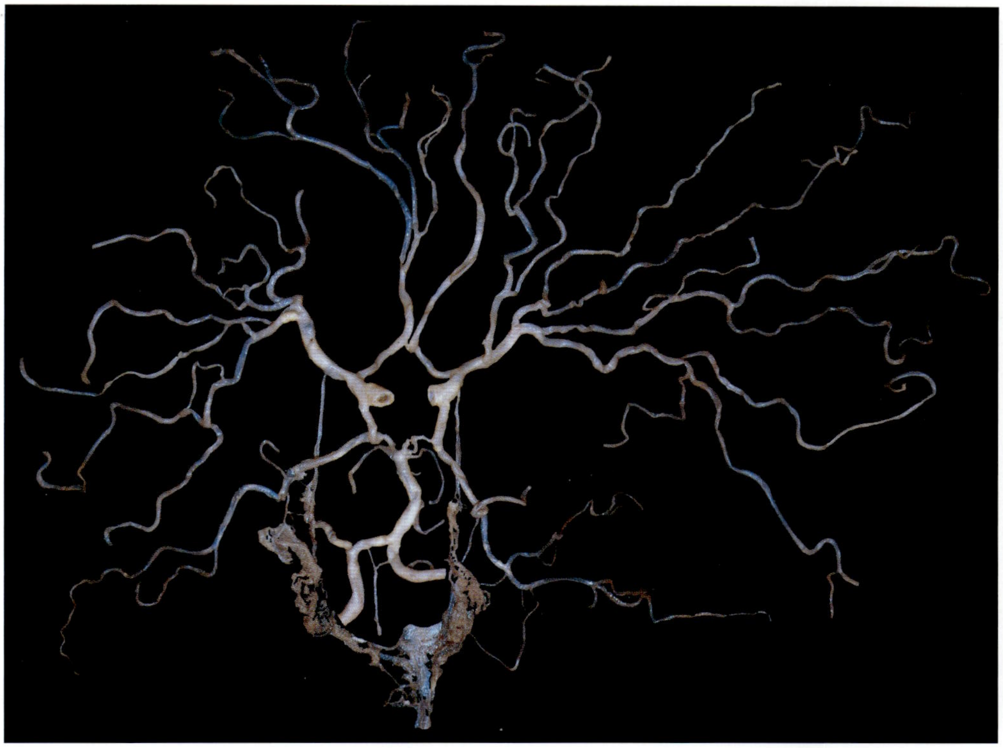

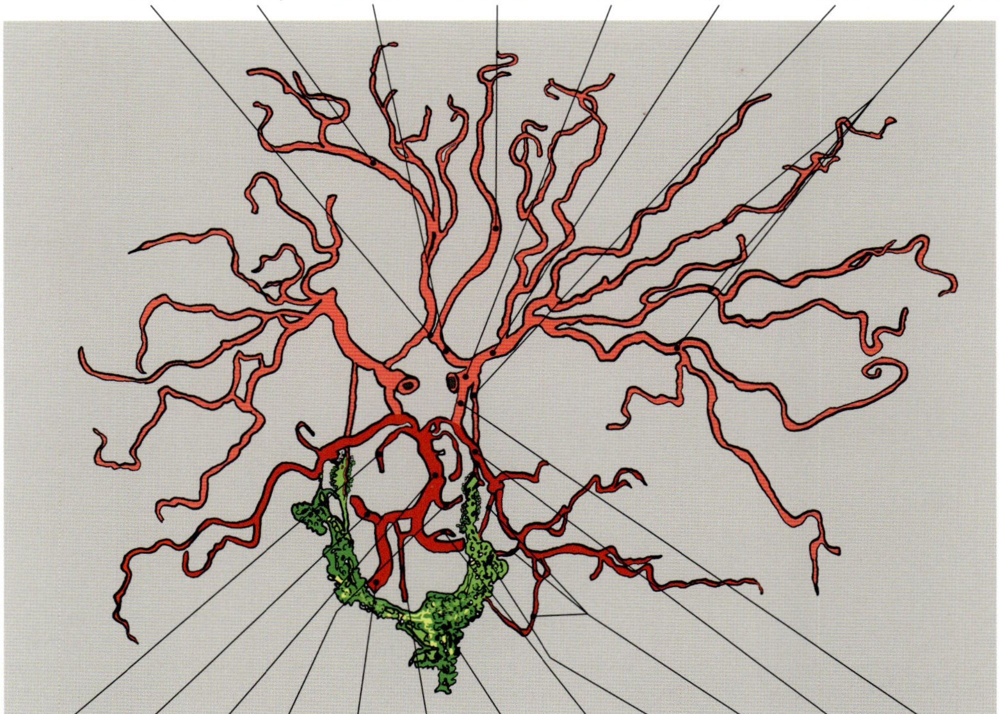

Abb. 3.7 Arterienpräparat; isoliert.

se Situation könnte eine Verengung der A. basilaris sein, die zahlreiche atherosklerotische Plaques enthält. Das nächste Gefäß der linken A. carotis interna ist die A. choroidea anterior, die u. a. den Plexus choroideus speist.

Kurz danach findet man die Aufteilung der A. carotis interna in die A. cerebri anterior und die A. cerebri media. Die A. cerebri anterior bildet in ihrem weiteren Verlauf die A. communicans anterior zum entsprechenden Gefäß der Gegenseite. Vergleicht man diese anatomische Situation mit der Gefäßanatomie im Bereich des Strömungsgebietes der rechten A. carotis interna, so fällt auf, dass die Gefäße zwar ähnlich, aber nicht genau gleich sind. So kann man zum einen eine Variation des Abgangs der A. choroidea anterior erkennen, die auf der rechten Seite von der A. cerebri media gebildet wird. Zum anderen sieht man Seitenunterschiede im Verzweigungsmuster der Endäste der A. cerebri anterior und A. cerebri media.

Alle diese Unterschiede sind als Teil der individuellen anatomischen Variabilität anzusehen. Auch im Bereich der Aa. vertebrales fallen Variationen des Regelfalls auf: Während die rechte A. vertebralis eine sehr kaliberstarke A. inferior posterior cerebelli ausbildet, ist das gleichnamige Gefäß auf der Gegenseite sehr viel dünner. Beide bilden je eine A. spinalis anterior aus und vereinigen sich schließlich zur A. basilaris. Diese wiederum gibt nur links eine A. inferior anterior cerebelli ab. Im weiteren Verlauf sind zahlreiche kleinere Aa. pontis zu sehen; kurz vor der Bildung der Aa. cerebri posteriores findet sich je eine A. superior cerebelli. Diese Situation spiegelt die Variabilität der drei kleinhirnversorgenden Gefäße wider. Während die beiden unteren Gefäße variabel sind, stellt die A. superior cerebelli ein konstantes Gefäß dar.

Klinik

Variationen der hirnversorgenden Arterien

Die in diesem Kapitel besprochenen Verläufe und Verzweigungen der hirnversorgenden Arterien stellen den Regelfall beim Gesunden dar. Am anatomischen Präparat findet man jedoch häufig eine abweichende Situation. Hierfür gibt es zwei Erklärungen: Zum einen gibt es angeborene anatomische Variationen im Bereich des Circulus arteriosus und seiner Äste. Diese anatomischen Variationen sind beim Gesunden unbedeutend, können aber eine wichtige Rolle bei der Versorgung des Gehirns unter pathologischen Bedingungen spielen. Zum anderen können sich die hirnversorgenden Gefäße im Verlauf von chronischen Gefäßerkrankungen verändern und dem Bedarf anpassen. Kommt es aufgrund einer Gefäßerkrankung an einem großen hirnversorgenden Gefäß (z. B. A. carotis interna) zu einer langsam zunehmenden Minderdurchblutung, können sich die Aa. communicantes erweitern bzw. können andere Gefäße (die A. carotis interna der Gegenseite oder die Aa. vertebrales) die Versorgung des Gehirns übernehmen.

Zentrale Arterien

Die bislang besprochenen Arterien verlaufen auf der Oberfläche des Gehirns. Sie dringen von außen in das Gehirn ein und versorgen die oberflächlichen Abschnitte der Hirnrinde und des Hirnmarks.

Neben diesen Gefäßen gibt es zentrale Arterien, die das Innere des Gehirns erreichen sowie die subkortikalen Kerne des Endhirns, die Kerne des Zwischenhirns und die Faserbahnen der Capsula interna versorgen (Abb. 3.8). Sie ziehen durch die Substantia perforata anterior, das basale Zwischenhirn, die Substantia perforata posterior und die Substantia perforata interpeduncularis in die Hirnsubstanz. Von großer klinischer Bedeutung ist in diesem Zusammenhang die Versorgung der **Capsula interna** (Tab. 3.2 + Abb. 3.12), da Durchblutungsstörungen in diesem Bereich zu schweren neurologischen Ausfällen führen können. Die detaillierten Versorgungsgebiete der zentralen Arterien des Gehirns sind weiterführendes anatomisches Fachwissen (Tab. 3.3).

Versorgungsgebiete der Hirnarterien

Die einzelnen Arterien versorgen jeweils charakteristische Bereiche des Gehirns. Kommt es zu Durchblutungsstörungen einer Arterie, z. B. zu einem akuten Gefäßverschluss, so wird der von dieser Arterie versorgte Bereich weit weniger durchblutet; dies kann zum Untergang von Hirngewebe führen (ischämischer Hirninfarkt).

Die neurologischen Symptome, die hierdurch entstehen, sind für die größeren Arterien recht charakteristisch, wodurch der Arzt anhand des Musters der Ausfallssymptome (z. B. Lähmungen oder Sprachstörungen) auf das betroffene Gefäß schließen kann (s. Klinik Schlaganfall). Die Versorgungsgebiete der kleineren Arterien besitzen zwar ebenfalls eine gewisse Konstanz, sie können jedoch in ihrer genauen Lage und ihrer Ausdehnung zwischen einzelnen Personen erheblich variieren (s. Klinik Variationen der hirnversorgenden Arterien). Insofern sind die im Atlas abgebildeten Versorgungsgebiete der einzelnen Arterien als schematische Darstellung des Regelfalls zu verstehen, von dem es im Einzelfall Abweichungen geben kann.

Merke

Versorgungsgebiete der Hirnarterien
Für die medizinische Praxis reicht es zumeist aus, die Versorgungsgebiete der Arterien im Bereich der Endhirnrinde und der Capsula interna zu kennen sowie über ein grundlegendes Verständnis der arteriellen Versorgungsverhältnisse im Bereich des Hirnstamms und Kleinhirns (Zugehörigkeit des Hirnstamms und Kleinhirns zum Vertebralisströmungsgebiet) zu verfügen. Darüber hinausgehende Details sind anatomisches Spezialwissen, das selten benötigt wird.

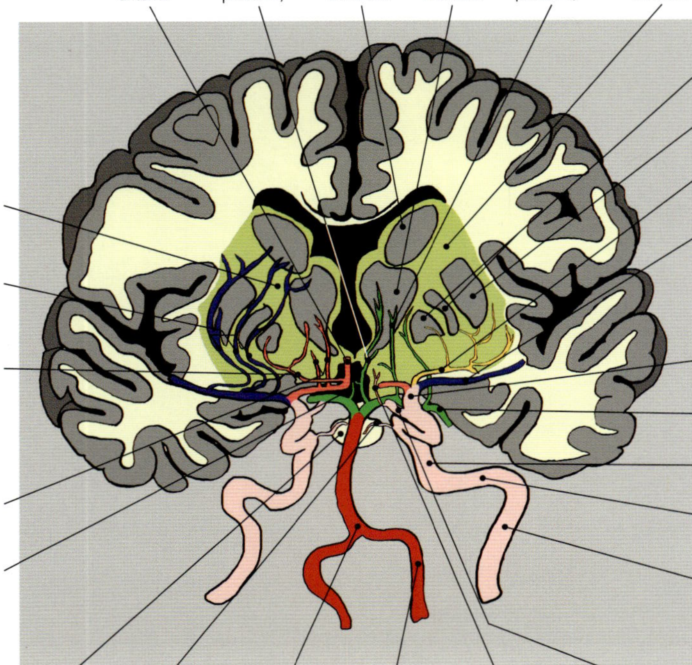

Abb. 3.8 Arteriensystem des Gehirns; zentrale Arterien.

Tab. 3.2 Gefäßversorgung der Capsula interna.

Capsula interna	Arterie	Strömungsgebiet
Crus anterius	Aa. centrales anteromediales A. centralis longa (Heubner)	A. cerebri anterior
Genu	Aa. centrales anterolaterales	A. cerebri media
Crus posterius	A. choroidea anterior	A. carotis interna

Tab. 3.3 Versorgungsgebiete der zentralen Arterien.

Arterie	Verlauf	Versorgungsgebiet	Strömungsgebiet
A. choroidea anterior	entlang dem Tractus opticus zum Seitenventrikel	• Sehbahn • Striatum • Hippocampus • Amygdala • Thalamus • Capsula interna (Tab. 3.2)	A. carotis interna
Aa. centrales anteromediales	Substantia perforata anterior (medial)	• Globus pallidus • Caput nuclei caudati • Capsula interna (Tab. 3.2)	A. cerebri anterior
Aa. centrales anterolaterales	Substantia perforata anterior (lateral)	• Nucleus caudatus • Putamen • Globus pallidus • Capsula interna (Tab. 3.2)	A. cerebri media
Aa. centrales posteromediales + posterolaterales	Substantia perforata posterior	• Thalamus • Metathalamus • Hypothalamus • Mittelhirn	A. cerebri posterior + A. communicans posterior (nur Aa. centrales posteromediales)

Endhirn

Die Endhirnrinde wird von der A. cerebri anterior, der A. cerebri media und der A. cerebri posterior sowie deren jeweiligen Ästen versorgt, das Endhirnmark zusätzlich von der A. choroidea anterior. Die Versorgungsgebiete dieser Arterien stimmen nicht mit den klassischen Lappeneinteilungen (z. B. Lobus frontalis) überein und werden daher gesondert behandelt. Sie lassen sich durch die vergleichende Betrachtung eines Gehirns von lateral (Abb.3.9), von medial (Abb. 3.10) und nach Anfertigung eines Frontal- (Abb. 3.11) bzw. eines Horizontalschnittes (Abb. 3.12) verstehen.

A. cerebri anterior

Die vordere Hirnarterie (A. cerebri anterior) verläuft in der Fissura longitudinalis cerebri; sie versorgt den größten Teil der medialen Hemisphärenfläche (von frontal bis zum Sulcus parietooccipitalis) und des Balkens (Abb. 3.10). An der superolateralen Oberfläche des Gehirns umfasst ihr Versorgungsbereich zusätzlich einen 2 – 3 cm breiten Streifen lateral der Mantelkante (Abb. 3.9) sowie im Hirninneren das Crus anterius der Capsula interna (Abb. 3.12).

A. cerebri media

Die mittlere Hirnarterie (A. cerebri media) zieht durch die Fossa lateralis und versorgt den größten Teil der lateralen Hirnoberfläche (Abb. 3.9). Im Hirninneren ist ihr Versorgungsgebiet das Knie der inneren Kapsel (Genu capsulae internae; Abb. 3.12).

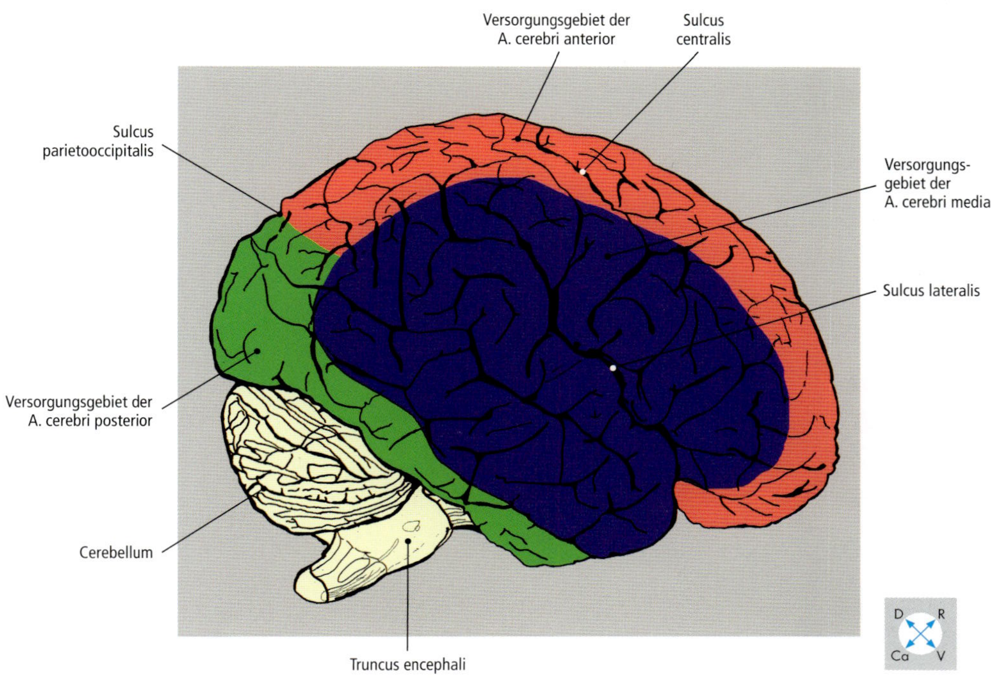

Abb. 3.9 Versorgungsgebiete der Hirnarterien; Endhirn; Ansicht von lateral.

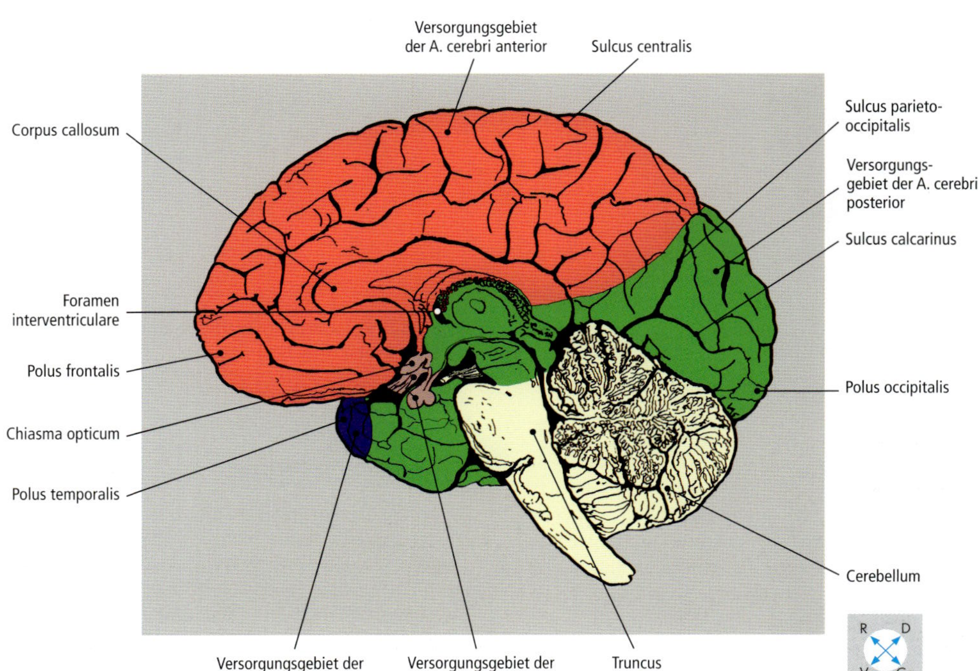

Abb. 3.10 Versorgungsgebiete der Hirnarterien; Endhirn; Ansicht von medial.

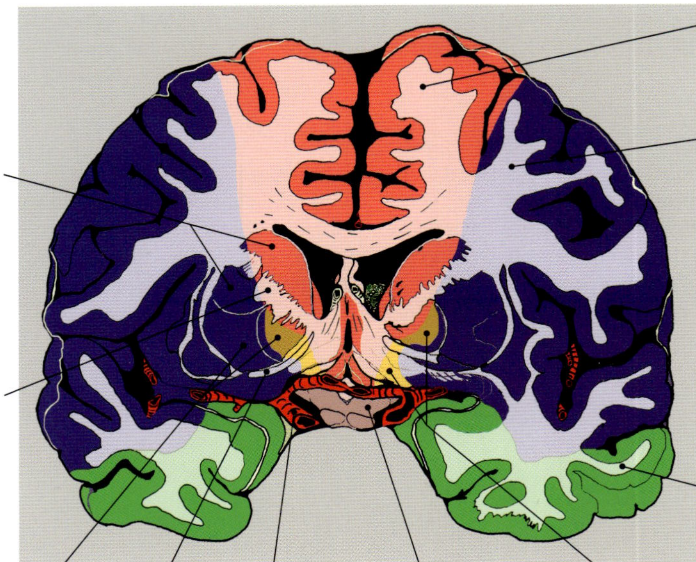

Abb. 3.11 Versorgungsgebiete der Hirnarterien; Endhirn; Frontalschnitt.

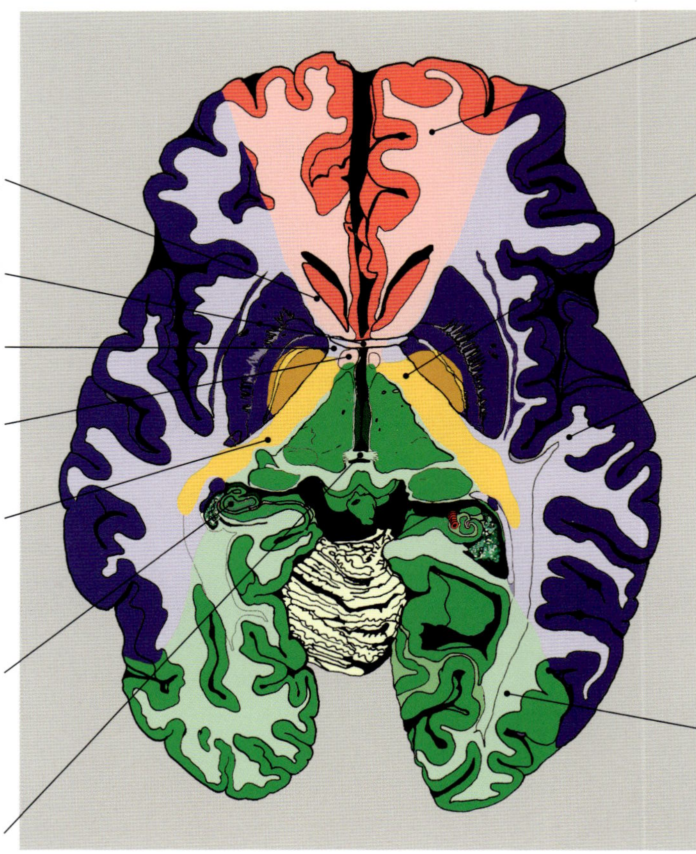

Abb. 3.12 Versorgungsgebiete der Hirnarterien; Endhirn; Horizontalschnitt.

A. cerebri posterior

Die hintere Hirnarterie (A. cerebri posterior) verläuft zum Hinterhauptspol; zu ihrem Versorgungsareal gehören große Abschnitte der basalen Hirnoberfläche (Abb. 3.11), besonders die basalen Anteile des Lobus temporalis und weite Bereiche des Lobus occipitalis. Außerdem wird der Thalamus größtenteils von ihren zentralen Ästen versorgt.

A. choroidea anterior

Die A. choroidea anterior zieht in das Innere des Gehirns und versorgt das Crus posterius der Capsula interna, den Hippocampus, die Amygdala und die tiefen Kerne des Tel- und Diencephalons (Abb. 3.11 + 3.12). Ihr Versorgungsgebiet ist sehr variabel.

Merke

Arterielle Versorgung des Kortex
Die A. cerebri anterior versorgt überwiegend die vorderen zwei Drittel der medialen, die A. cerebri media die vorderen zwei Drittel der lateralen und die A. cerebri posterior das hintere Drittel der Kortexoberfläche.

Hirnstamm und Kleinhirn

Die Blutversorgung des Hirnstamms und Kleinhirns erfolgt durch Äste der Aa. vertebrales, der A. basilaris und der A. cerebri posterior. Somit sind Hirnstamm und Kleinhirn vollständig dem Vertebralisströmungsgebiet zuzurechnen.

Hirnstamm: Im Bereich des Hirnstamms unterscheidet man ein *mediales* Versorgungsgebiet, das von Ästen der drei oben genannten Arterien unmittelbar erreicht wird, sowie ein *laterales* Versorgungsgebiet, das mittelbar, d.h. über Äste der Kleinhirnarterien, seine Blutzufuhr erlangt. Diese anatomischen Zusammenhänge sind in Tab. 3.4 und in Abb. 3.13 – 3.16 zusammengefasst.

Kleinhirn: Die drei Kleinhirnarterien versorgen die Oberfläche und die Kerngebiete des Kleinhirns. Die A. superior cerebelli versorgt den größten Teil des Kleinhirns und wird sehr konstant ausgebildet. Die anderen Kleinhirnarterien zeigen erhebliche Variationen. Die anatomischen Zusammenhänge zum Kleinhirn sind in Tab. 3.5 und in Abb. 3.13 zusammengefasst.

Tab. 3.4 Arterielle Versorgung des Hirnstamms.

Hirnstammabschnitt	Mediales Versorgungsgebiet	Laterales Versorgungsgebiet
Mesencephalon	A. cerebri posterior	A. cerebri posterior A. superior cerebelli
Pons	A. basilaris (Aa. pontis)	A. superior cerebelli A. inferior anterior cerebelli (sehr variabel)
Medulla oblongata	Aa. vertebrales A. spinalis anterior Aa. spinales posteriores	A. inferior posterior cerebelli

Tab. 3.5 Arterielle Versorgung des Kleinhirns.

Arterie	Kortikales Gebiet	Zentrales Gebiet
A. superior cerebelli	oberer Teil des Kleinhirns	Nucleus dentatus
A. inferior anterior cerebelli	vorderer unterer Teil des Kleinhirns	
A. inferior posterior cerebelli	hinterer unterer Teil des Kleinhirns	restliche Kerne

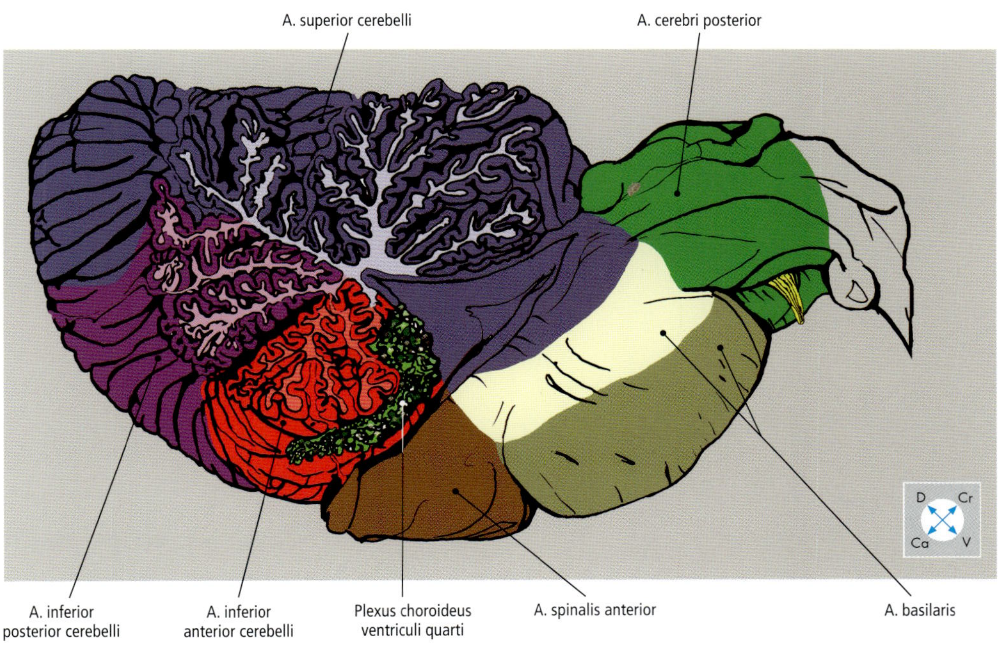

Abb. 3.13 Versorgungsgebiete der Hirnarterien; Hirnstamm und Kleinhirn; Sagittalschnitt.

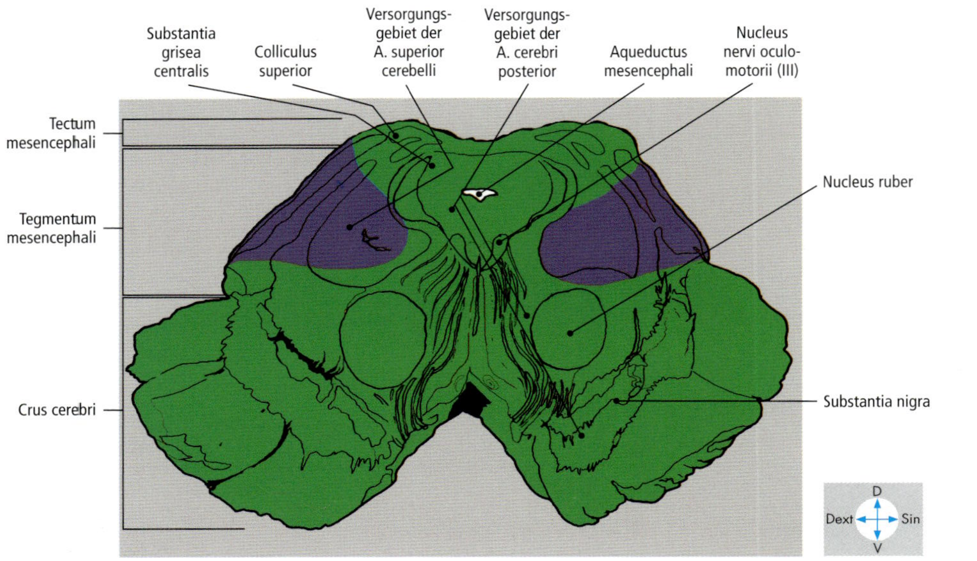

Abb. 3.14 Versorgungsgebiete der Hirnarterien; Mittelhirn; Querschnitt.

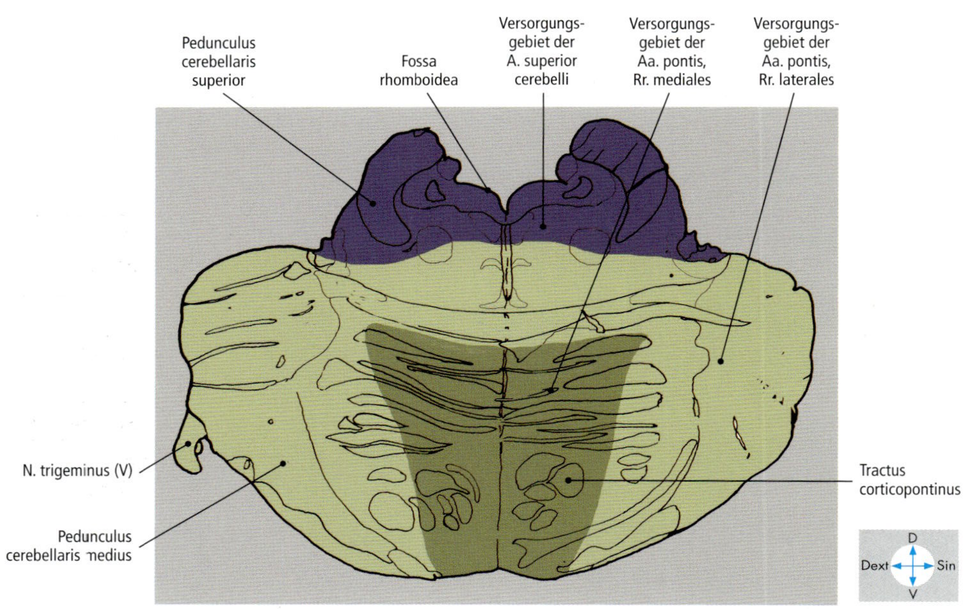

Abb. 3.15 Versorgungsgebiete der Hirnarterien; Pons; Querschnitt.

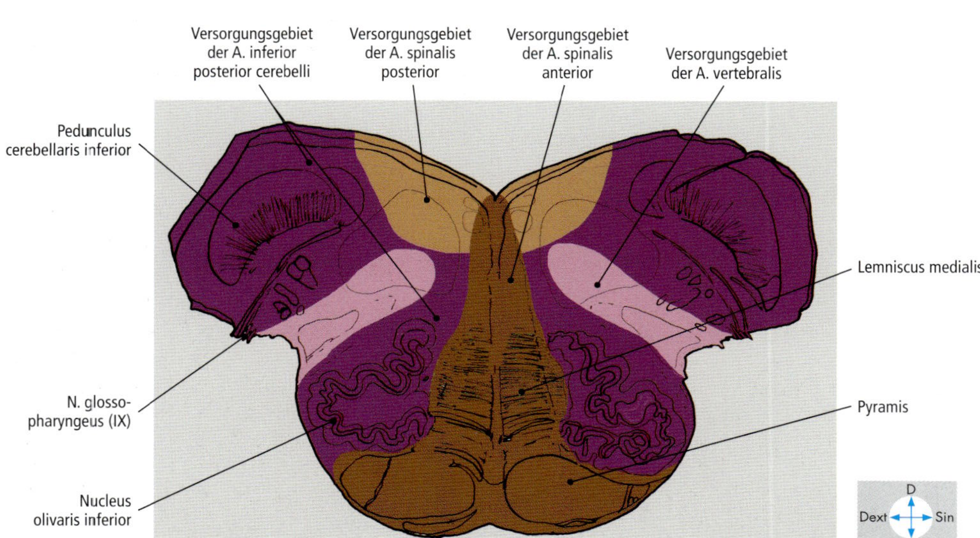

Abb. 3.16 Versorgungsgebiete der Hirnarterien; Medulla oblongata; Querschnitt.

Venen und venöse Blutleiter (Sinus durae matris)

Im Vergleich zu den hirnversorgenden Arterien ist die Bedeutung der Venen für die klinische Medizin eher gering. Daher wird das venöse System des Gehirns allgemeiner abgehandelt als das arterielle System. Es wird auf zahlreiche Details und die Besprechung der vielen Variationen verzichtet. Eine schematische Übersicht über das venöse System gibt Abb. 3.18.

Klinik

Schlaganfall

Ein plötzlich („schlagartig") auftretender Funktionsverlust des Gehirns mit vorübergehenden oder bleibenden neurologischen Symptomen wird als „Schlaganfall" bezeichnet. Ein Schlaganfall kann verschiedene Ursachen haben, die zwei wichtigsten sind die Minderdurchblutung (Ischämie) des Gehirns nach Verlegung einer hirnversorgenden Arterie und die Blutung aus einer geschädigten Arterie. Die Folgen dieser Durchblutungsstörungen (Lähmungen, Sprachstörungen, Ausfall von Hirnnerven etc.) sind abhängig von dem Ort, der Schwere und der Ursache des Schlaganfalls. Um die Symptome eines Patienten einordnen zu können, muss ein Arzt die Versorgungsgebiete der Gefäße kennen und wissen, welche Rinden- und Kerngebiete und welche Faserbahnen innerhalb dieser Versorgungsgebiete liegen. Anhand der Kombination von neurologischen Symptomen kann er die mögliche Lokalisation einer Schädigung erschließen.

Beispielhaft soll an dieser Stelle eine Ischämie im Bereich der A. cerebri media besprochen werden (Abb. 3.17). Im abgebildeten Fall (Patient ist Rechtshänder) kommt es zu einer Durchblutungsstörung eines Astes der linken A. cerebri media. Im Infarktgebiet liegen sowohl der basale Teil des Gyrus precentralis (Kontrolle von Arm- und Gesichtsbewegungen) als auch das motorische Sprachzentrum (Broca-Zentrum). Ein Ausfall dieser Rindenareale führt entsprechend beim Patienten zu einer Lähmung im rechten Arm- und Gesichtsbereich (brachiofaziale Hemiparese) und zu einer sogenannten motorischen Sprachstörung (Broca-Aphasie).

Tritt bei einem Patienten ein Schlaganfall auf, sind rasches Handeln und ein schneller Transport ins Krankenhaus erforderlich. Nach Ausschluss einer Blutung als Schlaganfallursache (z. B. mittels Computertomografie, CT), kann dort innerhalb eines kurzen Zeitfensters nach Auftreten des Schlaganfalls versucht werden, das verschlossene Gefäß wieder durchgängig zu machen (Lysetherapie).

Auf ähnliche Weise kann der Neurologe auch Störungen in anderen Bereichen des Gehirns lokalisieren. Wer dies nachvollziehen möchte, sollte die Versorgungsgebiete der einzelnen Arterien mit den in diesem Bereich befindlichen Kerngebieten und Faserbahnen abgleichen. Auf diese Weise kann erschlossen werden, welche charakteristischen neurologischen Symptome beim Ausfall eines bestimmten Gefäßes entstehen werden. Eine Übersicht der klinischen Leitsymptome bei arteriellen Durchblutungsstörungen des ZNS gibt Tab. 3.6.

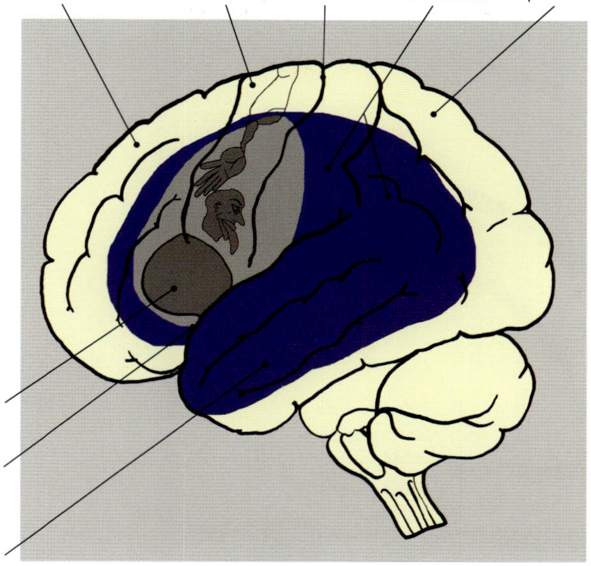

Abb. 3.17 Klinisches Beispiel: Hirninfarkt (grau) im Versorgungsgebiet der A. cerebri media (blau).

Tab. 3.6 Leitsymptome bei Durchblutungsstörungen.

Bereich	Arterie	Leitsymptome (vereinfacht)
Endhirn (s. Kap. 4)	A. cerebri anterior	beinbetonte Lähmung (Gegenseite!)
	A. cerebri media	arm-, gesichtsbetonte Lähmung (Gegenseite!); evtl. Sprachstörungen (dominante Hemisphäre)
	A. cerebri posterior	Sehstörungen
Capsula interna	Tab. 3.2	halbseitige Lähmung: Gesicht, Arm, Rumpf und Bein (Gegenseite!)
Kleinhirn (s. Kap. 7)	Tab. 3.4	Ataxie und Hypotonie (betroffene, also gleiche Seite!)
Hirnstamm	Tab. 3.5	gekreuztes Hirnstammsyndrom: periphere Lähmungen von Hirnnerven (betroffene Seite!); halbseitige Lähmung (Gegenseite!)

Man unterscheidet **zwei Arten von venösen Blutleitern:** Die von der Dura mater gebildeten Sinus durae matris (s. Kap. 2) und die Venen an der Oberfläche und im Inneren des Gehirns. Beide zeigen einige wichtige Besonderheiten, die sie von anderen venösen Blutleitern des Körpers unterscheiden:

- keine Venenklappen (Venen und Sinus)
- Verlauf unabhängig von Arterien (keine arteriovenöse Kopplung; Venen und Sinus)
- starre Wände, kollabieren daher nicht (Sinus).

Klinik

Ausbreitung von Infektionen über Venen

Über die Verbindungen zwischen den intrakraniellen Venen und den extrakraniellen Hautvenen können bakterielle Infektionen Zugang zum Schädelinneren erlangen. Besonders typisch sind bakterielle Infektionen (z. B. Furunkel) im Augen-, Nasen- und Oberlippenbereich. Von dort aus können Bakterien über die V. angularis und die Vv. ophthalmicae den Sinus cavernosus erreichen und eine eitrige *Sinus-cavernosus-Thrombose* verursachen.

Aufgrund des Fehlens von Venenklappen kann sich der venöse Blutfluss im Schädel umkehren. Dies ermöglicht bei physiologischen Schwankungen des Schädelinnendrucks einen raschen Druckausgleich über die Verbindungen zu den extrakraniellen Hautvenen (Vv. ophthalmicae, V. jugularis, Vv. emissariae).

Endhirn

Die Venen werden aufgrund ihrer Lage und ihres Verlaufs in zwei anatomische Gruppen unterteilt:

- Oberflächliche Venen (*Vv. superficiales cerebri*) mit Abfluss des Blutes aus den oberflächlichen Hirnabschnitten in die Sinus durae matris. Man unterscheidet eine obere Venengruppe (Vv. cerebri superiores) und eine untere Venengruppe (Vv. cerebri inferiores). Die obere Venengruppe mündet in den Sinus sagittalis superior und in seine seitlichen Ausbuchtungen (Lacunae laterales; Abb. 2.1 + 2.3). Die das Spatium subdurale „überbrückenden" Venen bezeichnet man als „Brückenvenen" (s. Kap. 2, Allgemeines – Aufbau der Hirn-

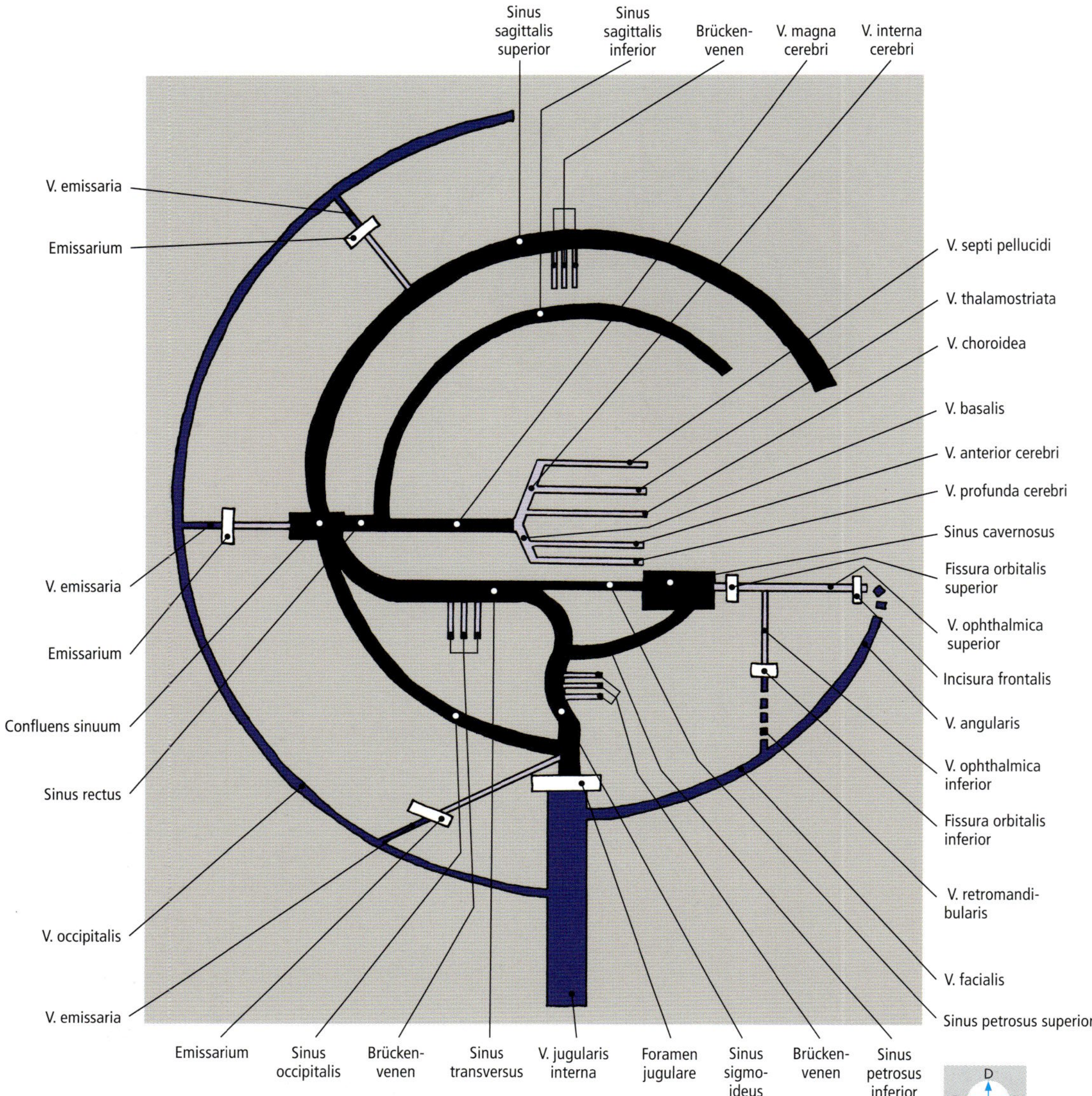

Abb. 3.18 Venensystem; Schema.

Tab. 3.7 Venöse Zuflüsse der V. magna cerebri.

Vene	Zuflüsse	Hirngebiete
V. cerebri interna (venöse Drainage der zentralen dorsalen Gebiete)	• V. choroidea superior • V. septi pellucidi • V. thalamostriata	• Plexus choroideus, Hippocampus • Septum pellucidum • Nucleus caudatus
V. basalis (venöse Drainage der zentralen basalen Gebiete)	• V. anterior cerebri • V. profunda cerebri	• Balken und benachbarte Gyri • Putamen, Globus pallidus

häute + Abb. 2.3). Die untere Venengruppe bildet häufig über dem Sulcus lateralis ein größeres Gefäß, die V. media superficialis cerebri, die das Blut in den Sinus cavernosus ableitet.

- Tiefe Venen *(Vv. profundae cerebri)* sammeln das Blut der zentralen Bereiche und münden über die unpaare V. magna cerebri in den Sinus rectus. Die Zuflüsse zur V. magna cerebri sind Detailwissen und wurden für Interessierte in Tab. 3.7 zusammengefasst.

Hirnstamm und Kleinhirn

Die venösen Abflüsse von Hirnstamm und Kleinhirn lassen sich aufgrund zahlreicher Anastomosen nur gemeinsam betrachten. Die Abflüsse erfolgen im rostralen Teil (Mesencephalon; rostrales Kleinhirn) z. T. über die V. basalis in die V. magna cerebri, im kaudalen Abschnitt (Pons, Medulla oblongata, Kleinhirn) über verschiedene Venen direkt in die Sinus durae matris.

Lernhinweis

Hirnarterien

1. Orientierung und Übersicht: Wie wird der Circulus arteriosus cerebri gebildet? Wo liegt er? Hierzu orientieren wir uns zunächst und prägen uns mit Hilfe des Schemas in Abb. 3.1 den Aufbau des Arterienrings ein. Anschließend suchen wir den Circulus arteriosus am Gehirn (Facies inferior; Abb. 3.2 + 3.3) und am isolierten Gefäßpräparat auf (Abb. 3.7). Zur Übung zeichnen wir den Circulus arteriosus mehrmals aus dem Gedächtnis auf.

2. Arterieller Gefäßbaum: Wie verzweigen sich die Arterien? Welche Gefäße gehören zum Basiswissen? Wir lernen alle Arterien, die unmittelbar von den Aa. vertebrales, der A. basilaris, der A. carotis interna und vom Circulus arteriosus abgehen (1. Gefäßabgang). Dabei helfen uns das Betrachten des isolierten Arterienpräparates (Abb. 3.7) und der Vergleich dieses Präparates mit dem Schema (Abb. 3.1). Zur Übung zeichnen wir den Circulus arteriosus – diesmal mit seinen Gefäßabgängen – aus dem Gedächtnis auf.

3. Topografische Anatomie: Wie (detailliert) lerne ich die räumlichen Beziehungen der Arterien zu den Hirnstrukturen? Nachdem wir eine Übersicht über die Verzweigung der Arterien bekommen haben, betrachten wir erneut die Lage des Circulus arteriosus cerebri in situ (Abb. 3.2, 3.4 + 3.6) sowie die *ersten Gefäßabgänge* in ihrer räumlichen Lage zu den umgebenden Hirnstrukturen (z. B. Hirnnerven, Hirnstammabschnitten etc.). Topografisches Basiswissen zu den wichtigsten Arterien ist in Tab. 3.1 zusammengefasst.

4. Versorgungsgebiete: Welche Bereiche des Gehirns werden von den einzelnen Arterien versorgt? Von großer medizinischer Bedeutung sind die Versorgung der Großhirnoberfläche (Aa. cerebri anterior, media und posterior) und der Capsula interna, ebenso die Strömungsgebiete der großen Stammarterien (A. carotis interna, Aa. vertebrales, A. basilaris). Wir skizzieren die Umrisse eines Gehirns sowie die Capsula interna und zeichnen die jeweiligen Versorgungsgebiete ein.

Prüfungsfragen

Die korrekten Antworten findet man auf S. 130.

1. Welche Aussage trifft nicht zu?
a) Das Gehirn verfügt über eine ausgezeichnete Blutversorgung.
b) Beim Gesunden erfolgt die arterielle Versorgung des Gehirns über zwei Aa. carotides internae und zwei Aa. vertebrales.
c) Die Aa. vertebrales verbinden sich zur A. basilaris.
d) Die hinteren Verbindungsarterien (Aa. communicantes posteriores) verbinden das Karotisströmungsgebiet mit dem Vertebralisströmungsgebiet.
e) Die vordere Verbindungsarterie (A. communicans anterior) ist paarig angelegt.

2. Welche Aussage trifft zu?
a) Die A. carotis interna hat mehrere Abgänge in ihrem Halsabschnitt (Pars cervicalis).
b) Die A. carotis interna tritt durch das Foramen spinosum in den Schädel.
c) Der erste größere Ast der A. carotis interna im Schädel ist die A. ophthalmica.
d) Die A. ophthalmica zieht durch die Fissura orbitalis superior.
e) Die A. carotis interna versorgt die Epiphyse.

3. Welche Aussage trifft zu?
Abgänge der A. carotis interna sind:
a) A. inferior anterior cerebelli
b) A. choroidea anterior
c) A. labyrinthi
d) A. spinalis anterior
e) A. cerebri posterior

4. Welche Aussage trifft nicht zu?
Abgänge der A. basilaris sind:
a) A. communicans posterior
b) Aa. cerebri posteriores
c) Aa. pontis
d) A. superior cerebelli
e) A. inferior anterior cerebelli

5. Welche Aussage trifft nicht zu?
a) Die A. carotis interna zieht durch den Sinus cavernosus.
b) Die A. choroidea anterior zieht entlang dem Tractus opticus zum Seitenventrikel.
c) Die A. cerebri anterior zieht in die Fissura longitudinalis cerebri.
d) Die A. communicans anterior liegt vor dem Chiasma opticum.
e) Die A. cerebri media verzweigt sich in der Fossa interpeduncularis.

6. Welche Aussage trifft zu?
a) Die A. vertebralis zieht durch die Foramina intervertebralia VI–I der Halswirbel.
b) Die A. basilaris bildet sich auf der Dorsalseite des Hirnstamms aus den Aa. vertebrales.
c) Die A. superior cerebelli bildet sich rostral des N. oculomotorius (III) aus der A. basilaris.
d) Die A. cerebri posterior verläuft oberhalb des Tentorium cerebelli zum Lobus occipitalis.
e) Die A. communicans posterior verläuft zwischen den beiden Corpora mammillaria.

7. Welche Aussage trifft nicht zu?
a) Die Anatomie der hirnversorgenden Arterien kann sich im Laufe des Lebens ändern.
b) Die Aa. inferiores cerebelli sind variable Gefäße (häufige anatomische Variationen).
c) Variationen in der Anatomie der hirnversorgenden Arterien können angeboren sein.
d) Anatomische Variationen finden sich auch im Bereich des Circulus arteriosus.
e) Die Variationen der Arterien des Gehirns sind ohne medizinische Bedeutung.

8. Welche Aussage trifft nicht zu?
a) Zentrale Arterien versorgen das Innere des Gehirns.
b) Der vordere Schenkel (Crus anterius) der Capsula interna gehört zum Strömungsgebiet der A. cerebri anterior.
c) Das Knie (Genu) der Capsula interna wird von Aa. centrales anterolaterales versorgt.
d) Die Aa. centrales anterolaterales sind Äste der A. choroidea anterior.
e) Der hintere Schenkel (Crus posterius) der Capsula interna gehört zum Strömungsgebiet der A. carotis interna.

9. Welche Aussage trifft nicht zu?
a) Die A. cerebri anterior versorgt die vorderen $^2/_3$ der medialen Hirnoberfläche.
b) Die A. cerebri media versorgt die laterale Hirnoberfläche.
c) Der Balken wird überwiegend von der A. cerebri posterior versorgt.
d) Die A. cerebri posterior versorgt große Teile der basalen Hirnoberfläche.
e) Die vorderen $^2/_3$ der Mantelkante werden von der A. cerebri anterior versorgt.

10. Welche Aussage trifft zu?
a) Die A. superior cerebelli versorgt ausschließlich das Kleinhirn.
b) Die A. inferior posterior cerebelli versorgt Teile des Hirnstamms.
c) Die A. inferior anterior cerebelli versorgt die tiefen Kleinhirnkerne.
d) Die A. labyrinthi wird am häufigsten von der A. vertebralis gebildet.
e) Die A. inferior anterior cerebelli versorgt den oberen Teil des Kleinhirns.

11. Welche Aussage trifft nicht zu?
Beim Schlaganfall gilt:
a) Die häufigsten Ursachen sind Durchblutungsstörungen (Ischämien) und Blutungen.
b) Schlaganfallpatienten sollten schnellstmöglich in ein Krankenhaus transportiert werden (evtl. Lysetherapie möglich).
c) Leitsymptom für einen Ausfall im Bereich der A. cerebri media sind Lähmungen im Arm und Gesichtsbereich (brachiofaziale Hemiparese; kontralateral zur Schädigung).
d) Bei einem Ausfall im Bereich der A. cerebri posterior kann es zu Sehstörungen kommen.
e) Bei einer Durchblutungsstörung im Bereich der A. cerebri anterior treten Sprachstörungen auf.

12. Welche Aussage trifft zu?
a) Die Sinus durae matris haben in regelmäßigen Abständen Venenklappen.
b) Die Sinus durae matris können leicht kollabieren.
c) Die Sinus durae matris haben keine Verbindungen zu den extrakraniellen Hautvenen.
d) Die V. magna cerebri sammelt Blut aus den zentralen Bereichen des Gehirns.
e) Die V. ophthalmica steht mit dem Sinus rectus in Verbindung.

4 Oberfläche des Endhirns

Basiswissen

Endhirn
- Allgemeine Fakten zum Endhirn; Orientierung und Übersicht
- Unterteilung des Endhirns in sechs Lappen
- Kenntnis der wichtigsten Sulci und Gyri (Auswahl!)
- Funktionell spezialisierte Bereiche des Endhirns

Allgemeines

Der größte Abschnitt des menschlichen Gehirns ist das Endhirn (Telencephalon) – mit einem Anteil von mehr als 80% am Hirngewicht. Charakteristisch für das menschliche Gehirn ist die starke Faltung der Oberfläche. Sie entsteht durch Furchen (Sulci cerebri), die sich von der Oberfläche in die Tiefe senken, und durch Windungen (Gyri cerebri), die zwischen den einzelnen Furchen verbleiben. Durch die Sulci und Gyri wird die Gesamtoberfläche des Endhirns erheblich vergrößert (auf ca. 0,2 m^2). Zur Betrachtung der Endhirnoberfläche am Präparat sollte die weiche Hirnhaut vollständig entfernt werden. Erst danach lassen sich die einzelnen Furchen und Windungen identifizieren.

Das Endhirn besteht aus einer nervenzellreichen Rinde (*Cortex cerebri*), aus darunter liegenden Faserbahnen und aus den in der Tiefe liegenden subkortikalen Kernen (s. Kap. 1). Die subkortikalen Kerne sieht man auf Schnittserien des Gehirns (s. Kap. 5).

Orientierung und Übersicht

Das Endhirn wird durch die Fissura longitudinalis cerebri (Interhemisphärenspalt) nahezu in zwei Hälften getrennt. Die beiden Hälften stehen über Verbindungszüge (Kommissuren) miteinander in Verbindung (s. Kap. 5 + 9). Sie werden in der Terminologie zwar als Halbkugeln (Hemisphären) bezeichnet, die Form einer einzelnen Hemisphäre ähnelt jedoch eher der einer Viertelkugel. An jeder Endhirnhälfte unterscheidet man drei Oberflächen, drei Kanten und drei Pole:

Oberflächen einer Endhirnhemisphäre
- Facies superolateralis (Seitenfläche), Abb. 4.1 + 4.2
- Facies inferior (Unterfläche), Abb. 4.3
- Facies medialis (Medialfläche), Abb. 4.4.

Kanten einer Endhirnhemisphäre
- Margo superior (obere Mantelkante)
- Margo inferior (untere Mantelkante)
- Margo medialis (innere Mantelkante).

Pole einer Endhirnhemisphäre
- Polus frontalis (Stirnpol)
- Polus occipitalis (Hinterhauptspol)
- Polus temporalis (Schläfenpol).

Hirnlappen (Lobi cerebri)

Jede Hemisphäre wird in **sechs Hirnlappen (Lobi cerebri)** unterteilt. Unterschieden werden:
- Lobus frontalis (Stirn- bzw. Frontallappen)
- Lobus parietalis (Scheitellappen)
- Lobus occipitalis (Hinterhauptslappen)
- Lobus temporalis (Schläfenlappen)
- Lobus insularis (Insellappen)
- Lobus limbicus (limbischer Lappen).

Die Lappen werden durch markante Sulci cerebri bzw. durch teilweise unscharf definierte Linien (Lineae) gegeneinander abgegrenzt.

Die **lappenbegrenzenden Sulci** sind prominent und lassen sich im Regelfall an jedem Gehirn identifizieren. Es ist allerdings wichtig, beim Aufsuchen der Sulci an einem Präparat darauf zu achten, auf welcher Oberfläche sich diese am zuverlässigsten identifizieren lassen. So kann man auf der Facies superolateralis (Abb. 4.1 + 4.2) die Zentralfurche (*Sulcus centralis*) und die Seitenfurche (*Sulcus lateralis*) erkennen. Der Sulcus centralis verläuft schräg zur Längsachse des Gehirns. Er beginnt im Regelfall oberhalb des Sulcus lateralis, verläuft zur oberen Mantelkante, über diese hinweg und setzt sich für eine kurze Strecke auf der Facies medialis fort. Der Sulcus lateralis ist die längste und tiefste seitliche Furche, von der sich mehrere kleine Äste (Rami) in den Lobus frontalis einsenken.

Auf der Facies medialis (Abb. 4.4) lassen sich die Gürtelfurche (Sulcus cinguli) und die Scheitel-Hinterhaupts-Furche (Sulcus parietooccipitalis) aufsuchen. Der Sulcus cinguli befindet sich oberhalb der gleichnamigen Windung (Gyrus cinguli). Der Sulcus parietooccipitalis ist eine tiefe quer verlaufende Furche, die von der Mantelkante bis zum Lobus temporalis reicht.

Auf der Facies inferior (Abb. 4.3) lässt sich schließlich die Kollateralfurche (Sulcus collateralis) identifizieren – eine längs verlaufende Furche, die den medial gelegenen Lobus limbicus vom Lobus temporalis abgrenzt.

Die **lappenbegrenzenden Linien** (Linea parietotemporalis, Linea parietooccipitalis, Linea temporooccipitalis) sind eher als unscharfe Grenzzonen zwischen den Lappen zu verstehen. Die Linie zwischen Lobus occipitalis und Lobus parietalis bzw. Lobus temporalis wird vom dorsalen Ende des Sulcus parietooccipitalis (sichtbar von medial) zur Incisura preoccipitalis – einer kleinen Einkerbung zwischen Lobus occipitalis und Lobus temporalis – gezogen. Von deren Mittelpunkt verläuft die Linea parietotemporalis bis zum kaudalen Ende des Hauptastes des Sulcus lateralis (Abb. 4.2).

Die Lappengrenzen sind in Tab. 4.1 zusammengefasst.

Tab. 4.1 Lappengrenzen.

	Lobus frontalis	Lobus parietalis	Lobus occipitalis	Lobus temporalis	Lobus limbicus	Lobus insularis
Lobus frontalis		Sulcus centralis	nicht angrenzend	Sulcus lateralis	Sulcus cinguli	Sulcus circularis insulae
Lobus parietalis	Sulcus centralis		Sulcus parietooccipitalis, Linea parieto-occipitalis	Sulcus lateralis, Linea parietotemporalis	Sulcus cinguli	Sulcus circularis insulae
Lobus occipitalis	nicht angrenzend	Sulcus parietooccipitalis, Linea parietooccipitalis		Linea temporo-occipitalis	nicht angrenzend	nicht angrenzend
Lobus temporalis	Sulcus lateralis	Sulcus lateralis, Linea parietotemporalis	Linea temporo-occipitalis		Sulcus collateralis	Sulcus circularis insulae
Lobus limbicus	Sulcus cinguli	Sulcus cinguli	nicht angrenzend	Sulcus collateralis		Limen insulae
Lobus insularis	Sulcus circularis insulae	Sulcus circularis insulae	nicht angrenzend	Sulcus circularis insulae	Limen insulae	

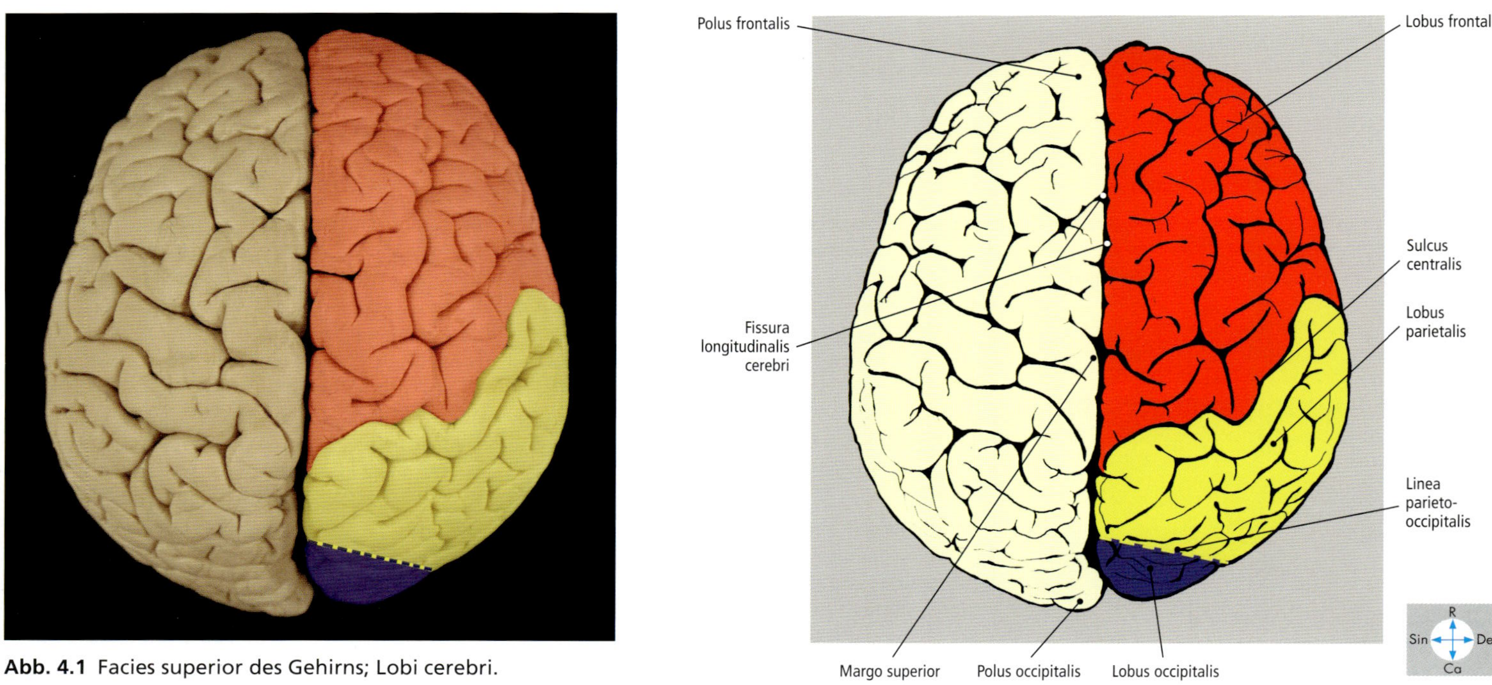

Abb. 4.1 Facies superior des Gehirns; Lobi cerebri.

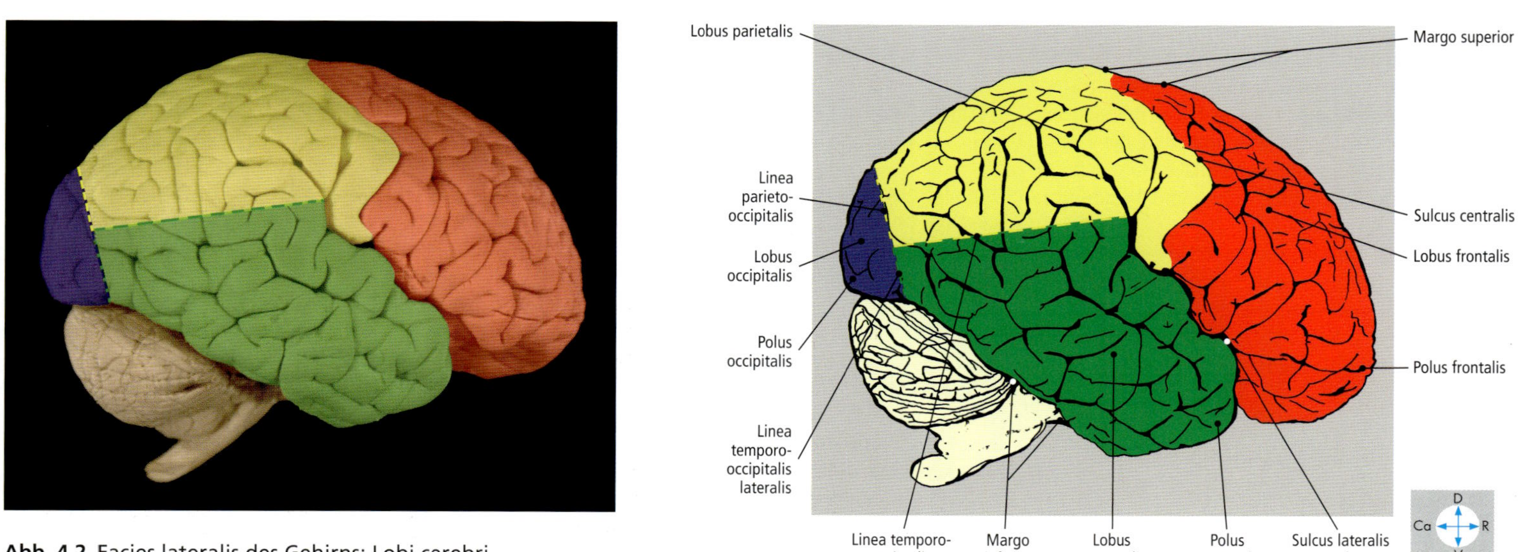

Abb. 4.2 Facies lateralis des Gehirns; Lobi cerebri.

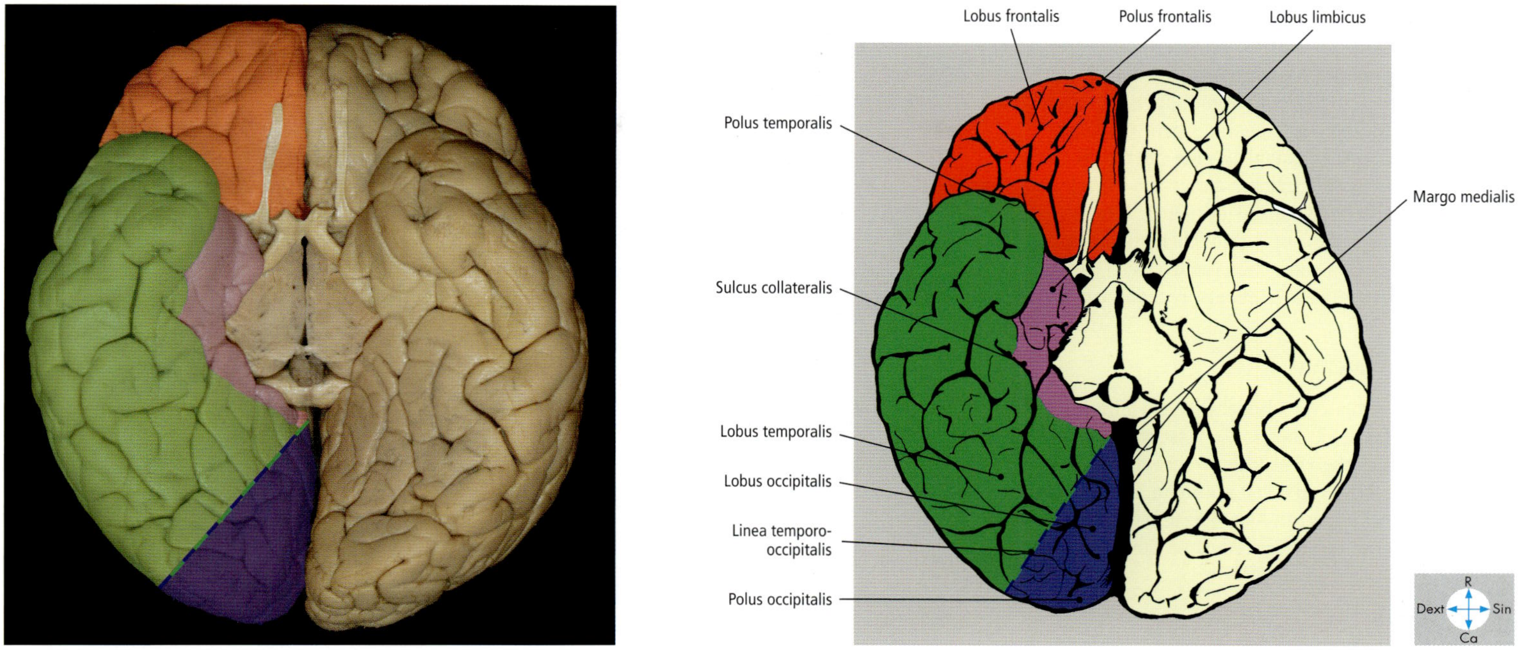

Abb. 4.3 Facies inferior des Gehirns; Lobi cerebri.

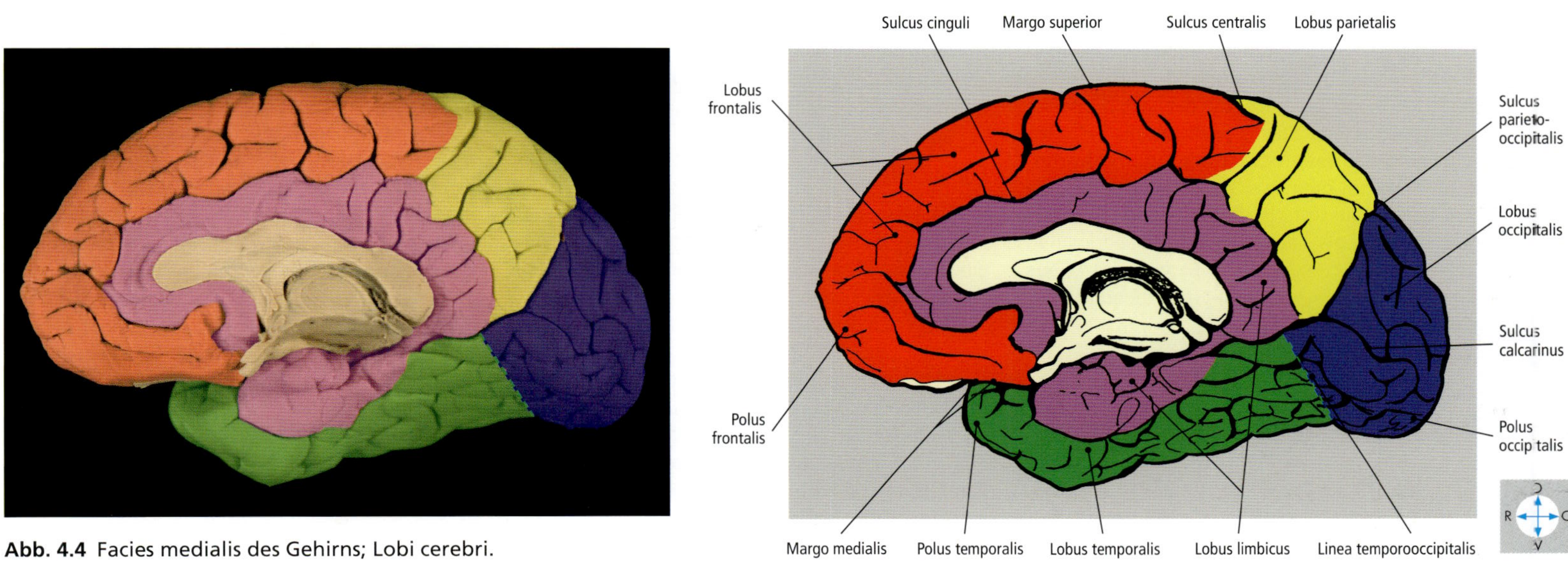

Abb. 4.4 Facies medialis des Gehirns; Lobi cerebri.

Funktionell lassen sich den Lappen bestimmte „Hauptaufgaben“ zuweisen; diese Einteilung dient lediglich einer groben Orientierung. Im Abschnitt Funktionelle Bereiche der Endhirnoberfläche dieses Kapitels wird darauf im Detail eingegangen.

- Lobus frontalis: Somatomotorik, Persönlichkeit (basale Anteile), Geruch
- Lobus parietalis: Somatosensorik
- Lobus occipitalis: Sehen
- Lobus temporalis: Hören
- Lobus insularis: Geschmack
- Lobus limbicus: Emotionen, explizites Gedächtnis (Hippocampus).

Sulci und Gyri

Die Oberfläche der Hemisphären wird durch die Sulci und Gyri cerebri erheblich vergrößert. Ihre Form und Lage variieren allerdings erheblich zwischen einzelnen Personen und sind vermutlich so einzigartig wie ein Fingerabdruck. Daher lassen sich nicht an jedem Gehirn alle in den Lehrbüchern verzeichneten Windungen und Furchen finden; auch im Vergleich der anatomischen Lehrbücher gibt es Unterschiede in der Benennung der einzelnen Strukturen. In diesem Buch wird bei der Bezeichnung der einzelnen Sulci

Merke

Wichtige Sulci und Gyri des Endhirns
Man benötigt die anatomischen Bezeichnungen der Sulci und Gyri, um mit Fachkollegen über das Gehirn, z. B. über die Lokalisation von Krankheiten, zu reden. Zum anatomischen Basiswissen gehören diejenigen Sulci und Gyri, die regelhaft an Hirnpräparaten nachweisbar und in der Klinik bedeutsam sind. Diese wurden in Tab. 4.2 zusammengefasst. Weitere Bezeichnungen von Sulci und Gyri können im Einzelfall wichtig sein; diese Bezeichnungen sind aber als anatomisches Fachwissen anzusehen.

und Gyri auf die aktuelle wissenschaftliche Literatur Bezug genommen.

Auf dem abgebildeten Gehirn (Abb. 4.5 – 4.10) sind die wichtigsten Furchen und Windungen zu sehen. Bei der Betrachtung des Präparates geht man systematisch vor: Man sucht zunächst eine Oberfläche des Endhirns auf, identifiziert an dieser die einzelnen Lappen und anschließend auf der Oberfläche jedes einzelnen Lappens die dort befindlichen Furchen und Windungen. Danach sucht man die nächste Oberfläche des Endhirns auf und geht entsprechend vor.

Facies superolateralis

Die Facies superolateralis bildet die gekrümmte äußere Oberfläche des Gehirns. Sie lässt sich am Präparat als einheitliche Oberfläche wahrnehmen, wird aber hier zum besseren Verständnis in der Ansicht von oben (Facies superior; Abb. 4.5) und der Ansicht von der Seite (Facies lateralis; Abb. 4.6) abgebildet.

Facies superior

Im Bereich des **Lobus frontalis** (Abb. 4.5a) finden sich regelmäßig: *Gyrus precentralis,* Gyrus frontalis superior, Gyrus frontalis medius und Gyrus frontalis inferior. Der erste Gyrus befindet sich zwischen Sulcus centralis und Sulcus precentralis und enthält den primären motorischen Kortex, die drei letzteren Windungen werden durch den Sulcus frontalis superior und den Sulcus frontalis inferior voneinander getrennt. Zum **Lobus parietalis** (Abb. 4.5b) gehört der *Gyrus postcentralis*, der sich zwischen Sulcus centralis und Sulcus postcentralis befindet. Hier liegt der primäre somatosensorische Kortex. Dahinter erkennt man zwei Windungsgruppen, die durch den Sulcus interparietalis voneinander getrennt sind und als Lobuli parietales superior und inferior bezeichnet werden. Im Bereich des **Lobus occipitalis** (Abb. 4.5c) kann man mehrere Gyri occipitales abgrenzen.

Facies lateralis

In der Seitenansicht des **Lobus frontalis** (Abb. 4.6a) lässt sich erkennen, dass der Gyrus frontalis inferior durch seitliche Äste des Sulcus lateralis (R. anterior, R. ascendens) in drei Anteile untergliedert ist: Pars orbitalis, Pars triangularis und Pars opercularis. Im Bereich der Pars triangularis und Pars opercularis liegt auf der dominanten Hemisphäre (s. Abschnitt Funktionelle Bereiche der Endhirnoberfläche) das motorische Sprachzentrum (Broca). Basal davon befinden sich Gyri orbitales und am weitesten medial ist der Gyrus rectus erkennbar. Betrachtet man den **Lobus parietalis** (Abb. 4.6b), wird deutlich, dass sich der Lobulus parietalis inferior aus zwei Gehirnwindungen, dem Gyrus supramarginalis (Windung um das Ende des Ramus posterior des Sulcus lateralis) und dem *Gyrus angularis* (Windung um das Ende des Sulcus temporalis superior) zusammensetzt. Diese Windungen stehen mit den oberen Gyri des **Lobus temporalis** (Abb. 4.6d) – dem Gyrus temporalis superior und dem Gyrus temporalis medius – in Verbindung. Letzterer wird durch den Sulcus temporalis inferior vom Gyrus temporalis inferior abgegrenzt. Im Bereich des **Lobus occipitalis** (Abb. 4.6c) findet man seitlich zwei Furchen, den Sulcus lunatus sowie den Sulcus occipitalis transversus. Diese Sulci grenzen die unregelmäßigen Gyri occipitales voneinander ab.

Tab. 4.2 Wichtige Sulci und Gyri

Lappen	Sulci	Gyri
Lobus frontalis	• Sulcus centralis (Grenzsulkus) • Sulcus precentralis • Sulci frontales superior + inferior • Sulcus olfactorius	• Gyrus precentralis • Gyri frontales superior, medius + inferior • Operculum frontale • Gyrus rectus • Gyri orbitales
Lobus parietalis	• Sulcus postcentralis • Sulcus parietooccipitalis (Grenzsulkus)	• Gyrus postcentralis • Operculum parietale • Gyrus supramarginalis • Gyrus angularis
Lobus occipitalis	• Sulcus calcarinus	• Cuneus • Gyri occipitales
Lobus temporalis	• Sulcus lateralis (Grenzsulkus) • Sulci temporales superior + inferior	• Gyri temporales superior, medius + inferior • Operculum temporale • Gyri temporales transversi (Heschl-Querwindungen)
Lobus limbicus	• Sulcus collateralis (Grenzsulkus) • Sulcus cinguli (Grenzsulkus)	• Gyrus parahippocampalis • Gyrus cinguli
Lobus insularis	• Sulcus circularis insulae (Grenzsulkus)	• Gyri insulae

Facies inferior

Abb. 4.7 zeigt die Unterseite des Gehirns nach Entfernung von Hirnstamm und Kleinhirn; dies gewährt einen freien Blick auf die Strukturen des Lobus temporalis und des Lobus limbicus.

Im Bereich des **Lobus frontalis** (Abb. 4.7a) findet man von medial nach lateral den Gyrus rectus, der vom Sulcus olfactorius gegenüber den Gyri orbitales deutlich abgegrenzt ist. Nach lateral folgen die variabel verlaufenden Sulci orbitales, die nach vorn durch den Sulcus frontomarginalis und nach lateral durch den Sulcus frontoorbitalis begrenzt werden. Seitlich schließt sich der Gyrus frontalis inferior an. Die basalen Windungen des Vorderhirns sind von großer Wichtigkeit für die Persönlichkeit (s. Abschnitt Funktionelle Bereiche der Endhirnoberfläche). Der **Lobus temporalis** (Abb. 4.7b) lässt im Bereich des Polus temporalis den Gyrus temporalis superior erkennen. Nach okzipital schließen sich der Gyrus occipitotemporalis lateralis und der Gyrus occipitotemporalis medialis an. Die Gyri occipitotemporales werden zum medial gelegenen Lobus limbicus hin durch den Sulcus collateralis und seine rostrale Fortsetzung, den Sulcus rhinalis, begrenzt. Lateral schließen sich Gyrus temporalis inferior, Gyrus temporalis medius und Gyrus temporalis superior an, die durch gleichnamige Sulci voneinander getrennt werden. Der **Lobus occipitalis** (Abb. 4.7c) schließt sich kaudal an. Medial befindet sich der prominente Sulcus calcarinus mit der primären Sehrinde. Dieser wird nach dorsal vom Cuneus, nach laterobasal vom Gyrus lingualis flankiert. Nach lateral folgen Abschnitte der Gyri occipitotemporales. Am weitesten medial, begrenzt durch den Sulcus rhinalis und den Sulcus collateralis, liegt der Gyrus parahippocampalis, ein Anteil des **Lobus limbicus** (Abb. 4.7d). Der vordere Abschnitt des Gyrus parahippocampalis ist hakenförmig nach hinten umgeschlagen. Dieser Anteil wird als Uncus gyri parahippocampalis bezeichnet. Die rostralen Teile des Gyrus parahippocampalis bilden die entorhinale Rinde (Area entorhinalis) und gehören zur „Hippocampusformation" (Hippocampus und dazugehörige Rindenabschnitte). Die Hippocampusformation ist für explizite Lern- und Gedächtnisvorgänge von Bedeutung (s. Abschnitt Funktionelle Bereiche der Endhirnoberfläche).

Anhand dieses Präparates (Abb. 4.7) lassen sich auch die oberflächlichen Anteile der **Riechbahn** darstellen. So findet man auf dem Sulcus olfactorius zunächst den Bulbus olfactorius und in seiner Verlängerung den Tractus olfactorius. Letzterer teilt sich in zwei Streifen auf, die Striae olfactoriae medialis und lateralis. Sie bilden das Trigonum olfactorium und umschließen die Substantia perforata anterior. Die Stria olfactoria lateralis strahlt in die Riechrinde ein (Area prepiriformis in der Substantia perforata anterior und Regio periamygdalaris im Bereich des Gyrus semilunaris und des Gyrus ambiens).

Von der **Sehbahn** sind nach Durchtrennung der Nn. optici noch das Chiasma opticum und die rostralen Anteile der Tractus optici erkennbar. Diese ziehen weiter zum Corpus geniculatum laterale, das auf diesem Präparat vom Temporallappen verdeckt ist. Von dort verläuft die Sehbahn als Sehstrahlung (Radiatio optica) zur Sehrinde im Lobus occipitalis. Die vorderen Teile der Sehbahn (einschließlich des Corpus geniculatum laterale) sind dem Zwischenhirn zuzurechnen.

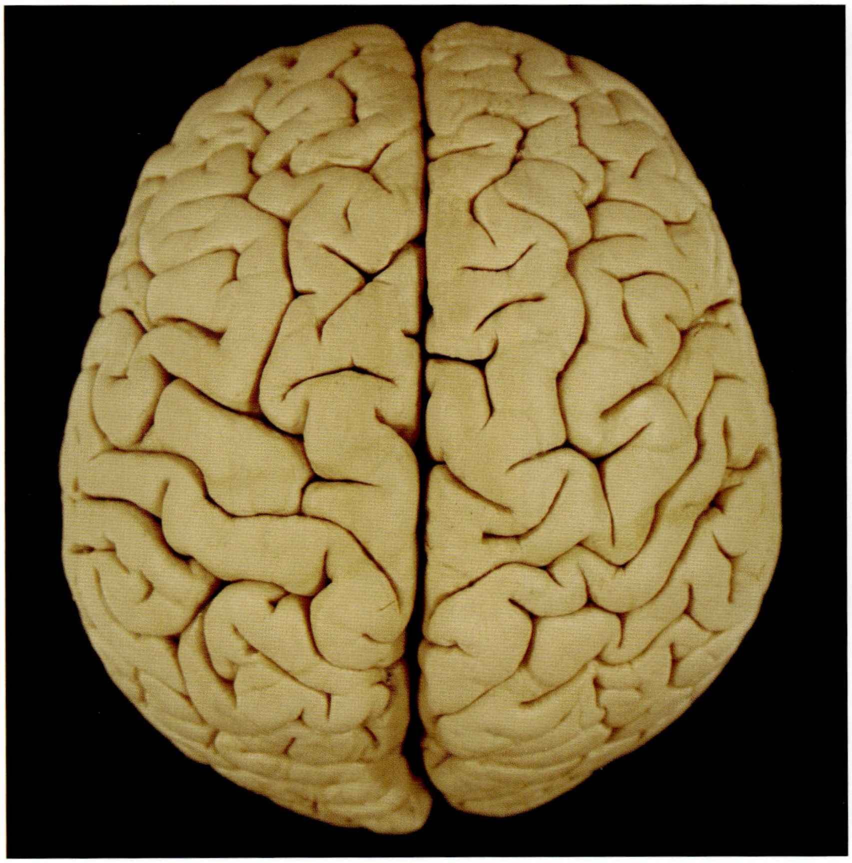

Abb. 4.5a–c Ansicht des Gehirns von dorsal.

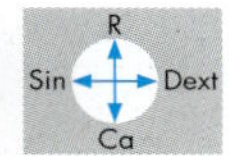

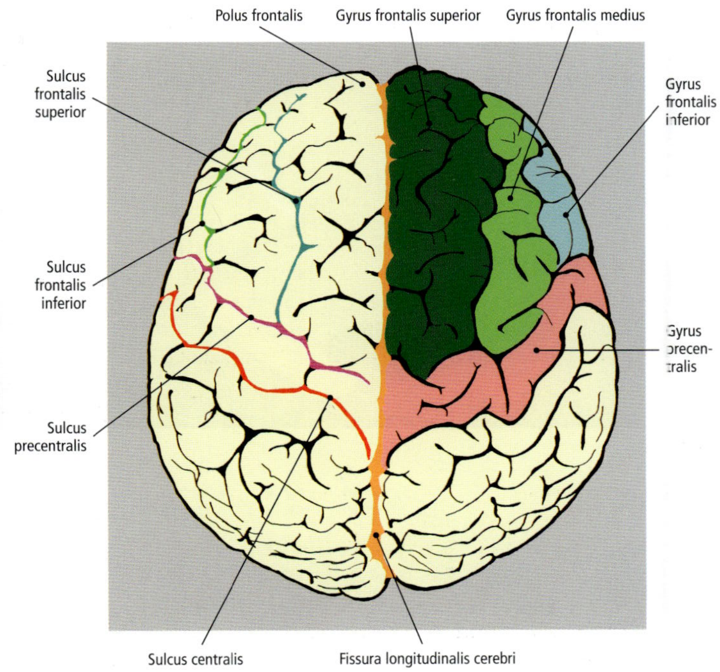

Abb. 4.5a Lobus frontalis

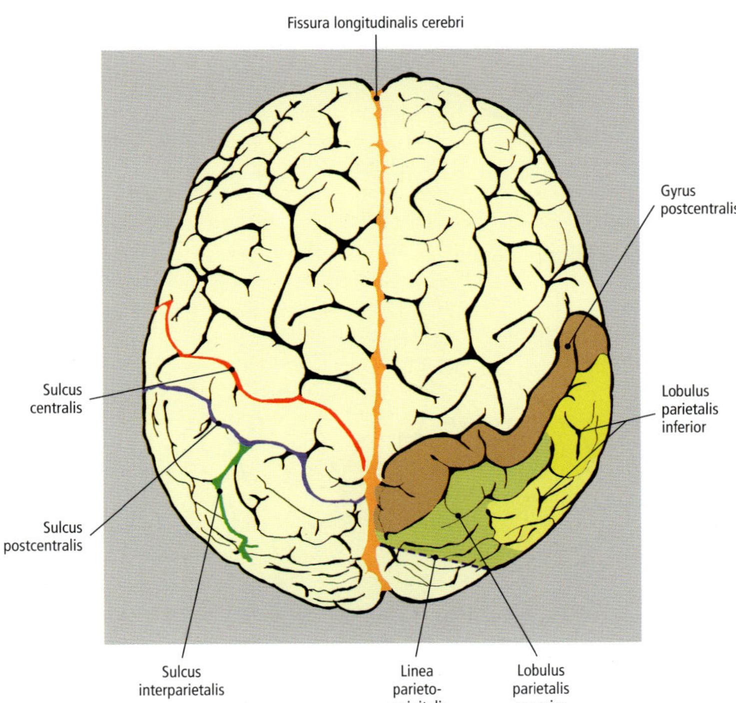

Abb. 4.5b Lobus parietalis

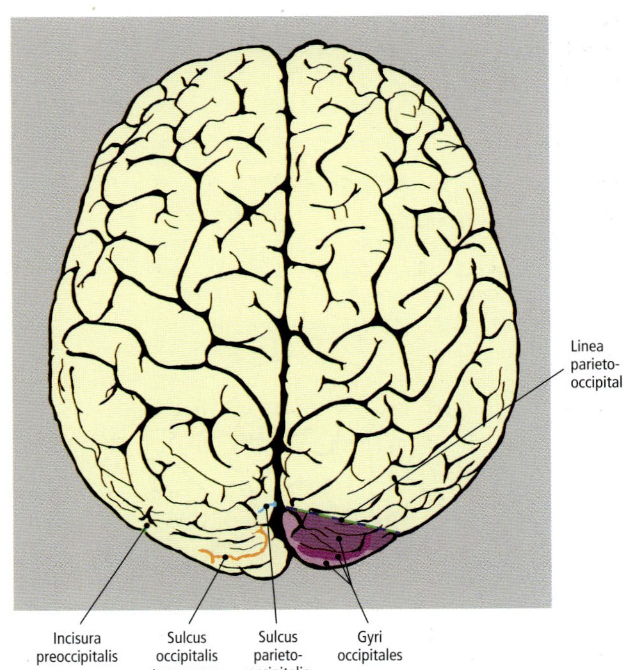

Abb. 4.5c Lobus occipitalis

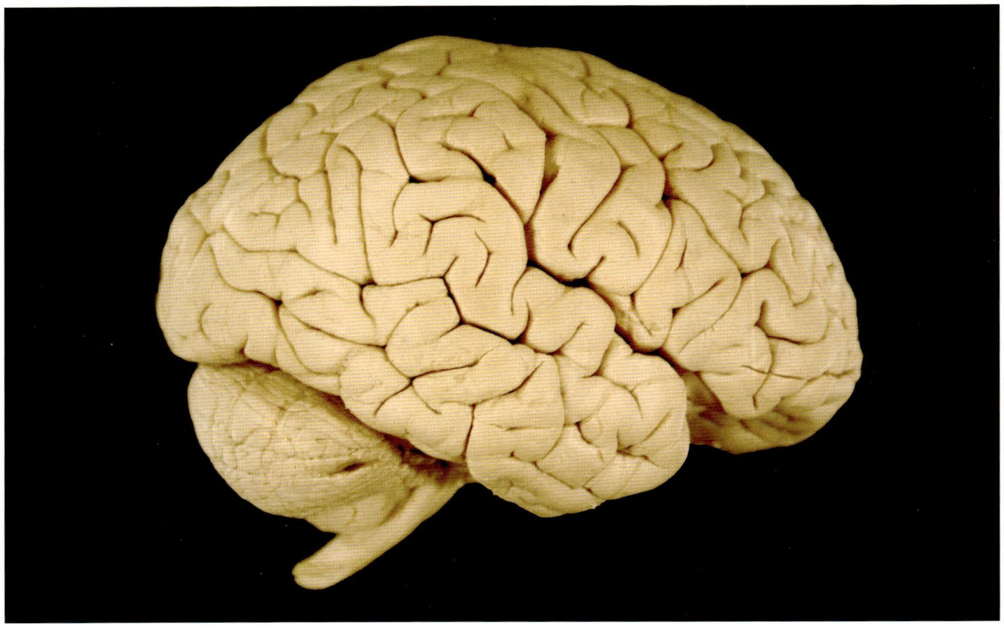

Abb. 4.6a–d Ansicht des Gehirns von lateral.

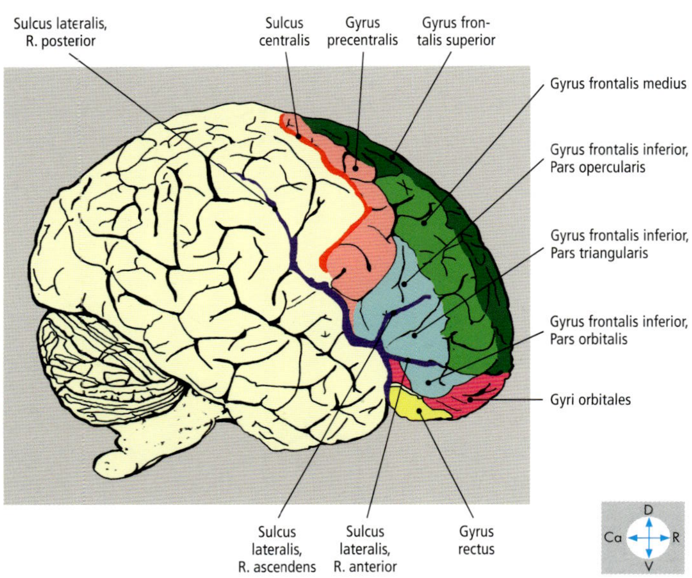

Abb. 4.6a Lobus frontalis

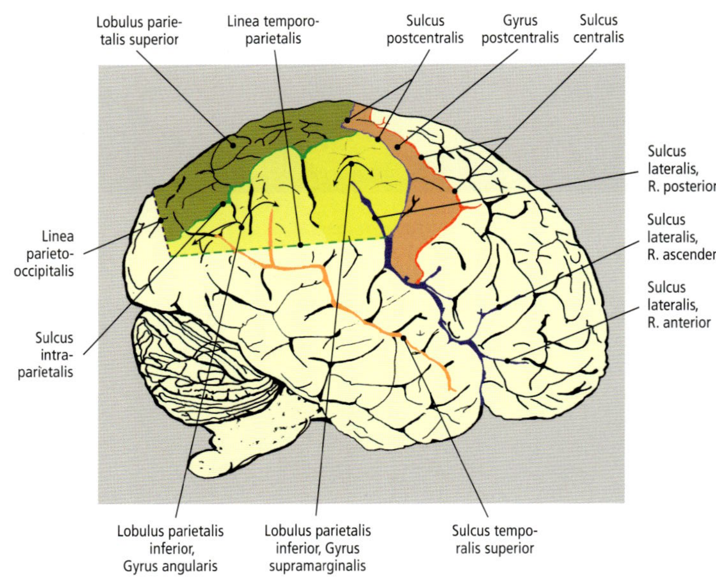

Abb. 4.6b Lobus parietalis

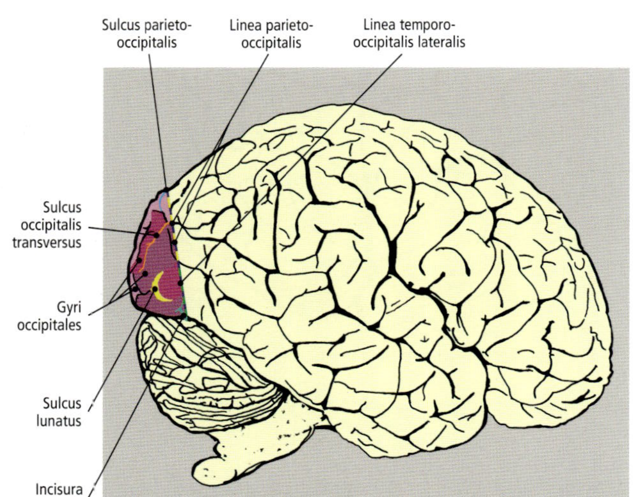

Abb. 4.6c Lobus occipitalis

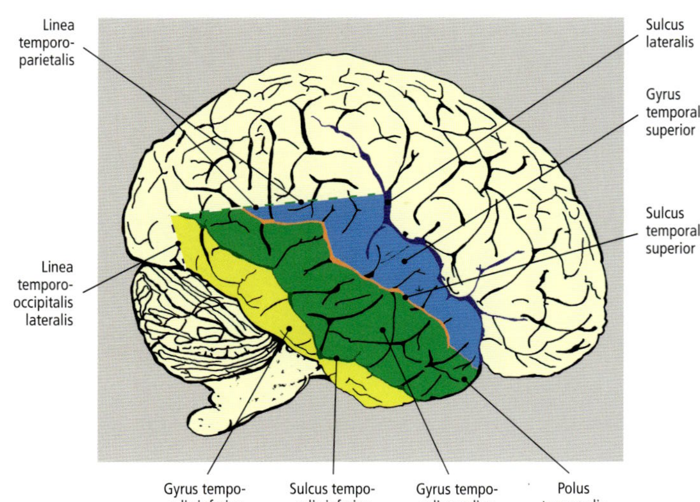

Abb. 4.6d Lobus temporalis

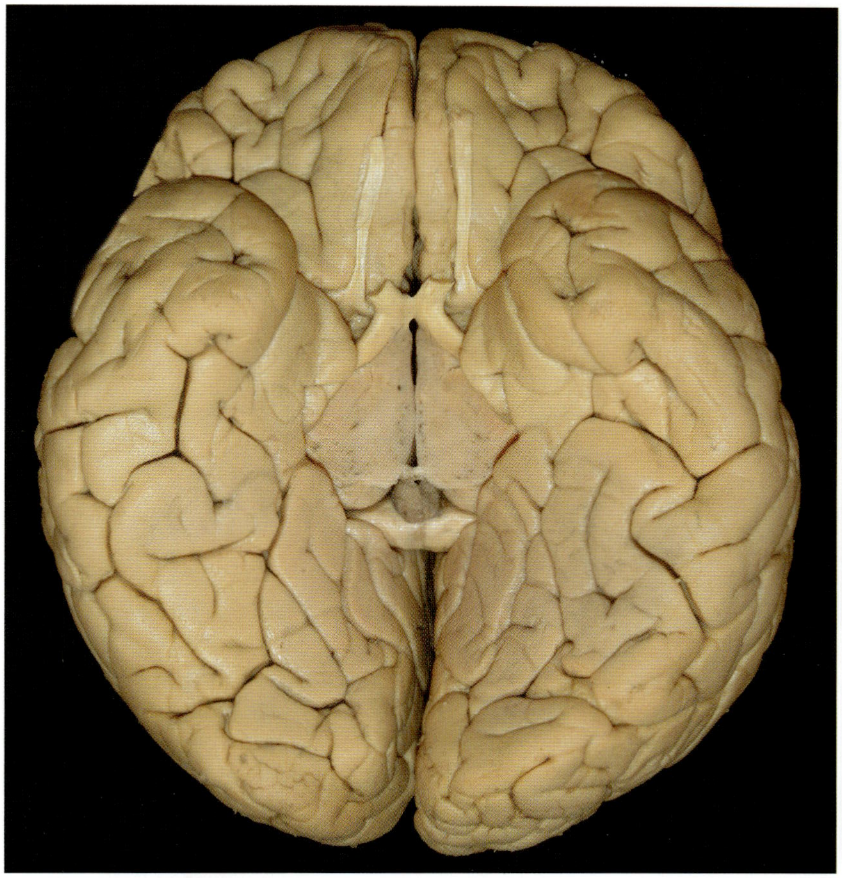
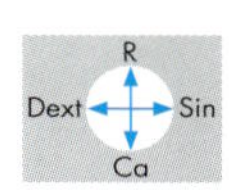

Abb. 4.7a–d Ansicht des Gehirns von basal.

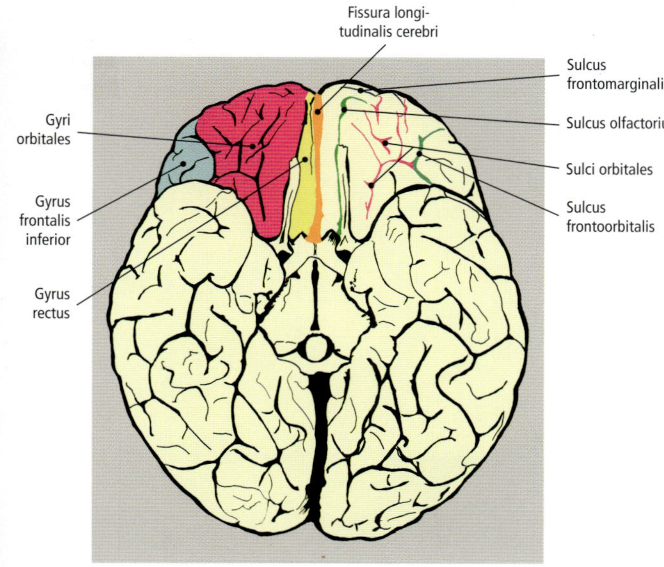

Abb. 4.7a Lobus frontalis

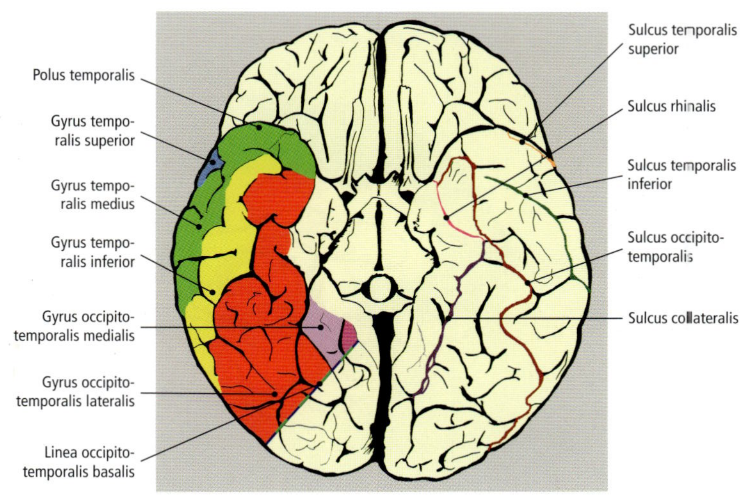

Abb. 4.7b Lobus temporalis

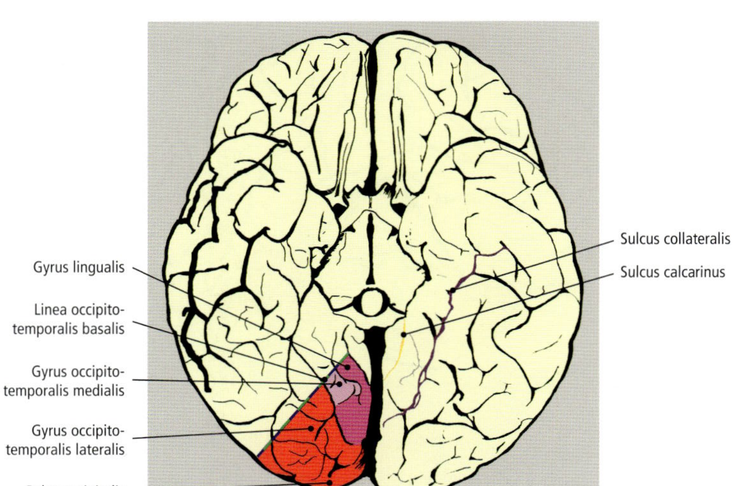

Abb. 4.7c Lobus occipitalis

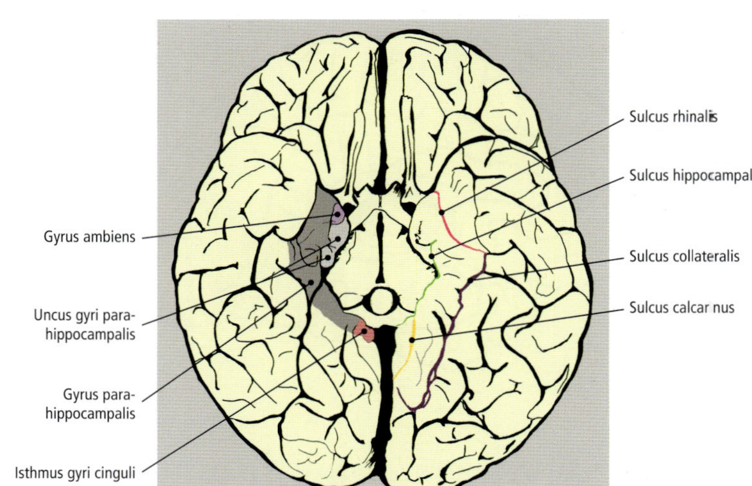

Abb. 4.7d Lobus limbicus

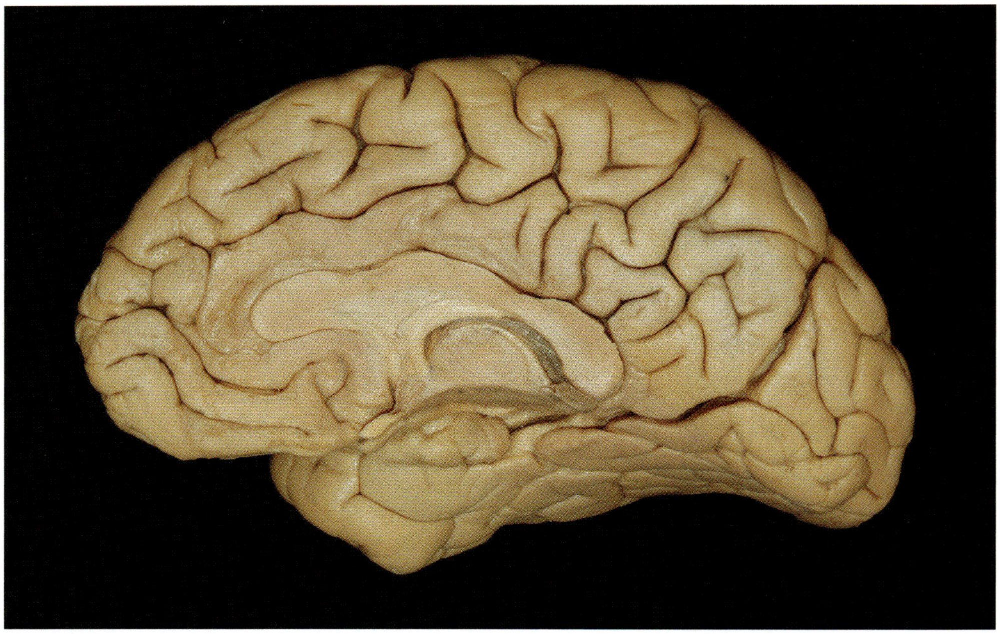

Abb. 4.8a–e Ansicht des Gehirns von medial.

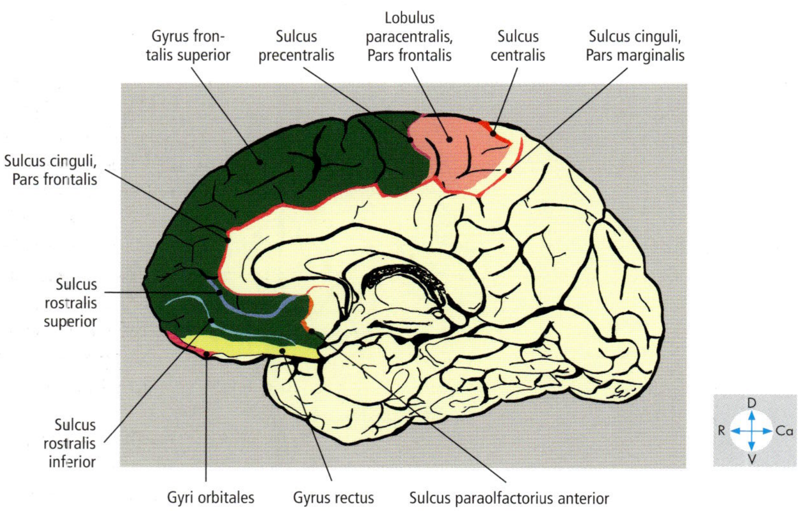

Abb. 4.8a Lobus frontalis

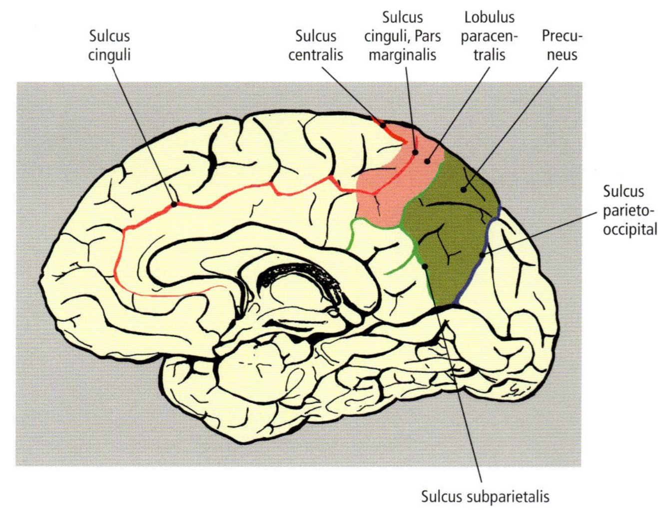

Abb. 4.8b Lobus parietalis

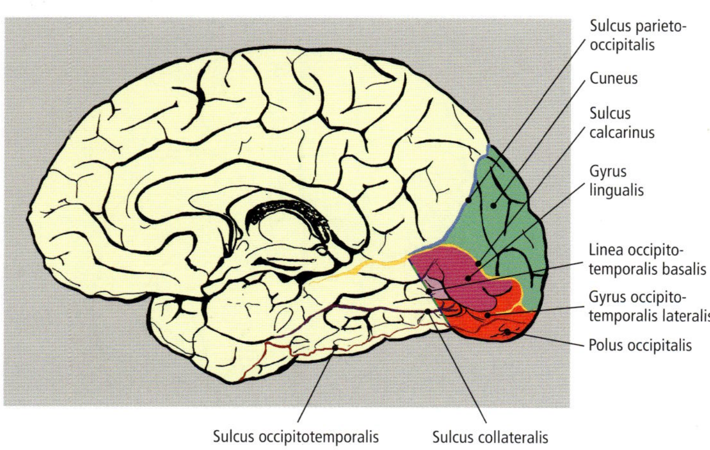

Abb. 4.8c Lobus occipitalis

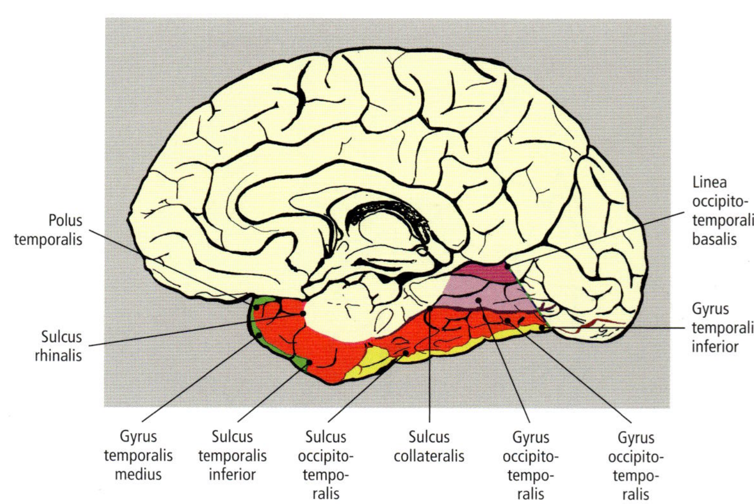

Abb. 4.8d Lobus temporalis

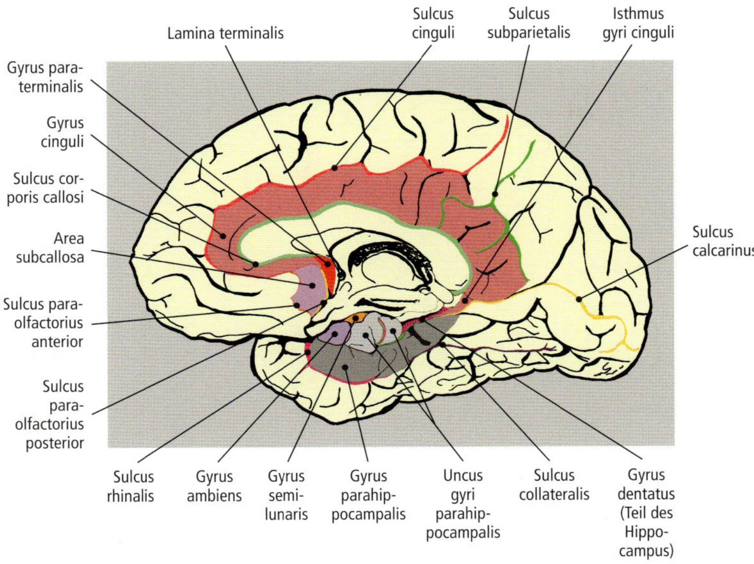

Abb. 4.8e Lobus limbicus

Facies medialis

Die Facies medialis (Abb. 4.8) der Hemisphären erschließt sich erst nach Durchtrennung des Endhirns in der Mittellinie. Große Anteile des Lobus limbicus lassen sich ebenfalls erst aus dieser Perspektive verstehen. Die in der Mittellinie angeschnittenen Strukturen werden in Kap. 5 detailliert besprochen.

Im Bereich des **Lobus frontalis** ist von der oberen Mantelkante bis zum Sulcus cinguli die mediale Fläche des Gyrus frontalis superior zu sehen (Abb. 4.8a). Der kaudal folgende Lobulus paracentralis umgibt U-förmig das Ende des Sulcus centralis und wird deshalb mit seinen rostralen Anteilen dem Lobus frontalis, mit seinen okzipitalen Anteilen dem Lobus parietalis zugerechnet. Frontobasal sind noch die mediale Fläche des Gyrus rectus und vereinzelte Gyri orbitales zu erkennen.

Der **Lobus parietalis** (Abb. 4.8b) schließt sich kaudal an. Nach dem Lobulus paracentralis erkennt man kaudal zunächst den Precuneus, dann den tief einschneidenden Sulcus parietooccipitalis und schließlich – als Teil des **Lobus occipitalis** (Abb. 4.8c) – den Keil (Cuneus), der seinen Namen seiner charakteristischen Form verdankt. Der Cuneus wird durch den Sulcus calcarinus begrenzt, der vom Okzipitalpol leicht bogenförmig nach vorn zieht und sich Y-förmig mit dem Sulcus parietooccipitalis verbindet. Basal des Sulcus calcarinus finden sich der bereits erwähnte Gyrus lingualis sowie Anteile der Gyri occipitotemporales. Wegen der Entfernung des Hirnstamms und der keilförmigen Struktur des **Lobus temporalis** (Abb. 4.8d) kann man auf dieser Ansicht auch Anteile der oben beschriebenen basalen Fläche des Lobus temporalis erkennen.

Einen großen Anteil an der Facies medialis haben Strukturen, die dem **Lobus limbicus** (Abb. 4.8e) zugerechnet werden. Diese Strukturen bilden einen Saum (Limbus) am medialen Rand des Telencephalons. Dieser nimmt seinen anterobasalen Anfang unterhalb des Balkens mit der Area subcallosa und dem Gyrus paraterminalis. Daran schließt sich der *Gyrus cinguli* an, der den Balken wie einen Gürtel (*Cingulum*) umfasst. Er wird nach außen durch den Sulcus cinguli und den Sulcus subparietalis und nach innen durch den Sulcus corporis callosi begrenzt. Nachdem er das Splenium corporis callosi umschlungen hat, verengt er sich zum Isthmus gyri cinguli und geht in den Gyrus parahippocampalis mit dem Uncus gyri parahippocampalis über. Im rostralen Anteil des Gyrus parahippocampalis liegt die entorhinale Rinde (Area entorhinalis), eine wichtige kortikale Relaisstation zum Hippocampus. In dieser Region kann man bei höherer Vergrößerung weitere anatomische Strukturen erkennen (Abb. 4.9; anatomisches Fachwissen): Rostral des Uncus gyri parahippocampalis findet man den Gyrus ambiens und medial von ihm den halbmondförmigen Gyrus semilunaris. In diesen Gyri liegen Teile der Riechrinde. Am Uncus gyri parahippocampalis selbst entdeckt man an manchen Gehirnen eine kleinere Vorwölbung, die als *Limbus Giacomini* (Unkusbändchen) bezeichnet wird. Es handelt sich um die oberflächliche Fortsetzung des Gyrus dentatus des Hippocampus.

Insula

Der **Lobus insularis** ist ein Teil der lateralen Endhirnoberfläche, der während der Entwicklung von den stärker wachsenden benachbarten Endhirnabschnitten überlagert wird. Diese werden daher auch als Deckel (*Opercula*) bezeichnet. Die Inselrinde befindet sich in der Tiefe des Sulcus lateralis, und man kann diese erst nach Entfernung der Opercula der einzelnen Lappen (Operculum frontale, Operculum parietale, Operculum temporale) in ihrer ganzen Ausdehnung sehen (Abb. 4.10). Der Kortex der Opercula geht im Bereich des Sulcus circularis insulae (Ringfurche) in den Inselkortex über. Auf ihrer Oberfläche finden sich die Gyri insulae (Gyrus longus insulae und Gyri breves insulae). Der hinten liegende Gyrus longus insulae wird durch den Sulcus centralis insulae von den vorn gelegenen Gyri breves insulae getrennt. Die basale Kante der Insel (Limen insulae) geht in die Riechrinde über. Das räumliche Verhältnis der Insula zu den benachbarten Lappen und zur Riechrinde lässt sich anhand von Frontalschnitten erfassen (s. Kap. 5).

Bei der Präparation der Insel gilt es zu bedenken, dass im Operculum frontale das motorische Sprachzentrum (Broca) liegt. Nach Entfernung der Opercula kann man auf der Oberfläche des Gyrus temporalis superior zwei quer verlaufende Windungen sehen, die Gyri temporales transversi. Diese werden auch *Heschl-Querwindungen* genannt; in ihnen befindet sich die primäre Hörrinde (s. Abschnitt Funktionelle Bereiche der Endhirnoberfläche).

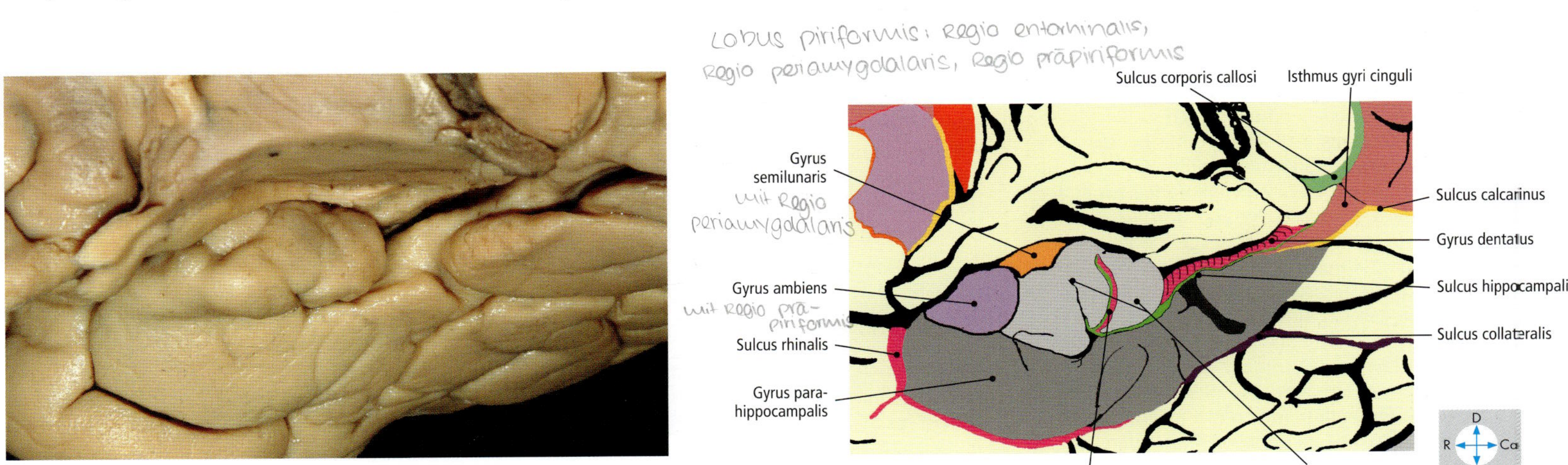

Abb. 4.9 Ansicht des Gehirns von medial; Lobus limbicus; Detail.

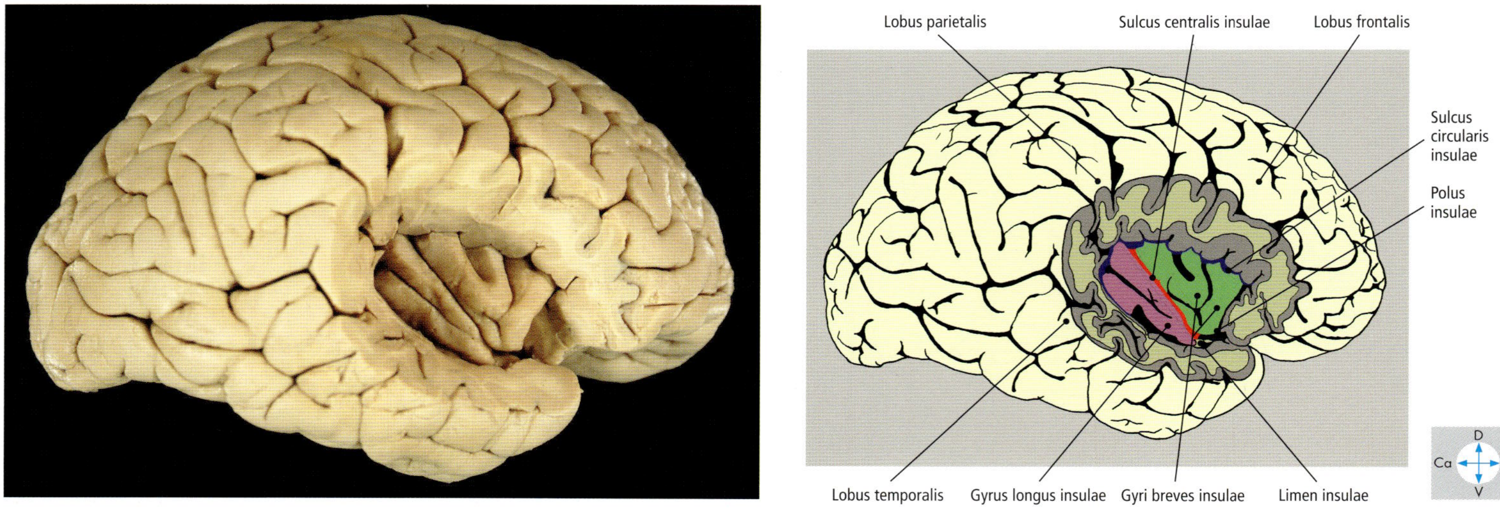

Abb. 4.10 Lobus insularis; nach Entfernung der Opercula.

Funktionelle Bereiche der Endhirnoberfläche

Die funktionelle Spezialisierung der Endhirnrinde ist von großer medizinischer Relevanz. Fällt ein bestimmter Bereich der Endhirnrinde aus, z. B. als Folge einer arteriellen Durchblutungsstörung, kann der Arzt anhand der Symptome die Schädigung lokalisieren (s. Kap. 3, Klinik Schlaganfall). Auch die Planung neurochirurgischer Operationen ist abhängig von der funktionellen Bedeutung der im Operationsgebiet befindlichen Endhirnrinde. Im Rahmen des anatomischen Basiswissens sollte man die Lage der funktionellen Bereiche auf der Endhirnoberfläche kennen (Abb. 4.11). Für spezielle Fragestellungen bei einzelnen Patienten kann es jedoch wichtig sein, die Endhirnrinde funktionell genau zu kartieren (s. Klinik Lage funktioneller Bereiche in der Endhirnrinde).

Klinik

Lage funktioneller Bereiche in der Endhirnrinde

Die funktionelle Bedeutung der Endhirnrinde wird seit vielen Jahren erforscht. Histologisch wurde die Rinde schon vor fast 100 Jahren in eine Vielzahl einzelner Regionen (Areale) unterteilt (Brodmann 1909), und es wurde gezeigt, dass der zelluläre Aufbau der Rinde nur sehr begrenzt mit den makroskopisch sichtbaren Furchen und Windungen übereinstimmt.

Heute verwendet man elektrophysiologische Methoden (Elektroenzephalogramm, EEG; Brainmapping) und bildgebende Verfahren (funktionelle Magnetresonanztomografie, fMRT), um die funktionelle Bedeutung der einzelnen Hirnregionen zu entschlüsseln. Es zeigte sich, dass die Lage eines funktionellen Bereiches zwischen einzelnen Personen erheblich schwanken kann. Diese Erkenntnis hat dazu geführt, dass vor manchen Operationen am Gehirn (z. B. bei Tumoroperationen in einem funktionell wichtigen Gebiet und in der Epilepsiechirurgie) die Rindenoberfläche des Patienten funktionell kartiert wird (Brainmapping). Hierzu werden am wachen Patienten bestimmte Hirngebiete mit kleinen Strömen gereizt, und es wird untersucht, ob durch diese unschädlichen Reizungen vorübergehende Sprachstörungen, Bewegungen oder Sinneswahrnehmungen ausgelöst werden können. Die Operation wird dann millimetergenau geplant, um die funktionellen Rindenbereiche zu schonen.

Hemisphärenasymmetrie

Das Endhirn lässt sich in zwei Hemisphären unterteilen, die sich äußerlich sehr ähnlich sind. Bei genauer Betrachtung der einzelnen Gyri und Sulci fällt jedoch im Seitenvergleich auf, dass sich korrespondierende Strukturen der Endhirnoberfläche teilweise erheblich in ihrer Form und Größe unterscheiden können. In der Tat sind die beiden Heimsphären auch funktionell unterschiedlich spezialisiert; dies bezeichnet man als „Hemisphärenasymmetrie".

Die beiden Hemisphären unterscheiden sich in einer ganzen Reihe von Spezialisierungen. Die wichtigste ist die Lage des motorischen Sprachzentrums. Es liegt bei fast 95% der Menschen in der linken Hemisphäre (Abb. 4.11) und ist eng assoziiert mit der Händigkeit. Bei fast allen Rechtshändern und bei etwa der Hälfte der Linkshänder liegt es in der linken Hemisphäre. Linkshänder können ihr motorisches Sprachzentrum auch in der rechten oder sogar in beiden Hemisphären ausbilden.

Aufgrund der Bedeutung der Sprache für den Menschen bezeichnet man die Hemisphäre mit dem motorischen Sprachzentrum oftmals als „dominante" Hemisphäre. Die nicht dominante Hemisphäre besitzt eine andere Spezialisierung. Sie hat eine besondere Bedeutung für die räumliche Orientierung und das Musikverständnis.

Lokalisation und Ausfallssymptome

Von besonderer Bedeutung sind die „primären" Rindenfelder, die zum einen unmittelbar die Muskulatur steuern (primäre somatomotorische Rinde) und zum anderen Zielregionen für Signale aus den Sinnesorganen sind (primäre somatosensorische Rinde, Sehrinde, Hörrinde, Riechrinde, gustatorische Rinde). Darüber hinaus sind auch die Lokalisationen höherer kognitiver Funktionen – Sprache, symbolisches Denken, Lernen und Gedächtnis, Persönlichkeitsaspekte – von Bedeutung (Tab. 4.3).

Zur schematischen Darstellung der funktionellen Gebiete auf den Lappen der Endhirnrinde wurde die linke Hemisphäre gewählt, da sie bei den meisten Menschen die Sprachzentren enthält (Abb. 4.11). Im Folgenden werden nacheinander die einzelnen Lappen der Endhirnrinde betrachtet.

Lobus frontalis

Persönlichkeit: Der basale Vorderlappen ist außerordentlich wichtig für die Persönlichkeit. Diese Rindenabschnitte steuern Motivation, Antrieb und Planungsfähigkeit. Eine Schädigung dieser Rindenbereiche führt zu Persönlichkeitsveränderungen und Antriebsarmut („Frontalhirnsyndrom").

Somatomotorik: Die primäre somatomotorische Rinde kontrolliert die Bewegungen (Motorik) des Körpers (Soma). Sie liegt im hinteren Abschnitt des Gyrus precentralis. Die langen Fortsätze (Axone) ihrer Nervenzellen bilden den größten Teil der Pyramidenbahn (Tractus corticospinalis; s. Kap. 11). Zwei funktionelle Aspekte sind besonders wichtig:

- *somatotopische Gliederung der primären motorischen Rinde:* Auf der Oberfläche der motorischen Rinde ist der Körper repräsentiert. Die Fläche einer Körperregion entspricht dabei ihrer Innervation durch die motorische Rinde: Körperregionen, die differenzierte Bewegungen durchführen müssen (z. B. Hand), sind dicht innerviert und nehmen eine besonders große Fläche auf der Rinde ein. Schwach innervierte Körperregionen (z. B. Rumpf) sind hingegen nur auf einer kleinen Fläche repräsentiert. Auf der Rinde entsteht auf diese Weise ein verzerrtes Bild des menschlichen Körpers; man spricht von einem *Homunculus* („Menschlein"). Der Kopf liegt nahe des Sulcus lateralis; es folgen Hand, Rumpf und schließlich jenseits der Mantelkante Bein und Fuß. Man sagt: „Der Homunculus steht auf dem Kopf und schlägt mit dem Knie über die Mantelkante" (Abb. 4.11).

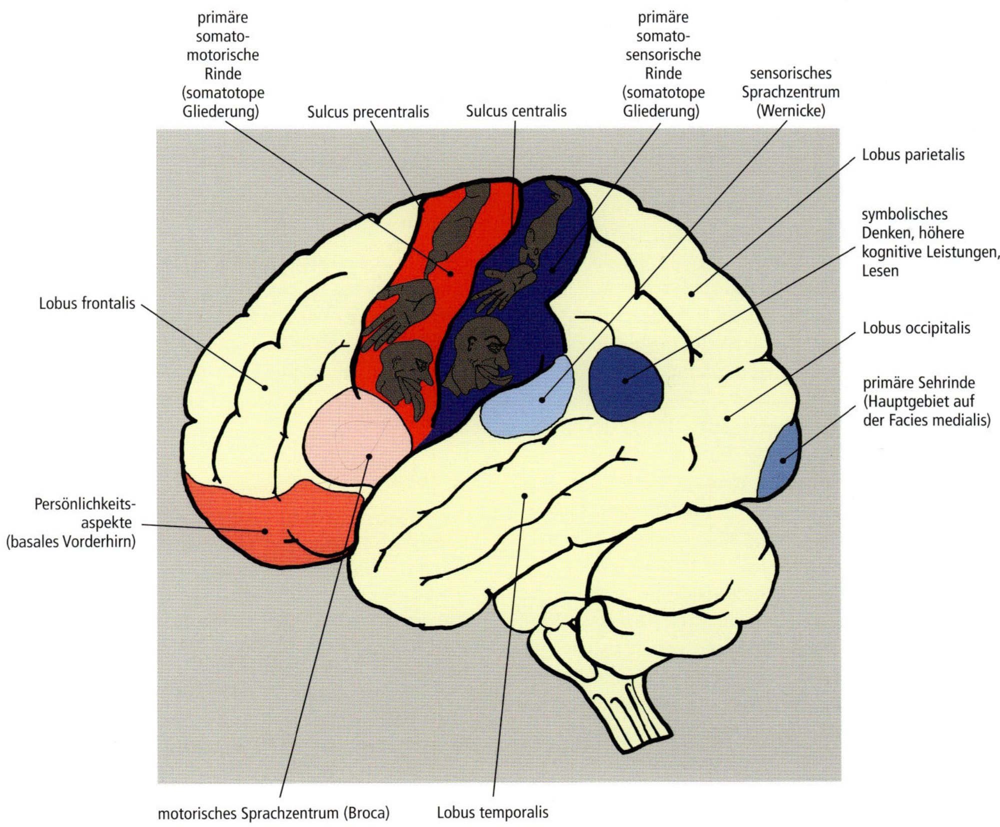

Abb. 4.11 Funktionelle Bereiche der Endhirnoberfläche.

- *Repräsentation der Gegenseite:* Auf der Oberfläche der linken primären somatomotorischen Rinde ist die rechte Körperhälfte repräsentiert und umgekehrt. Ursache dafür ist die Kreuzung des Tractus corticospinalis am kaudalen Ende der Medulla oblongata (s. Kap. 7 + 11).

Eine Schädigung der primären somatomotorischen Rinde führt zum teilweisen Ausfall der Pyramidenbahn und dadurch zu einer Lähmung auf der Gegenseite. Je nach Ausmaß der Schädigung können Gesicht, Arm und/oder Bein gelähmt sein (s. Kap. 3, Klinik Schlaganfall).

Motorisches Sprachzentrum (Broca): Das motorische Sprachzentrum liegt in der Nähe der motorischen Regionen, die für die Steuerung der Gesichts-, und Halsmuskulatur wichtig sind: in den Partes opercularis und triangularis des Gyrus frontalis inferior der dominanten Hemisphäre. Ein isolierter Ausfall des motorischen Sprachzentrums (motorische Aphasie/Broca-Aphasie) führt zur Unfähigkeit, Wörter grammatisch zu verknüpfen (Leitsymptom *Agrammatismus* [Telegrammstil]: „Unfall … Krank … äh… Klank … nein … Klinik fahren … "). Das Sprachverständnis ist erhalten; die Sprachwerkzeuge (Zunge, Lippen) sind nicht gelähmt.

Riechrinde: Die Riechrinde ist das einzige sensorische Rindenfeld im Lobus frontalis. Sie befindet sich an der Unterseite (Facies inferior) des Endhirns und liegt im Bereich der Area perforata anterior sowie im Gyrus semilunaris und im Gyrus ambiens.

Tab. 4.3 Funktionelle Spezialisierung der Endhirnrinde.

Lappen	Funktionelle Spezialisierung	Lokalisation	Ausfallssymptome
Lobus frontalis	Persönlichkeit	basaler Lobus frontalis	Antriebsarmut; „läppische" Euphorie; Planungsstörung („Frontalhirnsyndrom")
	Somatomotorik (primäre Rinde)	Gyrus precentralis	kontralaterale Lähmungen (Paresen); Ausfälle abhängig von der Lokalisation (Homunculus)
	motorisches Sprachzentrum (Broca)	Gyrus frontalis inferior (Pars opercularis; Pars triangularis); einseitig (dominante Hemisphäre)	motorische Aphasie/Broca-Aphasie
	Riechrinde	Substantia perforata anterior, Gyrus ambiens, Gyrus semilunaris	klinisch nicht relevant
Lobus parietalis	Somatosensorik (primäre Rinde)	Gyrus postcentralis	subtile Symptome: genaues Tastempfinden (z. B. Objekterkennung)
	symbolisches Denken und Lesen	Gyrus angularis + Gyrus supramarginalis; einseitig (dominante Hemisphäre)	symbolisches Denken, Lesen, Rechnen
Lobus occipitalis	Sehrinde (primäre Rinde)	Sulcus calcarinus (primäre Sehrinde)	halbseitiger Gesichtsfeldausfall (homonyme Hemianopsie) auf der Gegenseite
Lobus temporalis	Hörrinde (primäre Rinde)	Gyri temporales transversi (Heschl)	nur bei beidseitiger Schädigung: Hörwahrnehmung gestört
	sensorisches Sprachzentrum (Wernicke)	Gyrus temporalis superior	sensorische Aphasie/Wernicke-Aphasie
Lobus limbicus	Lernen und Gedächtnis	Hippocampusformation	nur bei beidseitiger Schädigung: Störung des expliziten Gedächtnisses
Lobus insularis	gustatorische Rinde	Gyri insulae	klinisch nicht relevant

Lobus parietalis

Somatosensorik: Die primäre somatosensorische Rinde liegt im Gyrus postcentralis. Sie erhält – nach Umschaltung – verschiedene sensorische Informationen (Tastsinn, Schmerz, Temperatur, Tiefensinn) des Körpers. Ähnlich wie im Gyrus precentralis (Lobus frontalis) findet man:

- *somatotopische Gliederung der primären somatosensorischen Rinde:* Auf der Oberfläche der somatosensorischen Rinde ist der Körper repräsentiert. Die Fläche einer Region entspricht dabei ihrer sensorischen Innervation: Hautbereiche mit dichter somatosensorischer Innervation (z. B. Hand und Gesicht) nehmen größere Flächen ein als Hautbereiche mit geringerer somatosensorischer Innervation (z. B. Rumpf). Analog zum primären motorischen Kortex spricht man von einem Homunculus; dieser unterscheidet sich aber in der Größe der einzelnen Repräsentationen vom motorischen Homunculus. Der somatosensorische Homunculus steht ebenfalls „auf dem Kopf".
- *Repräsentation der Gegenseite:* Auf der Oberfläche der linken somatosensorischen Rinde ist die rechte Körperhälfte repräsentiert (und umgekehrt), weil die sensorischen Bahnen im Rückenmark oder im Hirnstamm kreuzen (s. Kap. 7 + 11). Aufgrund der Verschaltungen der sensorischen Bahnen auf subkortikaler Ebene (z. B. im Thalamus) führt ein Ausfall der primären somatosensorischen Rinde nicht zum vollständigen Verlust des Tastsinns, sondern „nur" zu Einschränkungen bei den höheren sensorischen Funktionen (z. B. Ertasten eines Objektes mit der Hand).

Symbolisches Denken/Lesen: Im Bereich des Gyrus angularis und des Gyrus supramarginalis der dominanten Hemisphäre liegen wichtige Rindenbereiche, die sensorische Informationen aus den verschiedenen primären sensorischen Rindengebieten zusammenfassen und symbolisch interpretieren. Fallen diese Rindenabschnitte aus, kommt es zu einem Unvermögen, höhere kognitive Leistungen (Lesen, Rechnen, symbolisches Denken) zu erbringen.

Lobus occipitalis

Sehrinde: Der Lobus occipitalis enthält die Sehrinde. Die primäre Sehrinde liegt um den Sulcus calcarinus auf der Facies medialis des Endhirns. Sie ist „retinotopisch" gegliedert, d. h., man findet eine Abbildung der Netzhaut (Retina) des Auges auf der Sehrinde. Aufgrund des Verlaufes der Sehbahn werden in der linken Sehrinde Informationen aus den linken Netzhauthälften beider Augen verarbeitet. Aufgrund des Strahlengangs durch den optischen Apparat verarbeitet die linke Sehrinde das rechte Gesichtsfeld (s. Kap. 11, Sehbahn und Pupillenreflex).

Lobus temporalis

Hörrinde: Die Hörrinde liegt in den Heschl-Querwindungen (Gyri temporales transversi) des Gyrus temporalis superior. Sie sind erst nach Anhebung des Operculum parietale in der Tiefe des Sulcus lateralis sichtbar. In der primären Hörrinde gibt es eine „tonotopische" Gliederung, d. h. eine Anordnung der Schallreize nach ihrer Frequenz. Die primäre Hörrinde erhält Informationen aus beiden Ohren; der einseitige Ausfall führt somit nicht zur Taubheit.

Sensorisches Sprachzentrum (Wernicke): Das Wernicke-Zentrum liegt im Gyrus temporalis superior der dominanten Hemisphäre. Es erhält Informationen aus der Hörrinde und – über den Gyrus angularis – auch aus der Sehrinde. Fällt das sensorische Sprachzentrum isoliert aus (sensorische Aphasie/Wernicke-Aphasie) können akustische Signale zwar wahrgenommen, aber nicht mehr als Sprache interpretiert werden. Da auch die eigene Sprache nicht mehr interpretierbar ist, können die betroffenen Patienten Wörter zwar aussprechen, jedoch nicht mehr in einen sinnvollen Zusammenhang setzen (Leitsymptom *Paragrammatismus*: „... und dann ... ich bin dahin halt in das war schan immer so Klenik ...").

Lobus limbicus

Gedächtnis: Im Bereich der Hippocampusformation, die ebenfalls Teil der Endhirnrinde ist, finden wichtige Lern- und Gedächtnisprozesse statt. Allerdings weiß man heute, dass die Hippocampusformation nur für bestimmte – im Wesentlichen für die bewusst stattfindenden („expliziten") – Lern- und Gedächtnisvorgänge benötigt wird. Fällt der Hippocampus beidseits aus, so ist man nicht mehr in der Lage, sich bewusst neues Wissen anzueignen oder sich an neue Ereignisse zu erinnern. Andere Hirnregionen können jedoch weiterhin andere Lern- und Gedächtnisleistungen erbringen, die hauptsächlich unbewusst („implizit") ablaufen (Beispiel: Kleinhirn – motorisches Lernen). Zur Hippocampusformation gehören neben dem Hippocampus (s. Kap. 5) auch angrenzende Rindengebiete im Gyrus parahippocampalis.

Merke

Lokalisation funktioneller Bereiche
Die motorischen Bereiche liegen vor dem Sulcus centralis, die sensorischen Bereiche dahinter. Einzige Ausnahme: Riechrinde im Bereich des basalen Vorderhirns.

Lobus insularis

Geschmacksrepräsentation: Die gustatorische Rinde liegt im Bereich des Lobus insularis und im Operculum parietale. Die Geschmackswahrnehmung wird nur bei spezieller Indikation im Rahmen der neurologischen Untersuchung geprüft.

Lernhinweis

Oberflächenstrukturen des Endhirns
1. Orientierung und Übersicht: Wir betrachten das Endhirn als Ganzes. Beim Lernen der Strukturen des Endhirns ist die Orientierung an den Oberflächen des Gehirns von großer Bedeutung. Schwierigkeiten beim Aufsuchen von Strukturen entstehen oftmals dadurch, dass nach ihnen auf einer falschen Oberfläche gesucht wird. Daher sollten wir uns mit den Oberflächen, Kanten und Polen des Endhirns sehr gut vertraut machen (s. Abschnitt Orientierung und Übersicht).
2. Lappenuntergliederung: Wo beginnen und enden die einzelnen Lappen? Wir erlernen die Lappengrenzen (s. Abschnitt Hirnlappen + Tab. 4.1) und suchen diese am Gehirn auf (Abb. 4.1–4.4). Wir fertigen eine Skizze des Gehirns an (verschiedene Ansichten) und zeichnen in diese Skizze die Lappengrenzen aus dem Gedächtnis ein.
3. Furchen und Windungen: Welche Sulci und Gyri sind wichtig? Einige sind regelhafter und wichtiger als andere und gehören zum anatomischen Basiswissen (s. Abschnitt Sulci und Gyri + Tab. 4.2). Wir suchen diese Sulci und Gyri am Präparat auf (Abb. 4.5–4.10) und zeichnen sie in die angefertigte Gehirnskizze ein.
4. Funktionelle Bereiche: Wo liegen die einzelnen funktionellen Bereiche? Ihre Lage und die Ausfallssymptome nach einer Schädigung dieser Gebiete sind für die ärztliche Praxis besonders wichtig (Beispiel: Schlaganfall). Wir erlernen die einzelnen funktionellen Bereiche nach Tab. 4.3 und lokalisieren sie am Präparat (Abb. 4.5–4.10). Anschließend tragen wir sie aus dem Gedächtnis in eine Gehirnskizze ein (Abb. 4.11).

Prüfungsfragen

Die korrekten Antworten findet man auf S. 130.

1. Welche Aussage trifft nicht zu?
a) Die Fläche des Endhirns beträgt 0,2 m^2.
b) Zum Endhirn gehören die Endhirnrinde und subkortikale Kerngebiete.
c) Die Fissura longitudinalis cerebri trennt die beiden Endhirnhemisphären.
d) Das Auge ist entwicklungsgeschichtlich ein Abkömmling des Endhirns (Telencephalon).
e) Am Endhirn werden sechs Lappen (Lobi cerebri) unterschieden.

2. Welche Aussage trifft zu?
a) Der Sulcus centralis trennt Lobus frontalis und Lobus occipitalis.
b) Der Sulcus lateralis trennt den Lobus limbicus vom Lobus parietalis.
c) Der Sulcus cinguli trennt den Lobus frontalis vom Lobus parietalis.
d) Der Sulcus parietooccipitalis trennt den Lobus parietalis vom Lobus occipitalis.
e) Lobus insularis und Lobus parietalis grenzen nicht aneinander.

3. Welche Aussage trifft zu?
a) Zum Lobus frontalis gehört der Gyrus postcentralis.
b) Zum Lobus occipitalis gehört der Cuneus.
c) Zum Lobus parietalis gehört der Gyrus parahippocampalis.
d) Zum Lobus limbicus gehört der Gyrus temporalis inferior.
e) Zum Lobus temporalis gehört der Gyrus cinguli.

4. Welche Aussage trifft nicht zu?
Zur Riechbahn oder zur Riechrinde gehören:
a) Sulcus olfactorius
b) Gyrus semilunaris
c) Gyrus ambiens
d) Trigonum olfactorium
e) Area prepiriformis

5. Welche Aussage trifft nicht zu?
a) Die Lage der Gyri und Sulci variiert zwischen einzelnen Personen.
b) Die Lage der Gyri und Sulci variiert zwischen den beiden Hemisphären.
c) Die rechte Hemisphäre ist in 95% der Fälle die sogenannte dominante Hemisphäre.
d) Bei Linkshändern kann das motorische Sprachzentrum (Broca-Areal) in der rechten oder in der linken Hemisphäre liegen, zuweilen sogar in beiden Hemisphären.
e) Die nicht dominante Hemisphäre hat eine besondere Rolle für das räumliche Vorstellungsvermögen und das Musikverständnis.

6. Welche Aussage trifft zu?
a) Im basalen Abschnitt des Lobus temporalis finden sich Aspekte der „Persönlichkeit".
b) Im Bereich des Sulcus calcarinus liegt die primäre Sehrinde.
c) Im Gyrus precentralis liegt die primäre somatosensorische Rinde.
d) Die Rinde in den Gyri temporales transversi ist auf symbolisches Denken spezialisiert.
e) Das motorische Sprachzentrum liegt im Gyrus angularis.

7. Welche Aussage trifft nicht zu?
a) Der Gyrus precentralis liegt im Lobus frontalis.
b) Der Gyrus precentralis ist somatotop gegliedert (Homunculus). Die Repräsentation des Beins liegt in seinem oberen Bereich (Mantelkante).
c) Im Gyrus precentralis ist die kontralaterale Körperhälfte repräsentiert.
d) Im Gyrus precentralis ist das Areal für den Rumpf besonders groß.
e) Im Gyrus precentralis beginnen Teile der Pyramidenbahn (Tractus corticospinalis).

8. Welche Aussage trifft nicht zu?
a) Nach einer Schädigung des Broca-Areals treten Sprachstörungen auf.
b) Charakteristisch für eine Schädigung des Wernicke-Areals ist der Paragrammatismus.
c) Das Wernicke-Areal findet sich im Gyrus temporalis superior.
d) Das Broca-Areal liegt im Bereich des Gyrus frontalis inferior (Pars triangularis + Pars opercularis)
e) Das Broca-Areal liegt bei Rechtshändern im Regelfall in der rechten Hemisphäre.

9. Welche Aussage trifft zu?
Zum Lobus limbicus werden gezählt:
a) Gyrus rectus
b) Gyrus angularis
c) Gyrus lingualis
d) Gyrus parahippocampalis
e) Precuneus

10. Welche Aussage trifft zu?
a) Im Hippocampus findet motorisches Lernen statt.
b) Fällt der Hippocampus beidseits aus, so ist man nicht mehr in der Lage, sich bewusst neues Wissen anzueignen oder sich an neue Ereignisse zu erinnern.
c) In der primären Sehrinde sind jeweils die kontralateralen Gesichtsfelder repräsentiert.
d) Die primäre Hörrinde liegt im Bereich des Sulcus collateralis.
e) Der einseitige Ausfall der Hörrinde für zum Hörverlust im kontralateralen Ohr.

5 Mediansagittal-, Frontal- und Horizontalschnitte des Gehirns

Basiswissen

Hirnschnitte
- Bedeutung der Schnittanatomie für die ärztliche Praxis
- Mediansagittalschnitt: Benennung der Mittellinienstrukturen
- Frontal- und Horizontalschnittserien: Lage und Ausdehnung subkortikaler telenzephaler Kerne, des Hippocampus sowie der Hauptkerne des Diencephalons; entwicklungsgeschichtliche Zuordnung dieser Strukturen
- Randbildende Strukturen der Ventrikel
- Capsula interna: Kerngebiete, Anordnung der Fasern

Allgemeines

Während der Entwicklung des menschlichen Gehirns (s. Kap. 1) entstehen aus dem embryonalen Vorderhirn (Prosencephalon) das Zwischenhirn und zwei Endhirnbläschen. Der basale Teil der Endhirnbläschen, der dem Zwischenhirn benachbart ist, bildet Kerngebiete, die man als subkortikale Kerne bezeichnet. Aufgrund von Verschmelzungs- und Wachstumsprozessen liegen diese Kerngebiete beim Erwachsenen nicht mehr an der basalen Oberfläche des Endhirns, sondern im Inneren des Gehirns.

Die Kerngebiete im Hirninneren sieht man erst nach Durchschneidung des Gehirns. Üblicherweise werden ein Mediansagittalschnitt und jeweils eine Serie von Frontal- und Horizontalschnitten angelegt (Abb. 5.1). Nach der Präparation stehen Serien von Hirnscheiben eines Gehirns zur Verfügung, auf deren Oberfläche man die inneren Hirnstrukturen identifizieren und dreidimensional rekonstruieren kann. Über dieses grundlegende anatomische Verständnis hinaus sind diese Kenntnisse aber auch von herausragender praktischer Bedeutung: Moderne bildgebende Verfahren (Computertomografie [CT], Magnetresonanztomografie [MRT]) werden in der medizinischen Diagnostik und in der neurowissenschaftlichen Forschung eingesetzt und liefern Schnittbilder vom Gehirn des Lebenden. Die Kenntnis der „Schnittanatomie" des Gehirns bildet die Grundlage für die Interpretation dieser radiologischen Schnittbilder („Schnittbildanatomie").

Mediansagittalschnitt des Gehirns

Der Mediansagittalschnitt (Abb. 5.2 + 5.3) dient zur Darstellung der in der Mittellinie des Gehirns liegenden Strukturen. Bei der Herstellung des Präparates wurde Hirngewebe durchschnitten: Im Bereich des Endhirns erfolgte eine Durchtrennung von Verbindungsfasern (Kommissuren, z. B. Corpus callosum), im Bereich des Zwischenhirns die Eröffnung des III. Ventrikels und im Bereich des Hirnstamms die Teilung von kompaktem Hirnstammgewebe.

Unter dem Begriff „Kommissurenfasern" versteht man Nervenfasern, die Hirngebiete beider Seiten miteinander verbinden (Beispiel: die Rinde im Gyrus frontalis superior dexter mit der korrespondierenden Rinde im Gyrus frontalis superior sinister; s. Kap. 9, Abb. 9.1). Im Vorderhirn lagern sich diese Verbindungsfasern zu makroskopisch sichtbaren Faserbündeln, den Kommissuren, zusammen. Das Endhirn verfügt über drei Kommissuren (Tab. 5.1), entsprechend seiner stammesgeschichtlich (phylogenetisch) unterschiedlich alten Anteile: Neocortex (größter Anteil der Endhirnrinde), Archicortex (Hippocampus) und Paleocortex (Riechhirn). Diese Teile des Endhirns lassen sich histologisch unterscheiden. Auch das Zwischenhirn verfügt über makroskopisch identifizierbare Kommissuren (Tab. 5.1).

Wenn man sich einen Mediansagittalschnitt (Abb. 5.2) ansieht, sollte man systematisch vorzugehen: Zunächst betrachtet man die kortikale Oberfläche, dann die in der Mitte gelegenen Strukturen in der Umgebung des Balkens und des III. Ventrikels, schließlich Hirnstamm und Kleinhirn.

Die Strukturen der kortikalen Oberfläche (Facies medialis) wurden in Kap. 4 ausführlich abgehandelt und werden daher nur auf der Abbildung benannt (Abb. 5.2). In der **Mitte des Gehirns** erkennt man sowohl in der Übersicht (Abb. 5.2) als auch aus der Nähe (Abb. 5.3) als charakteristischste Struktur den länglichen Balken (*Corpus callosum*). Er wird in die Abschnitte Schnabel (Rostrum), Knie (Genu), Stamm (Truncus) und Wulst (Splenium) unterteilt. Der Balken wird von Fasern gebildet, die stammesgeschichtlich junge (neokortikale) Rindenareale beider Hemisphären miteinander verbinden („Kommissur des Neocortex").

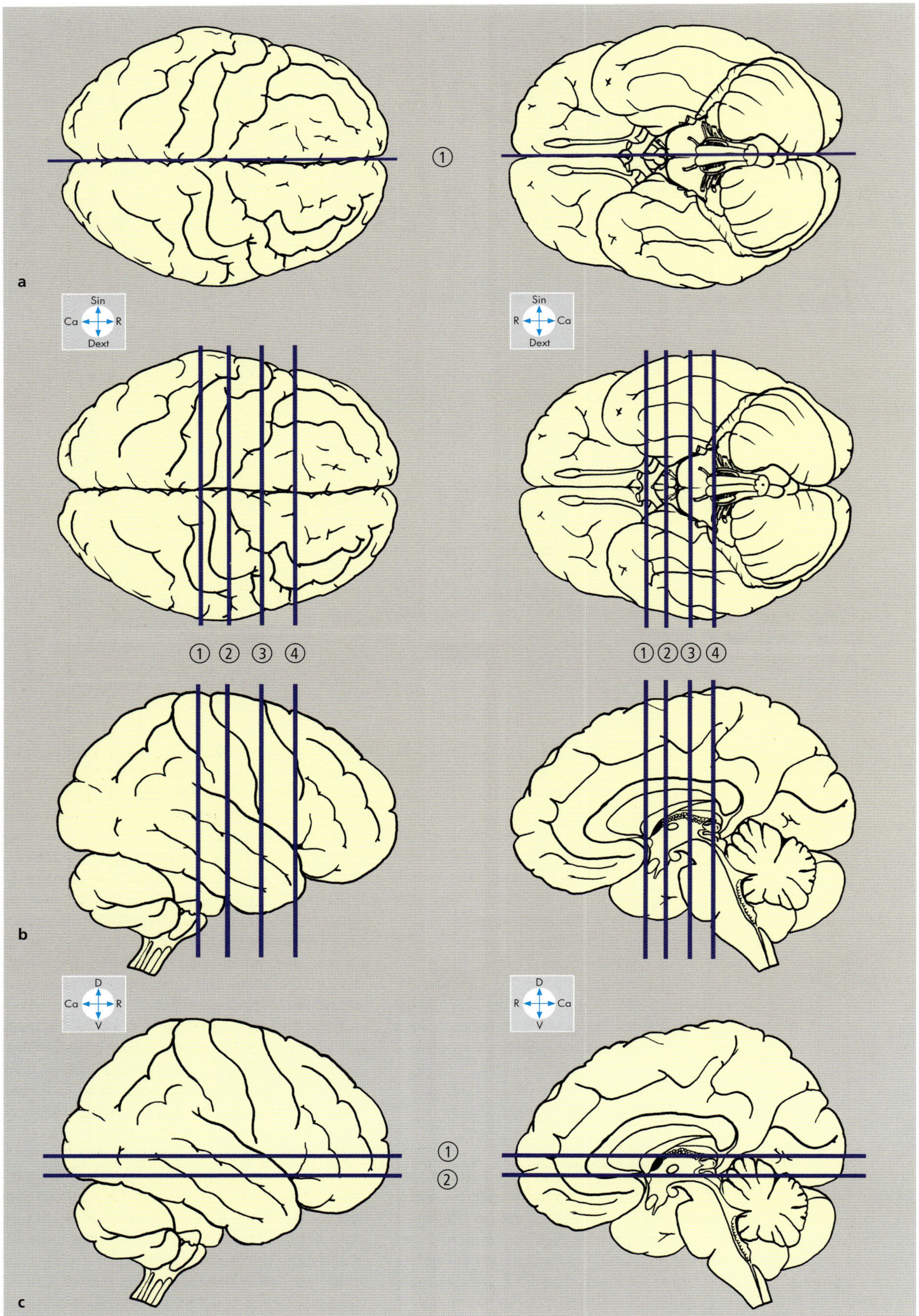

1. Mediansagittalschnitt (Abb. 5.2 + 5.3)

1. durch die Commissura anterior (Abb. 5.4– 5.7)
2. durch das Tuber cinereum (Abb. 5.8 + 5.9)
3. durch die Fossa interpeduncularis (Abb. 5.10 + 5.11)
4. durch das Corpus geniculatum laterale (Abb. 5.12 + 5.13)

1. durch die Foramina interventricularia (Abb. 5.14 + 5.15)
2. durch die Commissura anterior und die Commissura posterior (Abb. 5.16 + 5.17)

Abb. 5.1 Schnittführung durch das Gehirn; Übersicht.
a sagittale Schnittführung
b frontale Schnittführung
c horizontale Schnittführung

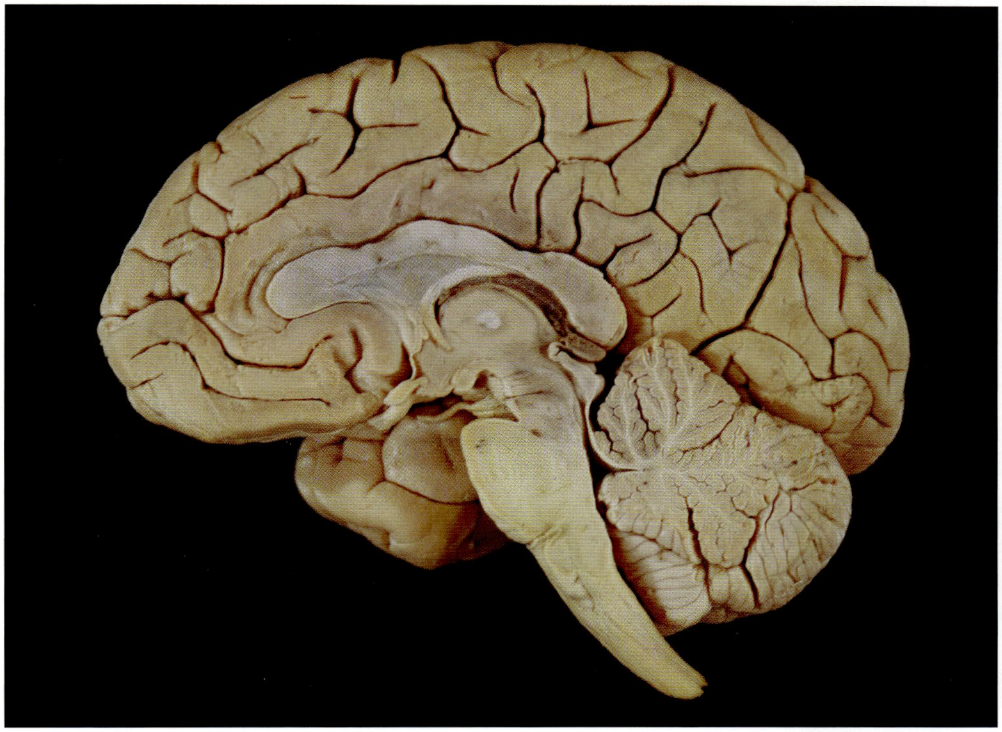
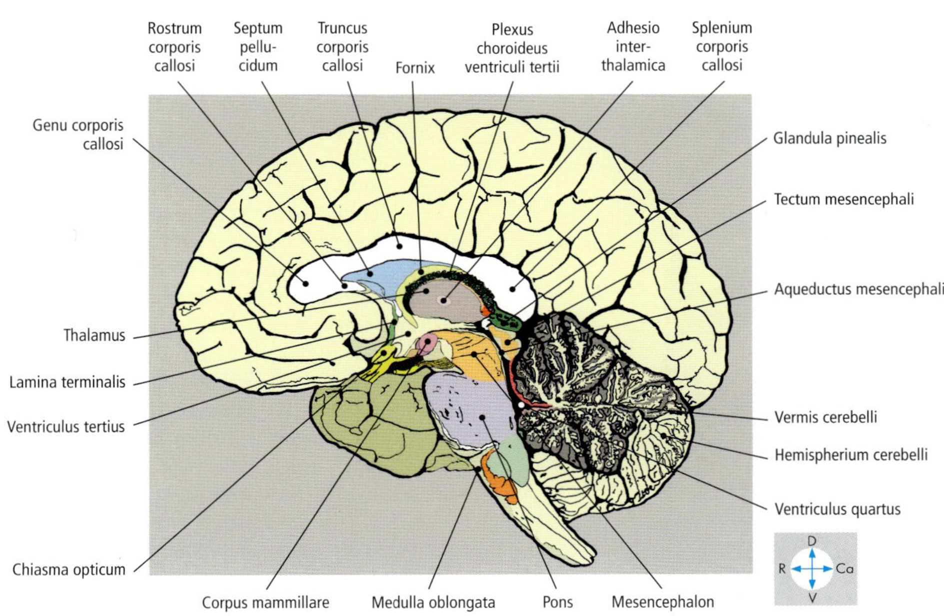

Abb. 5.2 Mediansagittalschnitt.

Tab. 5.1 Kommissuren des Vorderhirns im End- und Zwischenhirn.

Kommissur	Hirngebiet	Bedeutung
Corpus callosum	Telencephalon	Kommissur des Neocortex
Commissura fornicis	Telencephalon	Kommissur des Archicortex (Hippocampus)
Commissura anterior (rostralis)	Telencephalon	Kommissur des Paleocortex (Riechhirn)
Commissura habenularum	Diencephalon	Verbindung zwischen den Habenulakernen; vegetative Steuerung
Commissura posterior (epithalamica)	Diencephalon	Pupillenreflex; z. T. Verbindungen zum Mittelhirn

Unterhalb des Balkens findet man im vorderen Bereich eine sagittal stehende Scheidewand zwischen den Seitenventrikeln, das *Septum pellucidum*. Dem hinteren Bereich des Septum pellucidum liegt der *Fornix*, eine gewölbeartig geformte Faserstruktur an. Er enthält Fasern vom und zum Hippocampus und bildet das Dach („Gewölbe") des III. Ventrikels. Einige seiner Fasern kreuzen in der Commissura fornicis auf die Gegenseite (Kommissur des Archicortex; Darstellung der Commissura fornicis von dorsal in Kap. 8). Der Fornix grenzt mit seinen vorderen Abschnitten noch an eine weitere Kommissur, die *Commissura anterior*. In ihr kreuzen Fasern des Riechhirns (Kommissur des Paleocortex). Posterior der Commissura anterior und des Fornix liegt die Verbindung zwischen dem Seitenventrikel und dem III. Ventrikel, das *Foramen interventriculare*. Der Plexus choroideus des III. Ventrikels steht über diese Öffnung mit dem des Seitenventrikels in Verbindung (detaillierte Befestigungsverhältnisse des Plexus choroideus in Kap. 8). Nach okzipital schließt sich die Wölbung des Thalamus an, der häufig (in 50% der Fälle) an einer Stelle, der *Adhesio interthalamica*, mit dem Thalamus der Gegenseite verklebt ist. Durch die Adhesio interthalamica ziehen allerdings keine Nervenfasern hindurch; es handelt sich somit nicht um eine Kommissur.

Noch weiter posterior liegen die *Habenulakerne*, die an der Steuerung vegetativer Reaktionen des Körpers beteiligt sind, sowie die für die „innere Uhr" (zirkadiane Rhythmik) des Körpers wichtige Glandula pinealis (*Zirbeldrüse* [*Epiphyse*]). Der III. Ventrikel bildet im Bereich der Glandula pinealis kleinere Aussackungen (Recessus): den Recessus suprapinealis und den Recessus pinealis. Unterhalb der Glandula pinealis findet man die *Commissura posterior* (*epithalamica*), welche visuelle Anteile des Zwischenhirns sowie Kerngebiete des Mittelhirns miteinander verbindet und eine wichtige Rolle bei der Regulation des Pupillenreflexes spielt.

Wendet man sich wieder nach anterior und betrachtet die Strukturen der unteren Hälfte des III. Ventrikels, erkennt man zunächst die anteriore Begrenzung des III. Ventrikels, *die Lamina terminalis*. Sie ist entwicklungsgeschichtlich Teil des Endhirns (s. Kap. 1). An diese schließt sich nach basal das Gebiet des Hypothalamus (Zwischenhirn) mit dem Recessus opticus (oberhalb des Chiasma opticum) und dem Recessus infundibuli des III. Ventrikels an. Der Recessus infundibuli verengt sich nach unten zum Infundibulum der Hypophyse. Die Hypophyse fehlt in der Regel am isolierten Hirnpräparat, da sie bei der Entnahme des Gehirns aus dem Schädel abreißt. Sie wird üblicherweise an der Schädelbasis in situ präpariert (s. Kap. 2). An das Infundibulum schließt sich nach posterior das *Tuber cinereum* an, das mit den dahinter gelegenen *Corpora mammillaria* (Brustwarzenkörper) den Boden des III. Ventrikels bildet. Boden und seitliche Wand des III. Ventrikels werden unterhalb des Sulcus hypothalamicus vom *Hypothalamus*, einer zentralen Schaltstelle für die vegetativen Funktionen des Körpers, gebildet. Zum Hypothalamus zählen auch die Corpora mammillaria. Im hinteren Teil des III. Ventrikels verengt sich der Liquorraum zum *Aqueductus mesencephali*. Dort beginnt mit dem Mittelhirn der **Hirnstamm**. Die Anatomie des Hirnstamms wird in Kap. 6 detailliert besprochen.

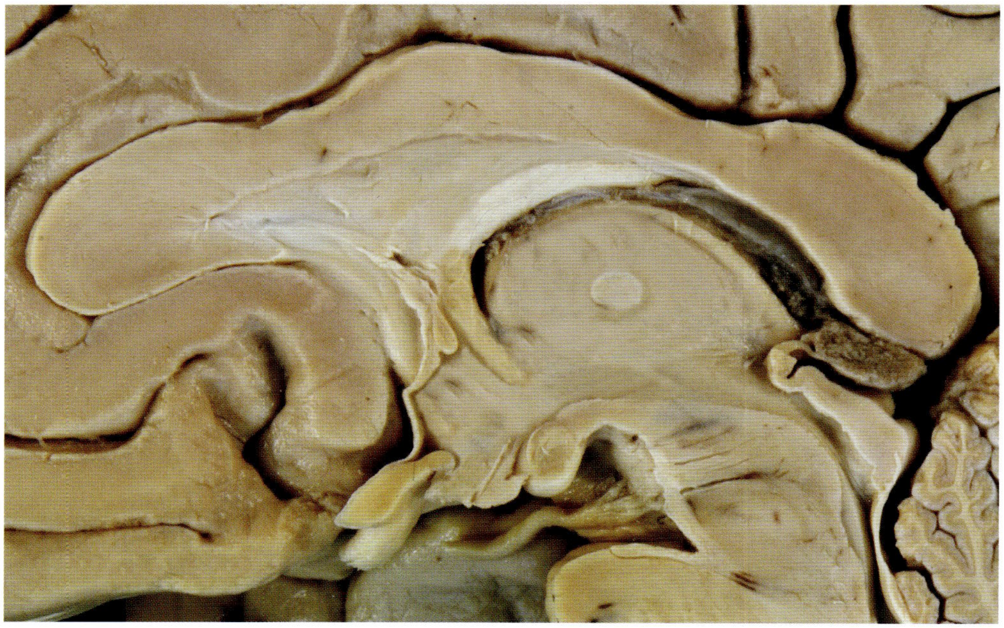

Abb. 5.3 Mediansagittalschnitt; Detailansicht.

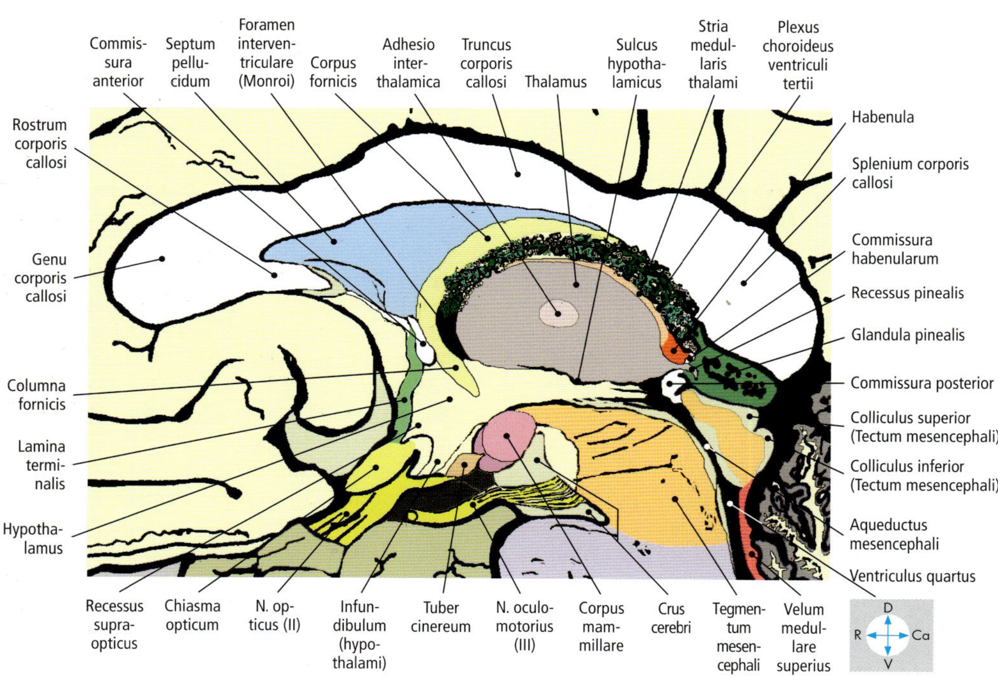

An diesem Präparat erkennt man: *Tectum mesencephali* (Mittelhirndach, dorsal des Aqueductus mesencephali), *Tegmentum* (Haube; graue Substanz im mittleren Bereich) und vorn die *Crura cerebri* (Hirnschenkel). Tegmentum und Crura cerebri werden auch als Pedunculi cerebri (Hirnstiele) zusammengefasst. Zwischen den Crura cerebri tritt in der Fossa interpeduncularis der N. oculomotorius (III) aus. Nach kaudal schließt sich an das Mittelhirn das Rautenhirn mit Pons, Medulla oblongata und Cerebellum an. Besonders deutlich erkennbar ist am Mediansagittalschnitt die zeltförmige Ausziehung des IV. Ventrikels nach dorsal.

Frontalschnitte des Gehirns

Im Rahmen der anatomischen Präparation werden in der Regel vier Frontalschnitte durch ein ganzes Gehirn oder durch eine Hemisphäre gelegt. Die genaue Zahl der Schnitte und die gewählte Schnittführung können variieren. An den hier abgebildeten Präparaten wurden Schnitte durch die Commissura anterior (Abb. 5.4 – 5.7), durch das Tuber cinereum (Abb. 5.8 + 5.9), durch die Fossa interpeduncularis (Abb. 5.10 + 5.11) sowie durch das Corpus geniculatum laterale (Abb. 5.12 + 5.13) gelegt. Es entstehen auf diese Weise fünf Scheiben oder Blöcke, die man sowohl von anterior als auch von posterior betrachten kann.

Zunächst nimmt man sich die außen liegenden und anschließend die im Inneren liegenden Strukturen der Hirnscheiben vor. Man wählt bestimmte Strukturen aus – z. B. einzelne Kerne – und verfolgt diese in ihrer Längsausdehnung über die gesamte Schnittserie hinweg. Danach sucht man diese Strukturen auch in den Horizontalschnittserien auf (Abb. 5.14 – 5.17). Auf diese Weise kann man ein dreidimensionales Bild der inneren Hirnstrukturen gewinnen.

Frontalschnitt durch die Commissura anterior (Ansicht von posterior)

Auf diesem Schnitt (Abb. 5.4 + 5.5) wird die **äußere Hirnoberfläche** von Teilen des Lobus frontalis und des Lobus temporalis gebildet. Zwischen dem Lobus frontalis und dem Lobus temporalis senkt sich der Sulcus lateralis cerebri in die Tiefe. Folgt man diesem Sulcus, so trifft man auf ein tiefer gelegenes Rindengebiet, das von Anteilen des Lobus frontalis und des Lobus temporalis überdeckt wird. Dieses Rindengebiet ist die *Insula*; die sie bedeckenden Rindenanteile werden als *Opercula* (Deckel; s. Kap. 4) und der mit Liquor gefüllte Raum zwischen ihr und dem Operculum wird als *Fossa lateralis cerebri* bezeichnet. Auf der Insula verzweigt sich die A. cerebri media. An der dorsalen Oberfläche senkt sich median die Fissura longitudinalis cerebri in die Tiefe und erreicht das Corpus callosum (Balken). Auf dem Corpus callosum liegen die Aa. pericallosae (Äste der A. cerebri anterior). An der basalen Oberfläche erkennt man das Trigonum olfactorium und den Gyrus rectus.

Wendet man sich den **inneren Strukturen** zu, so ist zunächst einmal eine Untergliederung in *Substantia grisea* (graue Substanz) und *Substantia alba* (weiße Substanz) erkennbar. Die graue Substanz findet sich zum einen im Bereich der an der Oberfläche gelegenen Rinde, zum anderen in Form von Kerngebieten im Inneren des Gehirns. Im dorsalen Drittel des Schnittes kann man unterhalb der Rinde überwiegend weiße Substanz erkennen. Im mittleren Drittel des Schnittes liegen die subkortikalen Kerngebiete des Telencephalons und die Kerne des Diencephalons (Tab. 5.2). Die im Inneren des Gehirns liegenden Kerne werden manchmal unter dem Begriff „Basalganglien" zusammengefasst. Dieser Begriff ist allerdings unscharf und wird in den Lehrbüchern und in der medizinischen Praxis unterschiedlich verwendet (s. Merke Basales motorisches System).

Die Abgrenzung der einzelnen Kerngebiete gelingt bei Betrachtung des Präparates aus der Nähe (Abb. 5.5): Am weitesten dorsal liegt der Streifenkörper, *Corpus striatum*. Er wird durch die Fasern der inneren Kapsel (*Capsula interna*) in zwei Anteile, den Schweifkern (*Nucleus caudatus*) und den Schalenkörper (*Putamen*), geteilt. Lateral des Putamens sieht man die Vormauer (*Claustrum*). Das Claustrum wird vom Putamen durch die äußere Kapsel (*Capsula externa*) und von der Inselrinde durch die äußerste Kapsel (*Capsula extrema*) getrennt. Unterhalb der Ganglien imponiert ein kompakter Streifen aus weißer Substanz, die Commissura anterior. Sie verbindet ventrale Bereiche der Hemisphären – insbeson-

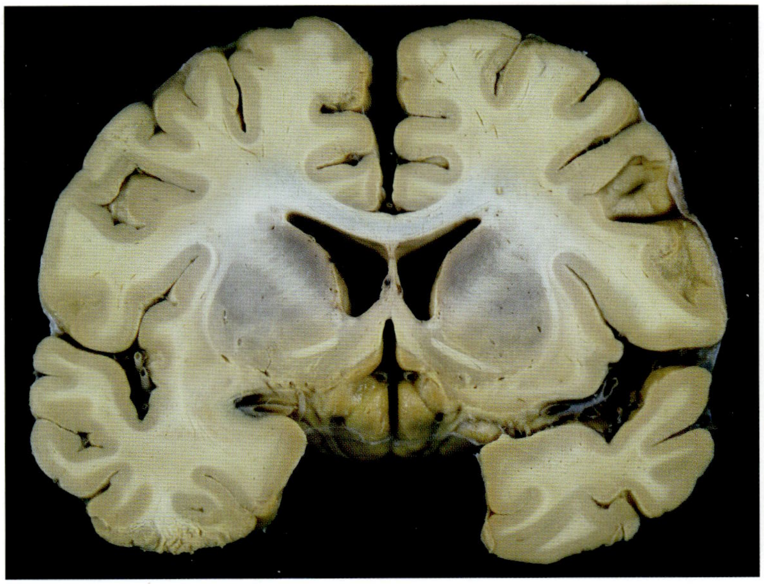

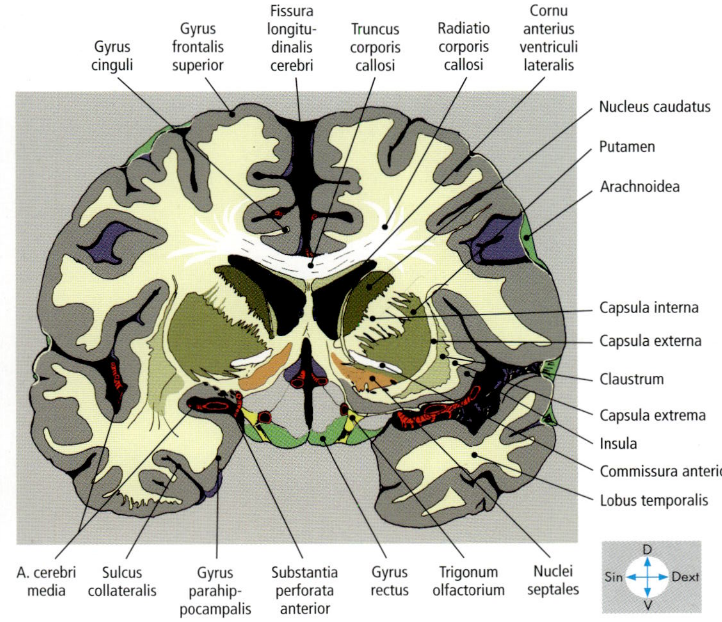

Abb. 5.4 Frontalschnitt durch die Commissura anterior; Ansicht von posterior.

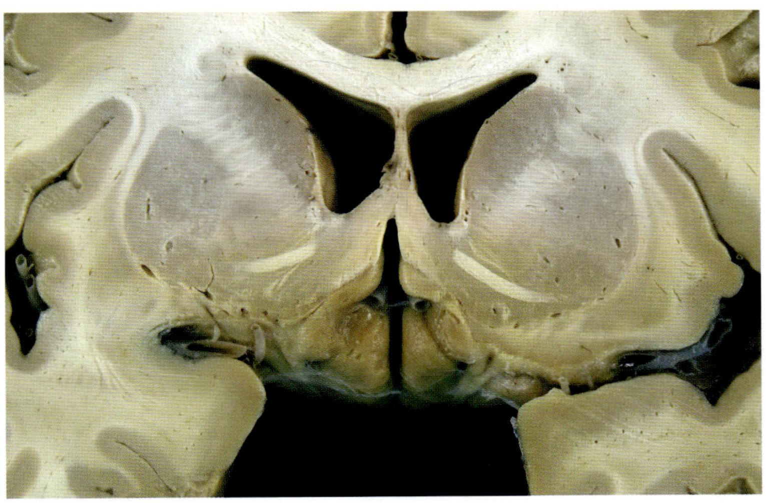

Abb. 5.5 Frontalschnitt durch die Commissura anterior; Ansicht von posterior; Detail.

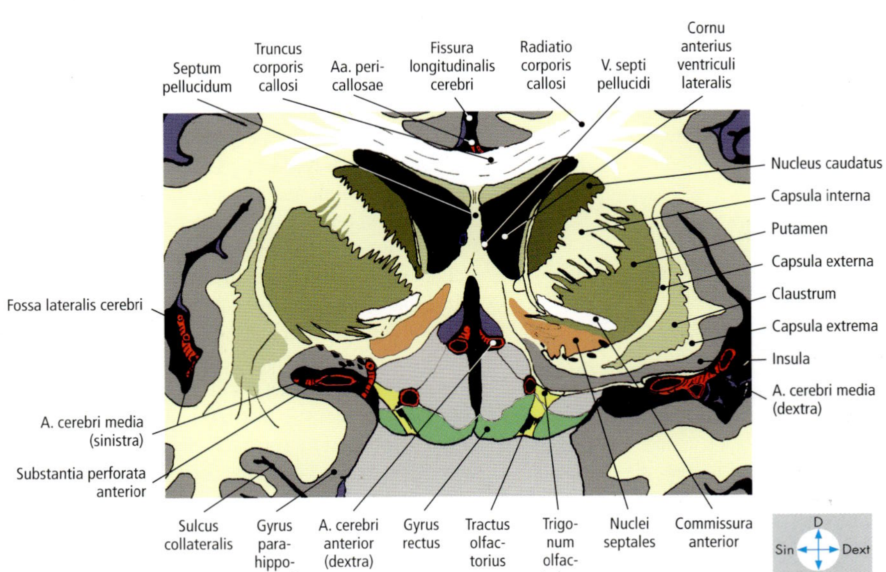

dere Anteile des Riechhirns – miteinander. Basal der Commissura anterior liegen die Nuclei septales, die eng mit dem Hippocampus verbunden sind und eine wichtige Rolle bei Lern- und Gedächtnisprozessen spielen.

Im Bereich der Mittellinie lassen sich die **inneren Hohlräume** (Ventrikel) des Gehirns erkennen. Hier ist das Vorderhorn (Cornu anterius) des Seitenventrikels (*Ventriculus lateralis*) angeschnitten. Dessen laterale Wand wird durch den Kopf des Schweifkerns (Caput nuclei caudati), seine mediale Wand durch das Septum pellucidum (mit Vena septi pellucidi) und sein Dach vom Corpus callosum gebildet (Tab. 5.4). Die paarigen Septa pellucida schließen das Cavum septi pellucidi ein (auf dieser Schnittserie nicht erkennbar).

Frontalschnitt durch die Commissura anterior (Ansicht von anterior)

Auf der komplementären Schnittfläche (Blickrichtung von vorn auf den hinteren Teil des Gehirns; Abb. 5.6) lassen sich auf dem Frontalschnitt im Wesentlichen dieselben Strukturen finden. Darüber hinaus erkennt man in der Mitte der Hirnbasis die Seh-

Merke

Basales motorisches System
Die primäre motorische Rinde gleicht alle Bewegungsabläufe mit dem basalen motorischen System ab. Dieses plant komplexe Bewegungen und reguliert Muskelspannung (Muskeltonus) und Bewegungsgeschwindigkeit. Zum basalen motorischen System gehören subkortikale Kerne des Endhirns (Nucleus caudatus, Putamen), Kerne des Zwischenhirns (Globus pallidus, Nucleus subthalamicus) und die Substantia nigra des Mittelhirns. Diese Kerne sind eng miteinander und über den Thalamus mit der Endhirnrinde verbunden (s. Kap. 11).

Tab. 5.2 Kerngebiete des Gehirns und ihre systematische und funktionelle Zuordnung.

Hirnteil	Kerngebiet	Funktion
Telencephalon	• Claustrum • Corpus amygdaloideum • Nucleus basalis Meynert + Nuclei septales • Striatum (Nucleus caudatus + Putamen)	• ungeklärt • emotionale und vegetative Steuerung • cholinerge Innervation des Kortex; Gedächtnis • basales motorisches System
Diencephalon	• Globus pallidus • Thalamus	• basales motorisches System • Tab. 5.3
Mesencephalon	• Nucleus ruber • Substantia nigra	• basales motorisches System • basales motorisches System

Klinik

Schädigung des basalen motorischen Systems

Schädigungen im basalen motorischen System führen zu Störungen der Motorik. Zwei Symptomkombinationen sind relativ charakteristisch:

- *hypokinetisch-hypertone Bewegungsstörungen* (Störungen mit Bewegungsarmut und erhöhter Muskelspannung): z. B. im Rahmen der Parkinson-Krankheit als Folge einer Neurodegeneration der Substantia nigra (s. Kap. 6)
- *hyperkinetisch-hypotone Bewegungsstörungen* (Störungen mit schnellen, unwillkürlichen Bewegungen und reduzierter Muskelspannung): z. B. im Rahmen einer Chorea Huntington („Veitstanz") als Folge der Degeneration des Striatums. Bei dieser Krankheit führen die Patienten unwillkürliche Muskelbewegungen aus, schneiden Grimassen und leiden unter zunehmenden Persönlichkeitsveränderungen bis hin zur Demenz.

nervenkreuzung (*Chiasma opticum*). Sie wird vom Circulus arteriosus cerebri umschlungen (s. Kap. 3). Dorsal des Chiasma opticum ist der Recessus opticus des III. Ventrikels eröffnet. In der Tiefe des linken Seitenventrikels liegt der Plexus choroideus. Betrachtet man an diesem Präparat die basalen Kerngebiete aus der Nähe (Abb. 5.7), so kann man in der linken Hirnhälfte (rechte Bildseite) Putamen (Endhirn) und Globus pallidus (Zwischenhirn) identifizieren.

Frontalschnitt durch das Tuber cinereum (Ansicht von anterior)

Die **oberflächlichen kortikalen Strukturen** sind an diesem Präparat (Abb. 5.8 + 5.9) deutlich zu erkennen und werden nicht im Einzelnen erläutert. Zur Orientierung dienen die Fissura longitudinalis cerebri, der Sulcus lateralis und die Insula. Zwischen den Temporallappen findet man Strukturen des **Hirnstamms**, die Crura cerebri des Mesencephalons und die basale Oberfläche des Pons. Zwischen den Crura cerebri liegt eine Grube (Fossa interpeduncularis), aus welcher die Nn. oculomotorii (III) austreten. Bei näherer Betrachtung (Abb. 5.9) sieht man, dass die Nn. oculomotorii zwischen der A. cerebri posterior und der A. superior cerebelli – in der sog. Okulomotoriusgabel – hervorkommen. Diese Gefäße entstehen aus der in der Mittellinie gelegenen A. basilaris (s. Kap. 3). Etwas seitlich und rostral davon befinden sich die ovalen Anschnitte der Tractus optici.

Im **Inneren** (Abb. 5.9) kommen Corpus callosum, Nucleus caudatus, Putamen, Globus pallidus, Claustrum und Capsula interna zur Darstellung. Unterhalb des Putamens fallen mehrere kleine „Löcher" auf. Hierbei handelt es sich um Anschnitte zentraler Gefäßäste (s. Kap. 3). Darüber hinaus erkennt man medial die Hauptkerngebiete des Diencephalons (Zwischenhirn): *Thalamus* und *Hypothalamus* (Tab. 5.3). Der basale Teil des Hypothalamus wird durch das Tuber cinereum und die Corpora mammillaria gebildet. Im Hypothalamus kann man die Faserbündel des Fornix sehen, die vom Hippocampus bis in die Corpora mammillaria ziehen (Columna posterior fornicis). In der Tiefe des mediobasalen Temporallappens sind beidseits die Corpora amygdaloidea (Mandelkerne) und die vordersten Anteile des Hippocampus angeschnitten.

In den **inneren Hohlräumen** finden sich beidseits die Seitenventrikel (jeweils Pars centralis), in der Mittellinie der III. Ventrikel sowie die Foramina interventricularia, welche die Seitenventrikel mit dem III. Ventrikel verbinden. Darüber hinaus erkennt man die randbildenden Strukturen der Ventrikel, die bei der Interpretation von CT- und MRT-Bildern benötigt werden: Die Wand der Pars centralis des Seitenventrikels wird nach dorsal vom Corpus callosum, nach lateral vom Nucleus caudatus sowie nach medial von Fornix und Septum pellucidum begrenzt (Tab. 5.4). Der III. Ventrikel wird nach dorsal von Fornix und Tela choroidea, zu den Seiten und nach basal vom Thalamus und vom Hypothalamus umrahmt.

In der Mittellinie ist die Adhesio interthalamica, eine oberflächliche Verklebung der beiden Thalami, sichtbar. In den beiden Seitenventrikeln und im III. Ventrikel befindet sich der Plexus choroideus. Zieht man ihn von seiner Grundlage ab, so entstehen drei „Abrisslinien", an denen er im Bereich der Seitenventrikel (Taenia choroidea, Taenia fornicis) und im Bereich des III. Ventrikels (Taenia thalami) befestigt ist (s. Kap. 8).

Merke

Thalamus: Schlüsselfunktion für die Sensorik

Der Thalamus dient als Integrationszentrum für alle Signale, die zur Endhirnrinde gelangen. Fast alle inneren und äußeren Sinneswahrnehmungen des Körpers (Ausnahme: olfaktorisches System) werden zuerst im Thalamus umgeschaltet, bevor sie den Kortex erreichen und „bewusst" werden können. Der Thalamus besitzt somit eine Schlüsselfunktion für die Sensorik und wird von manchen Autoren als „Tor zum Bewusstsein" bezeichnet. Darüber hinaus besitzt er Aufgaben im Rahmen der Motorik und bei der Steuerung der vegetativen Funktionen.

Frontalschnitt auf Höhe der Fossa interpeduncularis (Ansicht von anterior)

Diese Schnittebene (Abb. 5.10 + 5.11) lässt neben Telencephalon und Diencephalon auch Anschnitte des Mesencephalons und des Pons erkennen. Die schräge Schnittführung durch den Hirnstamm erscheint zunächst ungewöhnlich, da zur Präparation des Hirnstammes in der Regel Schnitte senkrecht zur Längsachse des Hirnstamms angefertigt werden (s. Kap. 6). Die hier verwendete Schnittebene durch den Hirnstamm entspricht der Schnittebene durch den Hirnstamm bei koronaler (frontaler) Schnittführung im CT oder MRT. Sie ist daher im Vergleich zu den klassischen Querschnitten des Hirnstamms von größerer praktischer Bedeutung.

Bei der Betrachtung der **äußeren kortikalen Oberfläche** orientiert man sich wiederum an der Fissura longitudinalis superior, dem Sulcus lateralis und der Insula (Abb. 5.10). Des Weiteren sind (im Bild links) im Uhrzeigersinn von basal nach dorsal u. a. der Sulcus collateralis, Sulcus occipitotemporalis, Sulcus centralis, Sulcus cinguli, Sulcus corporis callosi sowie die entsprechenden Gyri zu erkennen.

Von den im **Inneren** gelegenen Strukturen (Abb. 5.11) sucht man zunächst das Corpus callosum auf und besieht sich die darunter gelegenen Anschnitte der Kerne und der Capsulae. Von medial nach lateral folgen: Thalamus, Corpus nuclei caudati, Capsula interna, Globus pallidus, Putamen, Capsula externa, Claustrum und Capsula extrema.

Im Unterschied zum vorherigen Frontalschnitt kann man auf diesem Präparat die Fasern der Capsula interna in ihrem Verlauf vom Kortex bis zum Hirnstamm verfolgen. Basal der Kerne des Thalamus finden sich einerseits Kerngebiete des Zwischenhirns – wie der für die Motorik wichtige Nucleus subthalamicus –, andererseits sind auch Kerngebiete des Mittelhirns – wie der rote Kern (*Nucleus ruber*) und die schwarze Substanz (*Substantia nigra*) – angeschnitten. Die Faserbündel der Capsula interna trennen diese Kerngebiete vom weiter lateral gelegenen Tractus opticus, dem Corpus geniculatum laterale (thalamische Schaltstelle des visuellen Systems) sowie von der Cauda nuclei caudati. Unterhalb dieser Strukturen erkennt man im medialen Temporallappen die Hippocampusformation. Sie besteht aus kortikalen Anteilen im Gyrus parahippocampalis (Area entorhinalis), dem Ammonshorn (Cornu ammonis) und der gezähnten Windung (Gyrus dentatus). Die Fimbria hippocampi liegt dem Hippocampus dorsal auf und setzt sich in den Fornix fort.

Betrachtet man das **Ventrikelsystem** auf diesem Schnitt (Abb. 5.11), so erscheinen die Partes centrales der Seitenventrikel und der III. Ventrikel in Form eines „Y" angeordnet. Die randbildenden Strukturen der Ventrikel sind durch diese Schnittführung besonders deutlich erkennbar: So wird das Dach der Seitenventrikel vom Corpus callosum, die Seitenwand

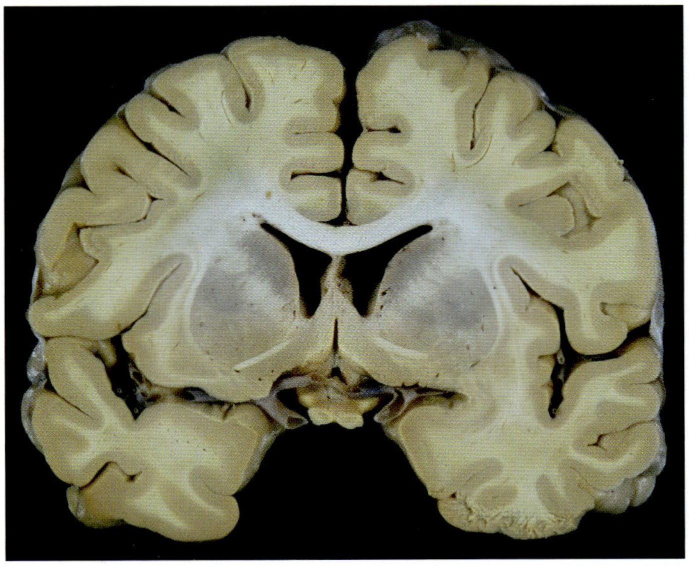

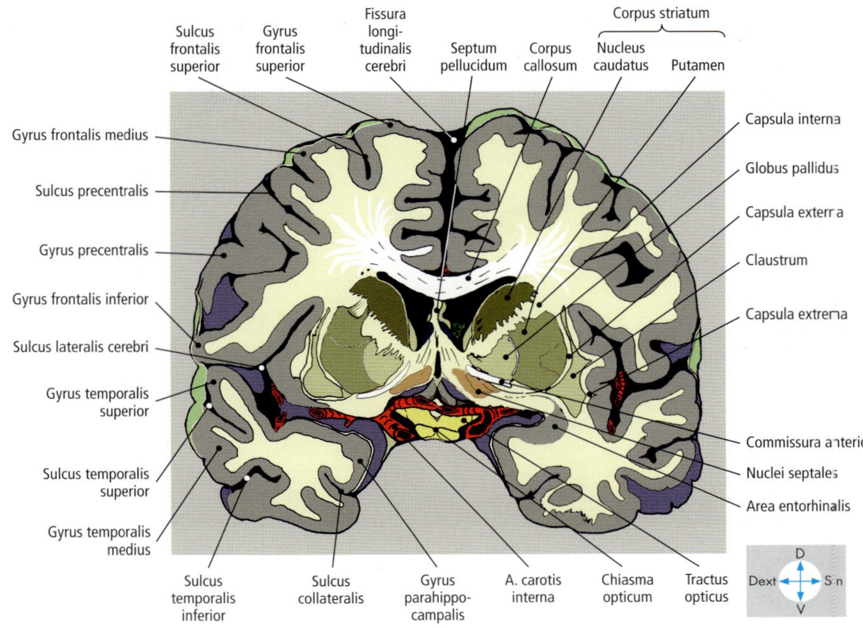

Abb. 5.6 Frontalschnitt durch die Commissura anterior; Ansicht von anterior.

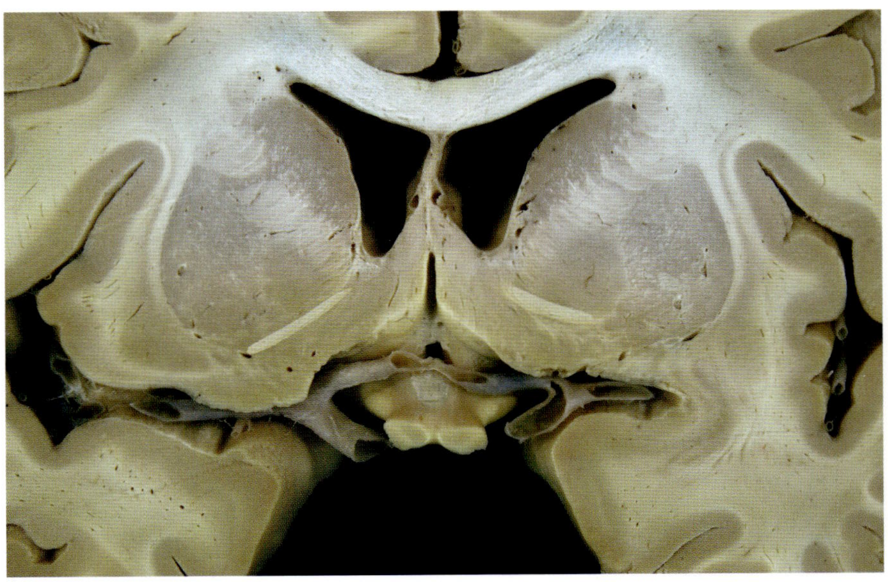

Abb. 5.7 Frontalschnitt durch die Commissura anterior; Ansicht von anterior; Detail.

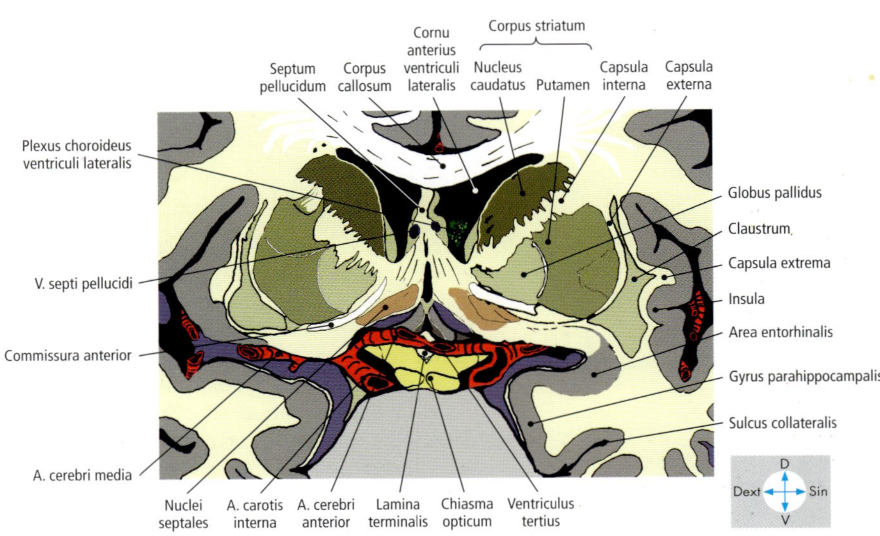

Klinik

Demenz, Hippocampusformation und Alzheimer-Krankheit

Der Begriff „Demenz" beschreibt in der klinischen Praxis die zunehmende Einschränkung der geistigen Leistungsfähigkeit eines Patienten. Kennzeichnend sind der Verlust von Lernen und Gedächtnis, symbolischen Denkleistungen (Lesen, Schreiben, Rechnen) und der Orientierung (Ort und Zeit).

Eine Demenz tritt meist im höheren Alter auf („Altersdemenz"). Ursachen sind die Alzheimer-Krankheit, andere neurodegenerative Krankheiten (Krankheiten mit einem langsam fortschreitenden Nervenzellverlust) und Gefäßerkrankungen; Mischformen kommen ebenfalls vor. Je nach Ursache können zu den oben erwähnten Demenzsymptomen noch weitere neurologische Symptome hinzutreten, die dem Arzt helfen können, die verschiedenen Krankheitsbilder zu unterscheiden (Differenzialdiagnose). Die endgültige Diagnosestellung gelingt aber oft erst durch die Autopsie.

Die Alzheimer-Krankheit (Alois Alzheimer: 1864–1915) ist die häufigste Ursache einer Demenz. Histologisch findet der Pathologe eine krankhafte Ablagerung von Proteinen außerhalb (β-Amyloid) und innerhalb (Neurofibrillenveränderung) der Nervenzellen. Diese Proteinablagerungen führen schließlich zum Nervenzelluntergang (Neurodegeneration). Die Neurodegeneration vollzieht sich in charakteristischer Reihenfolge: Sie beginnt in der Rinde des Temporallappens, erfasst dann die Hippocampusformation und erreicht schließlich den Neocortex. Mit der Erkrankung der Hippocampusformation (wichtig für das explizite Gedächtnis) beginnen die Demenzsymptome: Die Patienten klagen über erste Lern- und Gedächtnisprobleme.

Die Zusammenhänge zwischen den pathologisch-anatomischen Veränderungen und den klinischen Symptomen der Alzheimer-Krankheit wurden von den Anatomen Eva und Heiko Braak (Frankfurt/Main) beschrieben. Sie sind inzwischen Grundlage einer international verwendeten Stadieneinteilung (Braak-Stadien) der Krankheit.

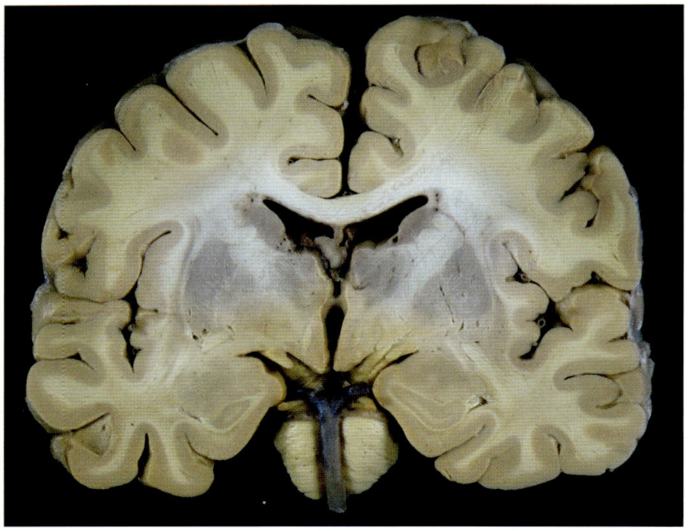

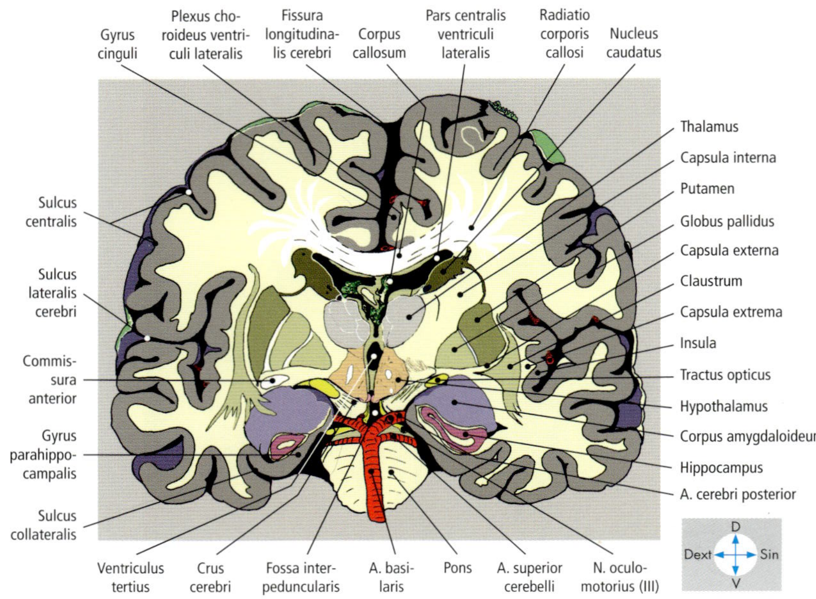

Abb. 5.8 Frontalschnitt durch das Tuber cinereum; Ansicht von anterior.

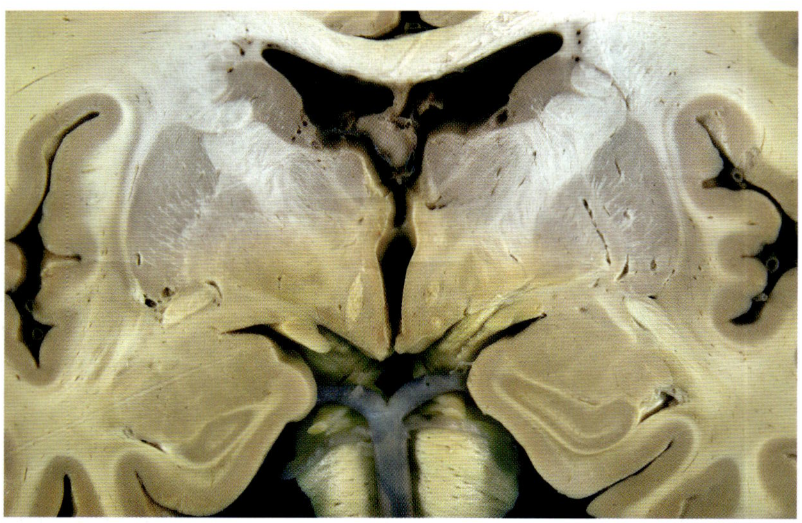

Abb. 5.9 Frontalschnitt durch das Tuber cinereum; Detail.

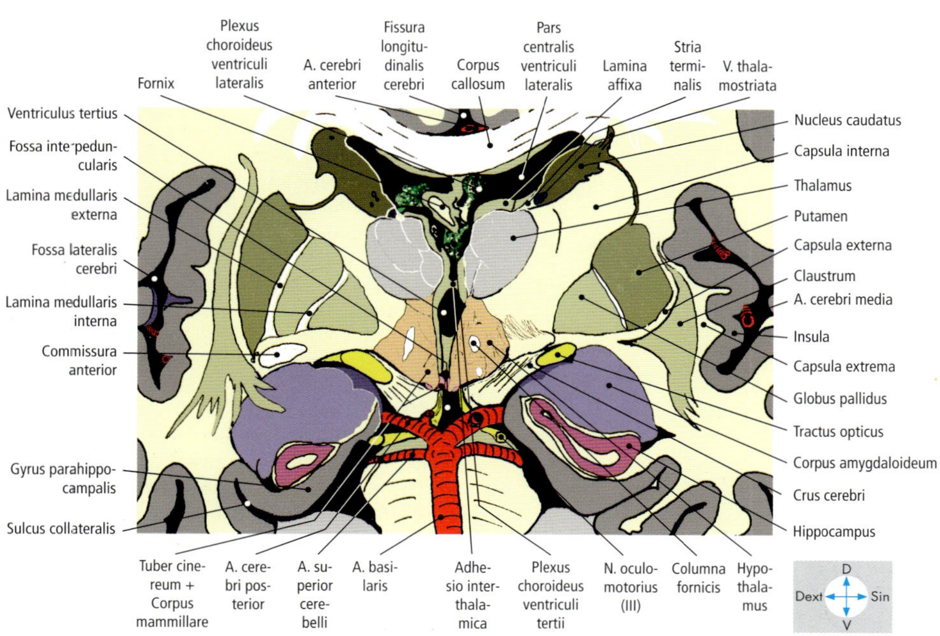

vom Nucleus caudatus, der Boden vom Thalamus, die mittlere Scheidewand vom hinteren Abschnitt des Fornix gebildet. Das Dach des III. Ventrikels wird vom Fornix und von der bindegewebigen Tela choroidea, die Seitenwand des III. Ventrikels von Thalamus und Hypothalamus begrenzt; den Boden umgeben basale Anteile des Hypothalamus (Tab. 5.4 + Abb. 5.10). Im Bereich des Temporallappens sind jetzt auch die Cornua inferiora der Seitenventrikel angeschnitten. Ihre randbildenden Strukturen sind die Cauda nuclei caudati (Dach), die Fimbria hippocampi mit dem Plexus choroideus (mediale Wand), der Hippocampuswulst (Boden) sowie Anteile der Radiatio optica (laterale Wand; Tab. 5.4).

Die Strukturen des **Hirnstammes** – in der Mittellinie – werden in Kap. 6 genauer besprochen. Neben Kerngebieten des **Mesencephalons** (Nucleus ruber, Substantia nigra) liegen die Crura cerebri mit den absteigenden Fasern der Capsula interna. Aufgrund der schrägen Schnittführung ist in der Mitte die Fossa interpeduncularis eröffnet, die auf diesem Schnitt nicht mit dem Aqueductus mesencephali verwechselt werden sollte. Darunter findet sich ein Anschnitt des **Pons** mit deutlich erkennbaren längs und quer verlaufenden Faseranschnitten (Fibrae pontis longitudinales und transversi; Fasern zum Rückenmark und zum Kleinhirn).

Frontalschnitt auf Höhe des Corpus geniculatum laterale (Ansicht von anterior)

Neben Telencephalon und Diencephalon sind in dieser Schnittebene (Abb. 5.12 + 5.13) auch Mesencephalon und Pons angeschnitten. Der Pons setzt sich im verlängerten Mark (Medulla oblongata) und dieses wiederum im Rückenmark (Medulla spinalis) fort. In der Tiefe ist das Kleinhirn sichtbar.

Auf der **äußeren Oberfläche** des Telencephalons (Abb. 5.12) sind die Fissura longitudinalis cerebri, der Sulcus lateralis und die posterioren Anteile der Insula zu sehen. Darüber hinaus finden sich einige prominente Gyri und Sulci. Im Uhrzeigersinn von ba-

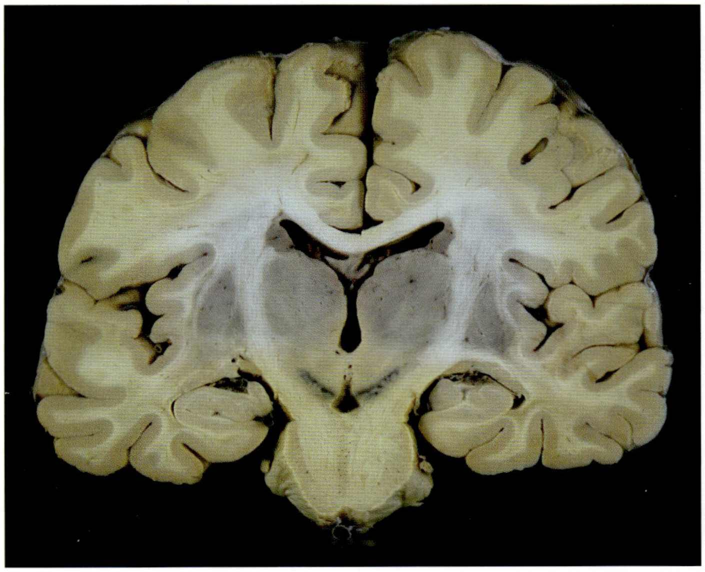

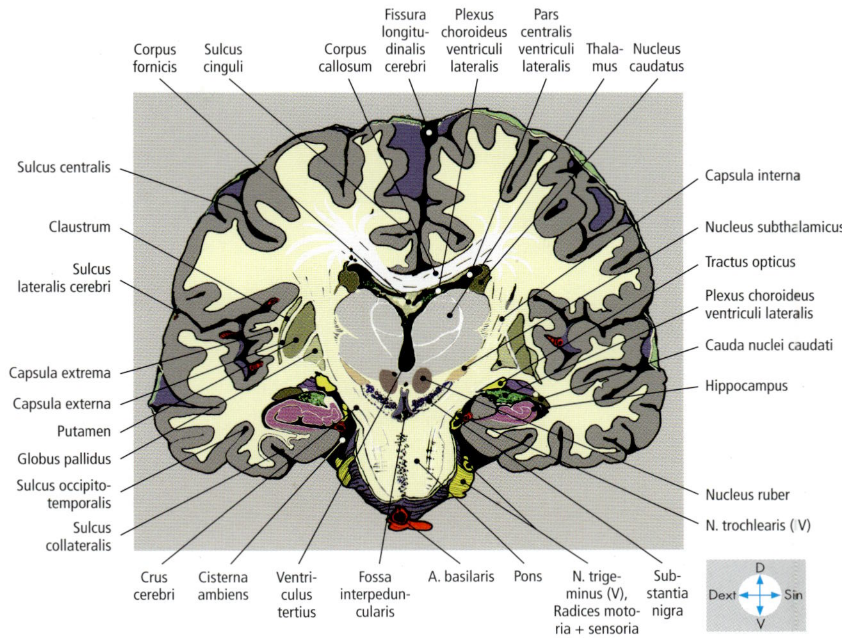

Abb. 5.10 Frontalschnitt in Höhe der Fossa interpeduncularis; Ansicht von anterior.

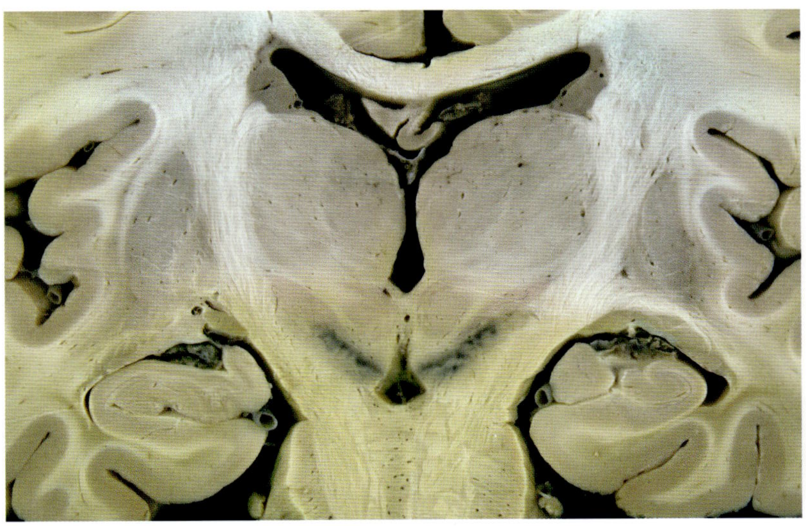

Abb. 5.11 Frontalschnitt in Höhe der Fossa interpeduncularis; Detail.

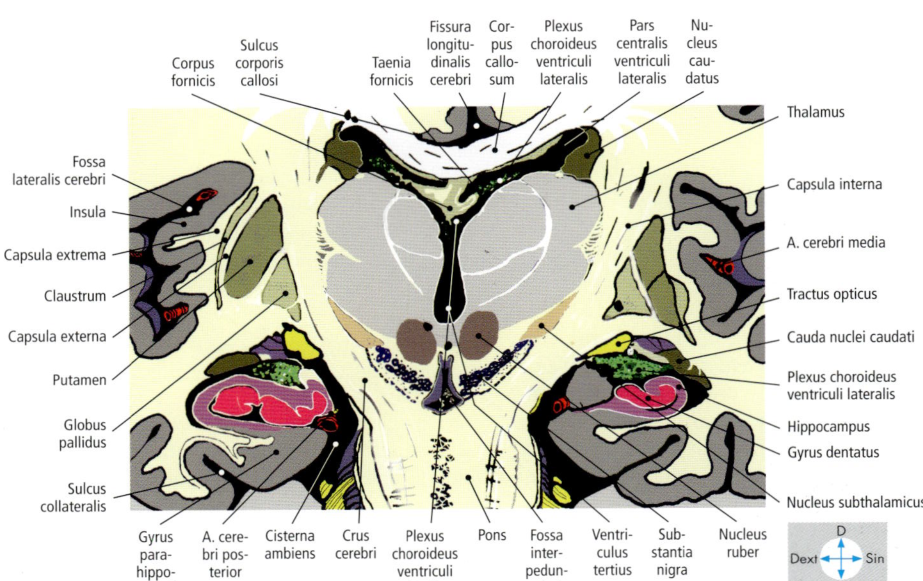

sal nach dorsal sind dies (linke Hälfte des Bildes): Sulcus collateralis, Sulcus occipitotemporalis, Gyri temporales transversi, Lobulus parietalis inferior, Sulcus postcentralis, Gyrus postcentralis, Sulcus centralis und Lobulus paracentralis.

Betrachtet man die **tieferen Strukturen** in der Übersicht (Abb. 5.12) und aus der Nähe (Abb. 5.13), findet man basal des Corpus callosum zunächst Anschnitte der Kerne und der Capsulae. Am weitesten dorsal lässt sich das Corpus nuclei caudati erkennen, das über Brücken grauer Substanz (Pontes grisei caudatolenticulares) mit dem Putamen in Verbindung steht. Etwas tiefer tritt in der Mittellinie die Epiphyse (Glandula pinealis) hervor, die beim älteren Menschen Kalk („Hirnsand") enthalten kann. Die Epiphyse ist von extrazerebralem Bindegewebe, das auch die Venae internae cerebri enthält, umgeben. Funktionell ist sie an der Regulation des zirkadianen Rhythmus (Tag-Nacht-Rhythmus; Produktion von Melatonin) beteiligt.

Lateral der Glandula pinealis liegen die Kerngebiete des Thalamus und wiederum lateral davon die Fasern der Capsula interna. Als basaler Anteil des Thalamus findet man von medial nach lateral zunächst das *Corpus geniculatum mediale* – eine subkortikale Schaltstelle der Hörbahn. An dieses schließt sich das *Corpus geniculatum laterale* (Schaltstelle der Sehbahn) an. Letzteres Kerngebiet erinnert aufgrund seiner Form an einen Römerhelm. Lateral folgen basale Anteile der Stria terminalis und die Cauda nuclei caudati. Diese Strukturen sind aufgrund ihres bogenförmigen Verlaufes sowohl dorsal als auch basal angeschnitten. Darunter kann man im medialen Temporallappen die Hippocampusformation erkennen.

Wendet man sich dem **Ventrikelsystem** zu, findet man in dieser Schnittebene (Abb. 5.12 + 5.13) nur noch die zentralen Abschnitte (*Partes centrales*) sowie die Unterhörner (*Cornua temporalia*) der Seitenventrikel; der III. Ventrikel ist nicht mehr zu sehen. Die randbildenden Strukturen sind in Tab. 5.4 zusammengefasst.

Tab. 5.3 Kerngebiete des Diencephalons.

Abschnitt	Kerngebiet	Funktionelle Verbindung (Funktion)
Epithalamus	• Habenula (Nuclei habenulares) • Glandula pinealis	• olfaktorisches System, Hirnstamm (vegetative Regulation) • Verbindung über den Halsgrenzstrang (zirkadiane Rhythmik; Melatoninproduktion)
Thalamus	• Nuclei anteriores • Nuclei mediales • Nucleus intermedius • Nuclei laterales • Nuclei ventrales: – Nucleus ventralis posterolateralis – Nucleus ventralis posteromedialis – Nucleus ventralis anterior • Pulvinar • Corpus geniculatum laterale • Corpus geniculatum mediale	• limbisches System (vegetative Regulation) • Hypothalamus (Affektregulation) • Kleinhirn • zu anderen Thalamuskernen (Integration) • spezifische Kerne: – Rückenmark – Hirnstamm; Nuclei nervi trigemini – Kleinhirn • Assoziationskortex • Teil der Sehbahn • Teil der Hörbahn
Hypothalamus	Auswahl wichtiger Kerngebiete: • Nucleus suprachiasmaticus • Nucleus supraopticus • Nucleus paraventricularis • Nucleus infundibularis • Corpora mammillaria	 • zirkadianes System • ADH (geringe Mengen Oxytocin) • Oxytocin (geringe Mengen ADH) • Steuerhormone der Hypophyse • Teil des limbischen Systems
Subthalamus	• Nucleus subthalamicus • Globus pallidus	• basales motorisches System • basales motorisches System

Die Strukturen des **Hirnstammes** sind in der Mittellinie anzutreffen (s. Kap. 6). Die äußere Oberfläche des **Mittelhirns** wird von der Cisterna ambiens, die zum äußeren Liquorraum gehört, umgeben. Hier zieht der N. trochlearis (IV) nach ventral. Er ist der einzige Hirnnerv, der dorsal aus dem Hirnstamm austritt (unterhalb der Colliculi inferiores). Im Inneren befindet sich um den Aqueductus mesencephali herum graue Substanz, das zentrale Höhlengrau (Substantia grisea centralis). Lateral von diesen Strukturen sind die Crura cerebri mit den aus der Capsula interna absteigenden Fasern zu erkennen.

Im **Pons** liegen die Nuclei pontis, in denen motorische Bahnen vom Kortex zum Kleinhirn verschaltet werden. Sie geben Fasern ab, die über den mittleren Kleinhirnstiel (Pedunculus cerebellaris medius) zum Kleinhirn ziehen. Zwischen Pons und Cerebellum befindet sich der *Kleinhirnbrückenwinkel*. Hier treten der N. facialis (VII) und der N. vestibulocochlearis (VIII) aus. Im Bereich der **Medulla oblongata** stellen sich medial die Pyramiden dar; lateral davon treten die Oliven hervor. Hinter den Oliven liegen die Wurzeln dreier Nerven: N. glossopharyngeus (IX), N. vagus (X), N. accessorius (XI). Unterhalb davon sind die Aa. vertebrales angeschnitten.

Horizontalschnitte des Gehirns

Zur Darstellung der inneren Strukturen werden in der Regel auch Horizontalschnitte des Gehirns oder einer Hemisphäre angefertigt. Im Vordergrund steht üblicherweise die Demonstration der Capsula interna und der sie umgebenden Strukturen. Hier dargestellt sind Horizontalschnitte durch die Foramina interventricularia (Abb. 5.14 + 5.15) und durch die bikommissurale Linie (Schnittebene durch Commissura anterior und Commissura posterior; Abb. 5.16 + 5.17). Auf dem Schnitt durch die Foramina interventricularia ist die Capsula interna in ihrer longitudinalen Ausdehnung erkennbar, während der Schnitt durch die bikommissurale Linie zur Orientierung beim CT und MRT dient und daher als „Standardschnitt" von klinischer Relevanz ist.

Bei der Betrachtung der Horizontalschnitte identifiziert man zunächst den frontalen und den okzipitalen Pol. Dann wendet man sich den Strukturen im Inneren des Gehirns – von anterior nach posterior – zu. Schließlich sucht man diese Strukturen auch auf den Frontalschnitten auf, um einen dreidimensionalen Eindruck zu gewinnen.

Horizontalschnitt durch die Foramina interventricularia

Zur Orientierung an einem Horizontalschnitt sucht man leicht erkennbare Strukturen auf. Hierzu gehören die Fissura longitudinalis cerebri, die Fossa lateralis cerebri, die seitlich ausladenden Schläfenlappen, das Mittelhirn und das deutlich sichtbare Kleinhirn.

Im **Inneren** des Gehirns stößt man im vorderen Drittel zunächst auf das Genu corporis callosi und danach auf die eröffneten Vorderhörner der Seitenventrikel. Diese werden nach medial vom Septum pellucidum und Fornix und nach lateral vom Caput nuclei caudati begrenzt. Die Verbindung zwischen den Seitenventrikeln und dem III. Ventrikel – das Foramen interventriculare – ist eröffnet.

Im mittleren Drittel findet man – vom III. Ventrikel ausgehend – zunächst die Kerngebiete des Thalamus, daran anschließend die Capsula interna mit ihrem vorderen Schenkel (Crus anterius), dem Knie (Genu) und ihrem hinteren Schenkel (Crus posterius; Abb. 5.14). Lateral der Capsula interna liegen Globus pallidus, Putamen, Capsula externa, Claustrum und Capsula extrema. Diese Strukturen lassen sich aus der Nähe noch deutlicher erkennen (Abb. 5.15).

Im hinteren Drittel sieht man im Bereich der Mittellinie die Glandula pinealis und das Tectum mesencephali. Weiter lateral schließen sich dann – vom Mesencephalon durch die Cisterna ambiens getrennt – die Strukturen des basalen Schläfen- und des Okzipitallappens an: Von medial sind dies Hippocampus mit Fimbria, Plexus choroideus ventriculi lateralis, Cornu occipitale ventriculi lateralis und Cauda nuclei caudati. Lateral der Cauda nuclei caudati befinden sich die am weitesten okzipital gelegenen Fasern der Capsula interna. Dies sind Fasern der Sehstrahlung (Radiatio optica), die vom Corpus geniculatum laterale zum Sulcus calcarinus ziehen.

Horizontalschnitt auf Höhe der bikommissuralen Linie

Nach kurzer Orientierung an der Fissura longitudinalis cerebri und am Kleinhirn sucht man die im **Inneren** gelegenen Strukturen auf (Abb. 5.16 + 5.17). Im Vergleich zum vorherigen Schnitt liegt die Schnittebene hier unterhalb der Vorderhörner der Seitenventrikel. Erkennbar sind im vorderen Bereich von medial nach lateral Commissura anterior, Caput nuclei caudati, Globus pallidus, Putamen, Capsula externa, Claustrum und Capsula extrema. Unmittelbar posterior der Commissura anterior befinden sich Anteile des Hypothalamus. Innerhalb seiner grauen Substanz tritt das Faserbündel des Fornix (hier: Columna fornicis) hervor, welches vom Hippocampus bis zu den Corpora mammillaria verläuft.

In der Mitte des Schnittes lassen sich der Thalamus und das Crus posterius der Capsula interna abgrenzen. Die vorderen Kerne des Thalamus werden vom Fasciculus mammillothalamicus (Vicq-d'Azyr-Bündel) durchzogen. Dieses Faserbündel verbindet die Corpora mammillaria mit den limbischen Kernen des Thalamus und ist Teil des sog. Papez-Kreises.

Im hinteren Abschnitt sieht man in der Mittellinie die Commissura posterior, die Glandula pinealis sowie das Tectum mesencephali. Lateral hiervon liegt das *Pulvinar* (Polster, Kissen). Dieses ist das einzige Kerngebiet des Thalamus, das an der äußeren Oberfläche des Gehirns zu finden ist. Im basalen Schläfenlappen erkennt man in der Umgebung des Cornu temporale des Seitenventrikels wieder Hippocampus (Gyrus dentatus und Cornu ammonis), Plexus choroideus und Cauda nuclei caudati.

Capsula interna

Die Capsula interna gehört zur weißen Substanz des Gehirns. Sie liegt zwischen Thalamus, Nucleus caudatus, Globus pallidus und Putamen (Abb. 5.18) und wird in einen vorderen Schenkel (*Crus anterius*), ein Knie (*Genu*) und einen hinteren Schenkel (*Crus posterius*) unterteilt. In ihr liegen Nervenfasern, die von der Endhirnrinde zu tiefer gelegenen Strukturen zie-

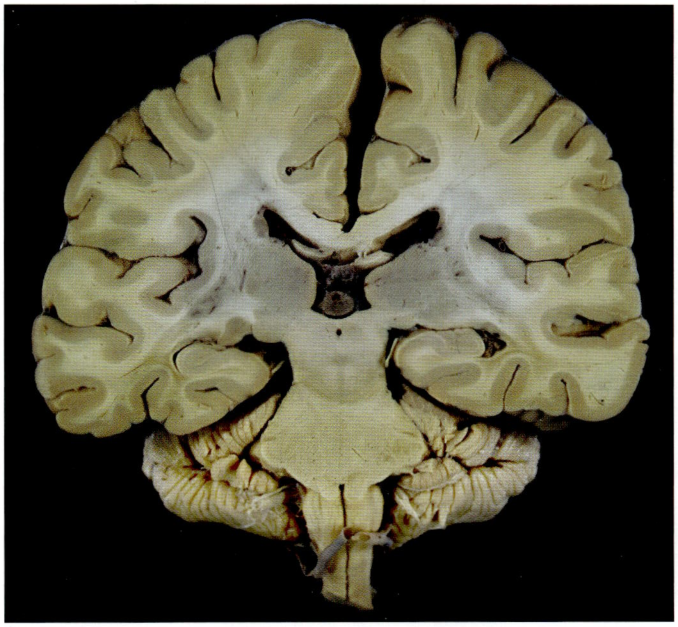

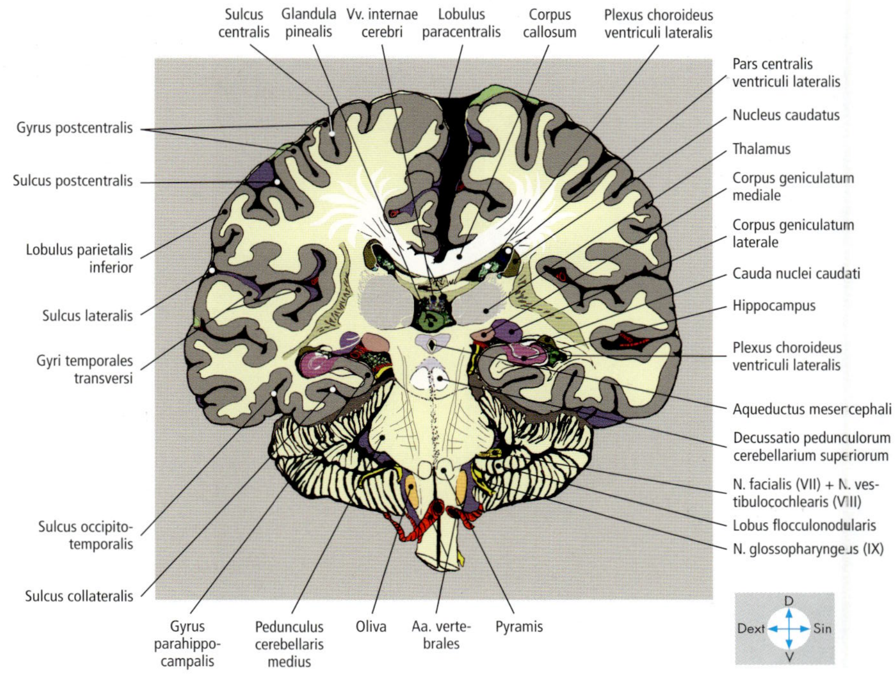

Abb. 5.12 Frontalschnitt durch das Corpus geniculatum laterale; Ansicht von anterior.

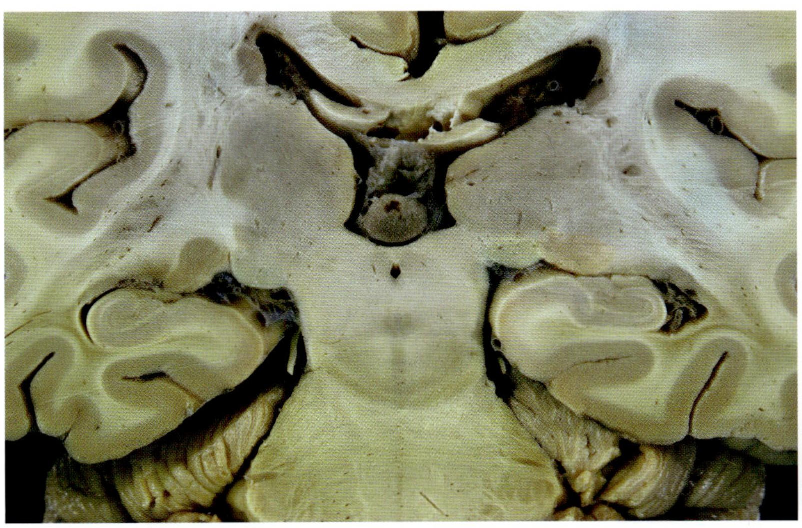

Abb. 5.13 Frontalschnitt durch das Corpus geniculatum laterale; Detail.

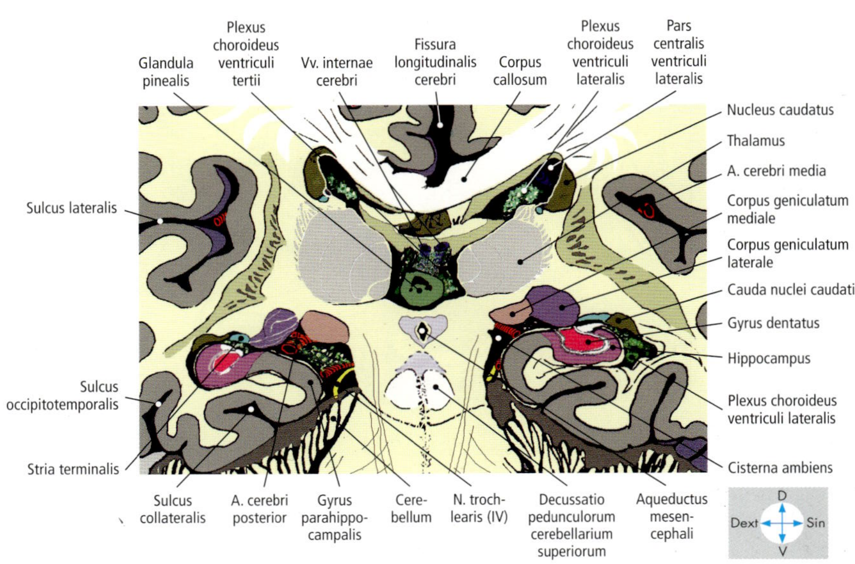

hen (kortikofugale Fasern), und Nervenfasern, die von tiefer gelegenen Strukturen zum Endhirn ziehen (kortikopetale Fasern). Mit Hilfe einer speziellen Präparationstechnik können die Fasern der Capsula interna in ihrem Verlauf zwischen Kortex und Capsula interna dargestellt werden (s. Kap. 9). Auf einem derartigen Faserpräparat kann man erkennen, dass sich die Fasern zwischen Kortex und Capsula interna fächerförmig anordnen. Diese fächerförmige Faserformation wird als Strahlenkranz (*Corona radiata*) bezeichnet.

Die Nervenfasern, die durch die Capsula interna ziehen, verlaufen streng geordnet. Die Fasern einer Projektionsbahn bilden ein Bündel gleicher Fasern. Die Lage der wichtigsten Fasersysteme innerhalb der Capsula interna wird in Abb. 5.18 und Tab. 5.5 zusammengefasst.

Klinik

Schädigung der Capsula interna
In der Capsula interna liegen die wichtigsten Bahnen des Gehirns dicht gepackt nebeneinander. Selbst kleinste Schädigungen in diesem Bereich können zu erheblichen neurologischen Ausfallssymptomen (u. a. Lähmungen, Störungen der Sinneswahrnehmungen) führen. Für die neurologische Diagnostik sind Kenntnisse zur Lage, Faseranatomie (Abb. 5.18 + Tab. 5.5) und Gefäßversorgung (s. Kap. 3, Versorgungsgebiete der Hirnarterien + Tab. 3.2) von großer Bedeutung. Durch das Abgleichen von Faseranatomie und Gefäßterritorien kann man erschließen, welche Faserbahnen beim Ausfall eines bestimmten Gefäßes betroffen sein werden. (Beispiel: Verschluss der A. choroidea anterior links. Dieser führt zu einer Durchblutungsstörung des Crus posterius der linken Capsula interna und dadurch zu einem Ausfall des Tractus corticospinalis sinister mit Lähmung der rechten [!] Körperhälfte.)

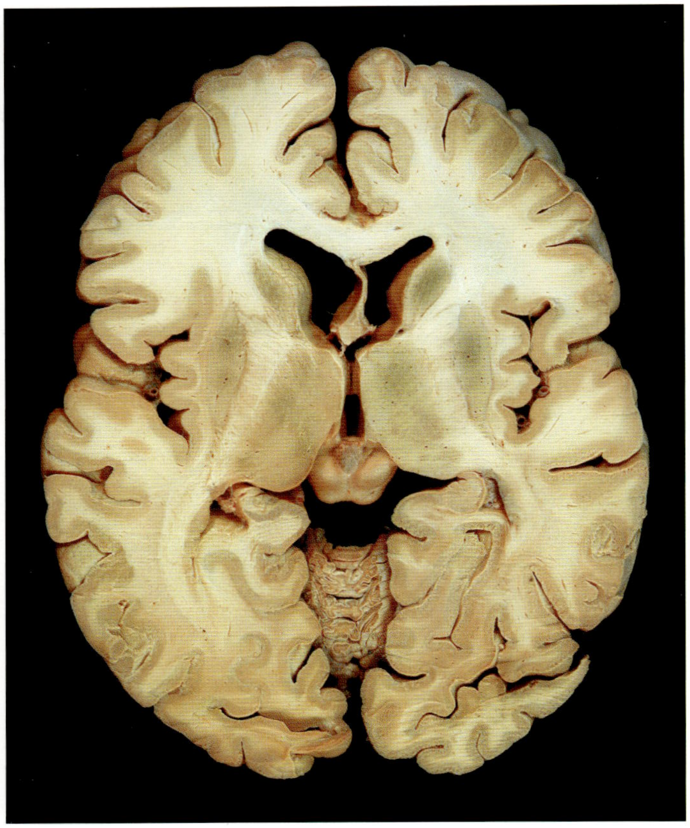

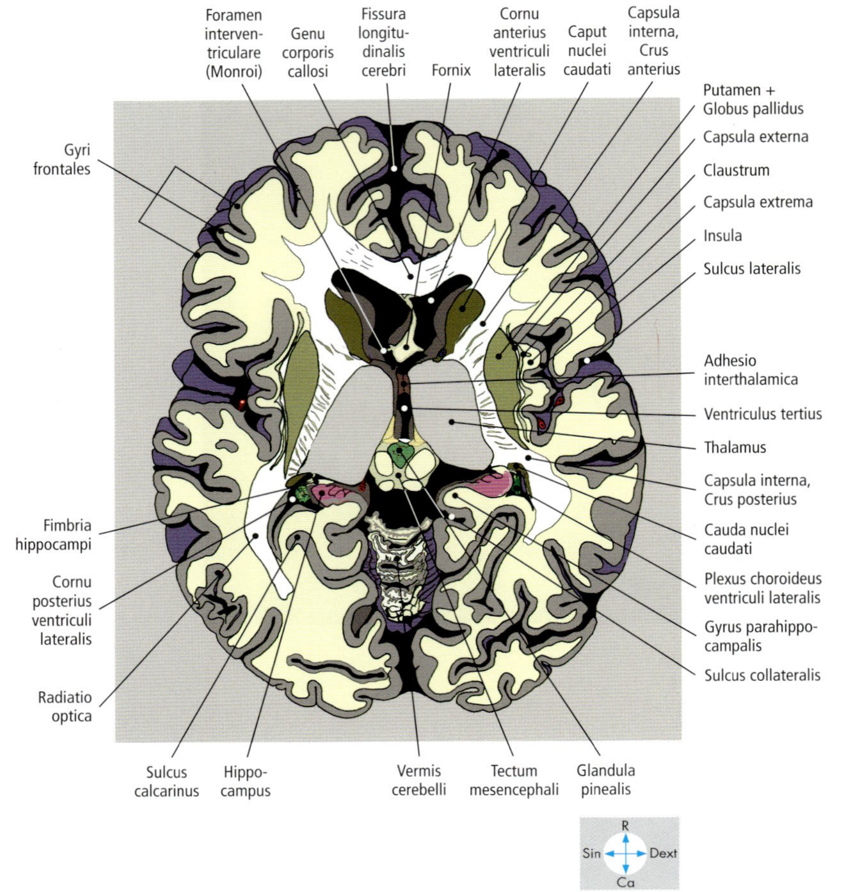

Abb. 5.14 Horizontalschnitt; Ebene der Foramina interventricularia.

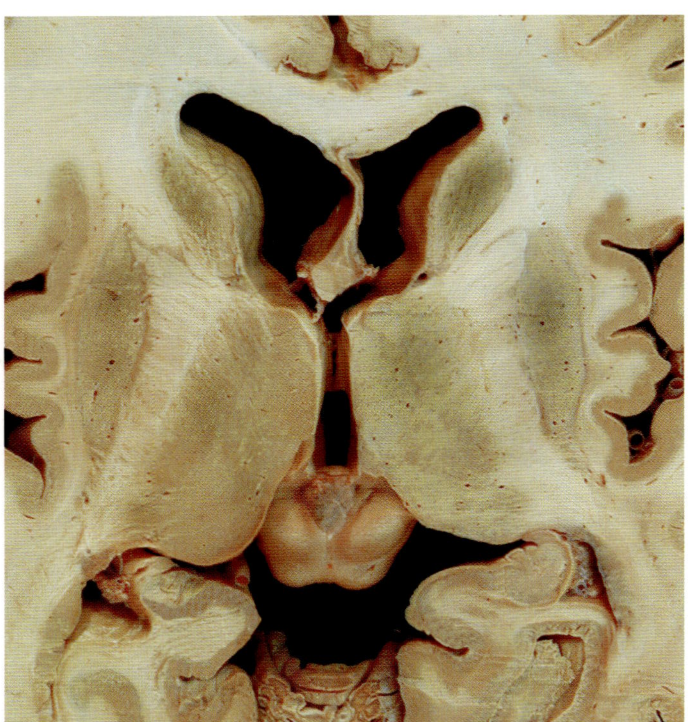

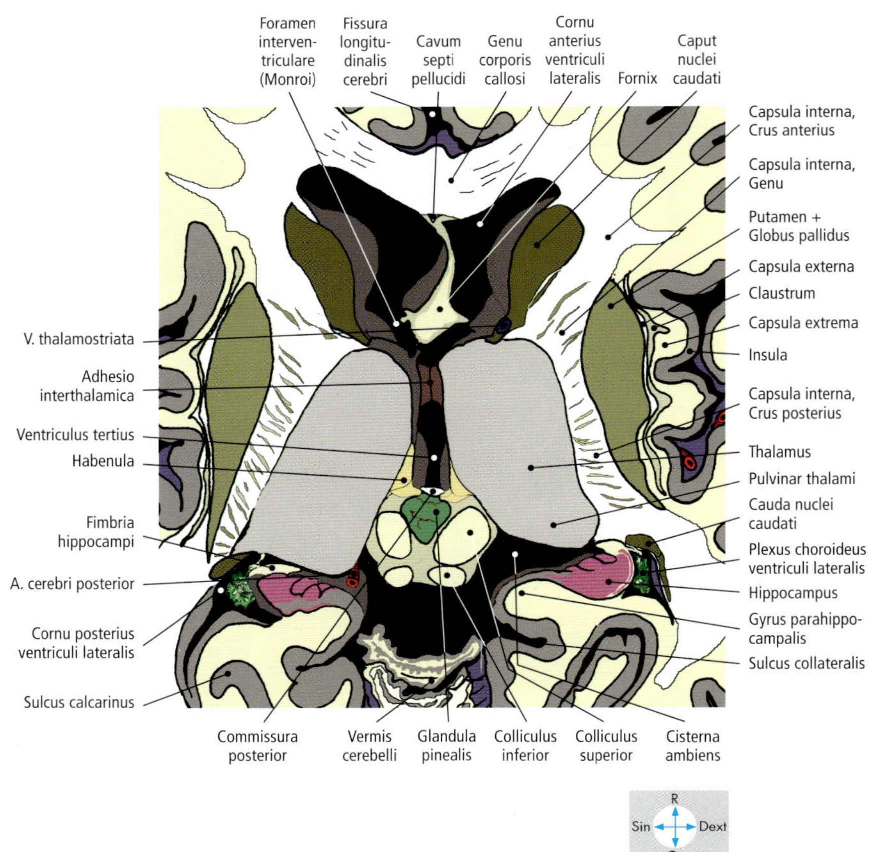

Abb. 5.15 Horizontalschnitt; Ebene der Foramina interventricularia; Detail.

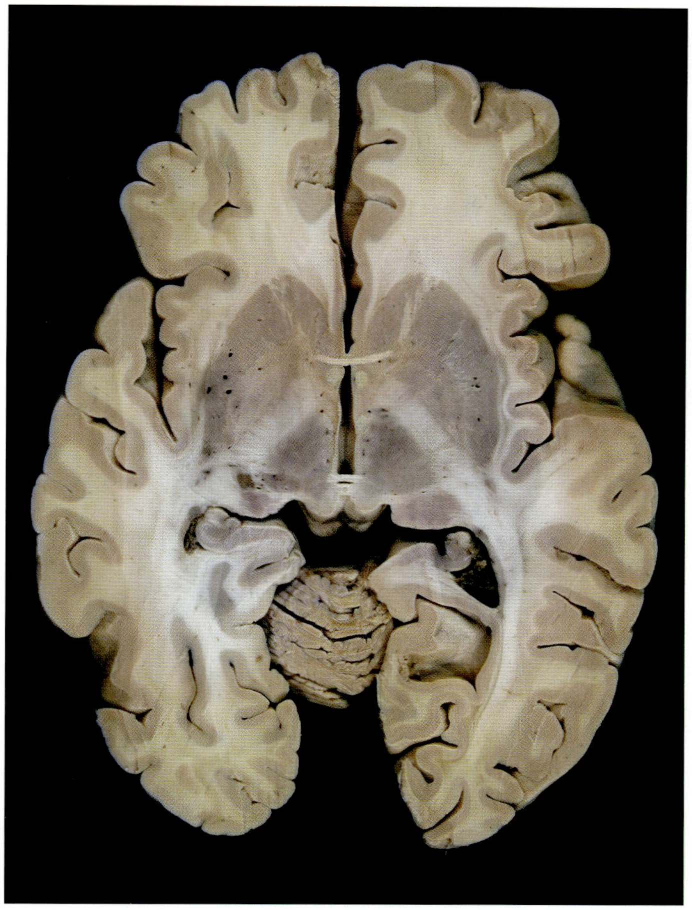

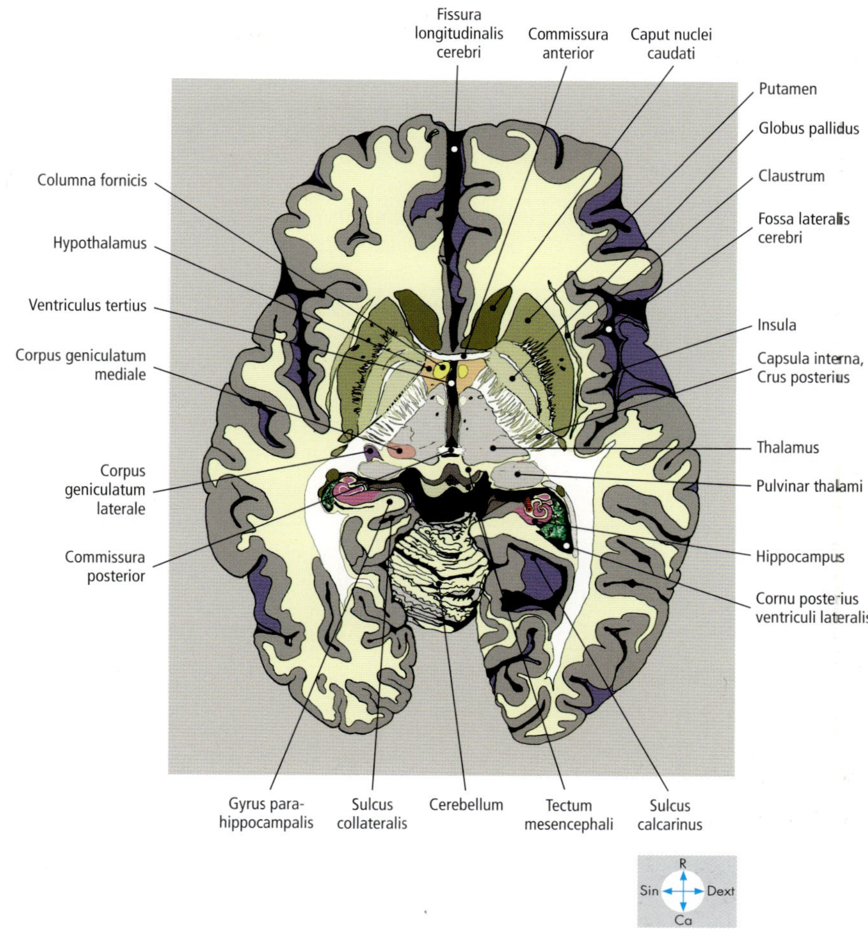

Abb. 5.16 Horizontalschnitt durch Commissura anterior und Commissura posterior; bikommissurale Linie.

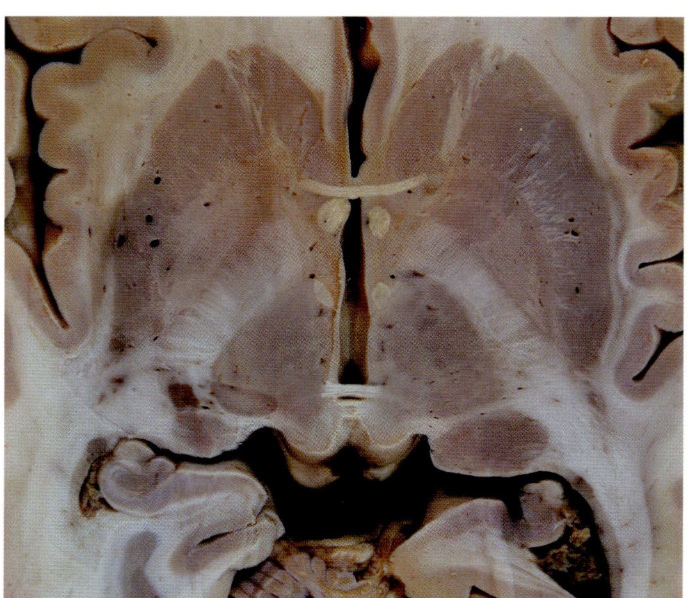

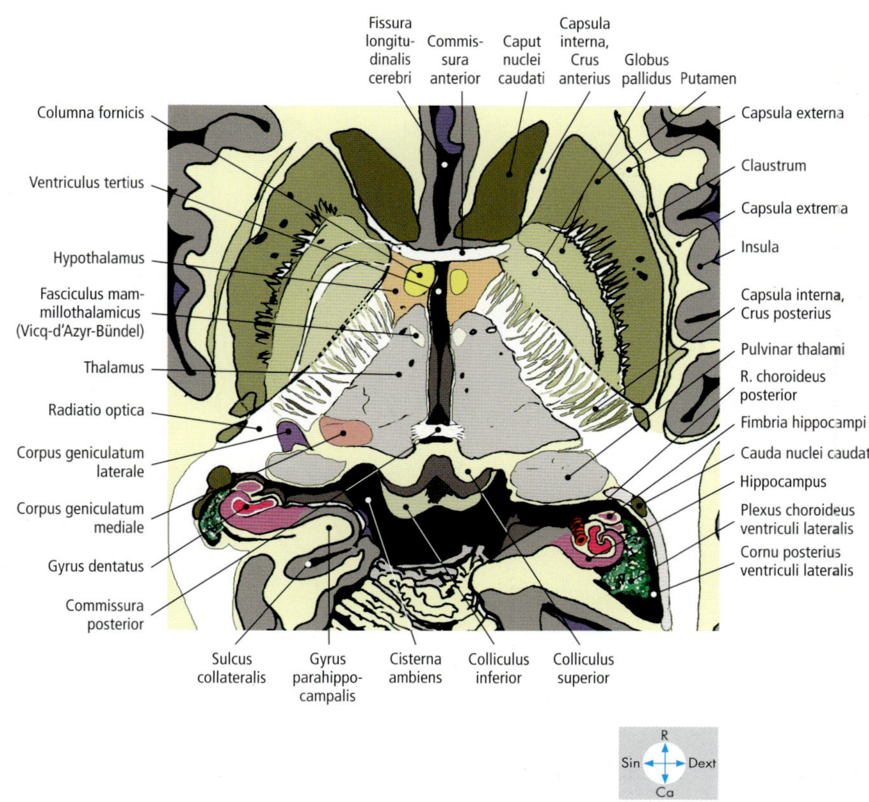

Abb. 5.17 Horizontalschnitt; bikommissurale Linie; Detail.

Tab. 5.4 Randbildende Strukturen der Seitenventrikel und des III. Ventrikels.

Ventrikel	Dorsal (Dach)	Lateral	Medial	Basal (Boden)
Seitenventrikel (Cornu frontale)	• Corpus callosum	• Caput nuclei caudati	• Septum pellucidum	• Nuclei septales
Seitenventrikel (Pars centralis)	• Corpus callosum	• Corpus nuclei caudati	• Septum pellucidum • Fornix • Plexus choroideus	• Thalamus • Tela choroidea
Seitenventrikel (Cornu occipitale)	• Balkenfasern	• Anteile der Radiatio optica (Sehstrahlung)	• Calcar avis (Wölbung des Sulcus calcarinus)	
Seitenventrikel (Cornu temporale)	• Cauda nuclei caudati	• Anteile der Radiatio optica (Sehstrahlung)	• Fimbria hippocampi • Plexus choroideus	• Hippocampus • Eminentia collateralis (Wölbung des Sulcus collateralis)
III. Ventrikel	• Tela choroidea • Fornix	• Thalamus • Hypothalamus		• Hypothalamus • Tuber cinereum • Infundibulum • Corpora mammillaria

Tab. 5.5 Faserbahnen in der Capsula interna.

Capsula interna	Faserbahn	Funktioneller Hinweis
Crus anterius	• Tractus frontopontinus • Radiatio anterior thalami	• Verbindung vom Kortex zum Kleinhirn (via Pons) • Thalamusprojektion zum Kortex
Genu	• Tractus corticonuclearis • Radiatio centralis thalami	• Willkürmotorik (Hirnnervenkerne) • Thalamusprojektion zum Kortex
Crus posterius	• Tractus corticospinalis • Radiatio posterior thalami • Tractus temporopontinus • Radiatio acustica • Radiatio optica	• Willkürmotorik (Rückenmark), „Pyramidenbahn" • Thalamusprojektion zum Kortex • Verbindung vom Kortex zum Kleinhirn (via Pons) • Hörbahn • Sehbahn

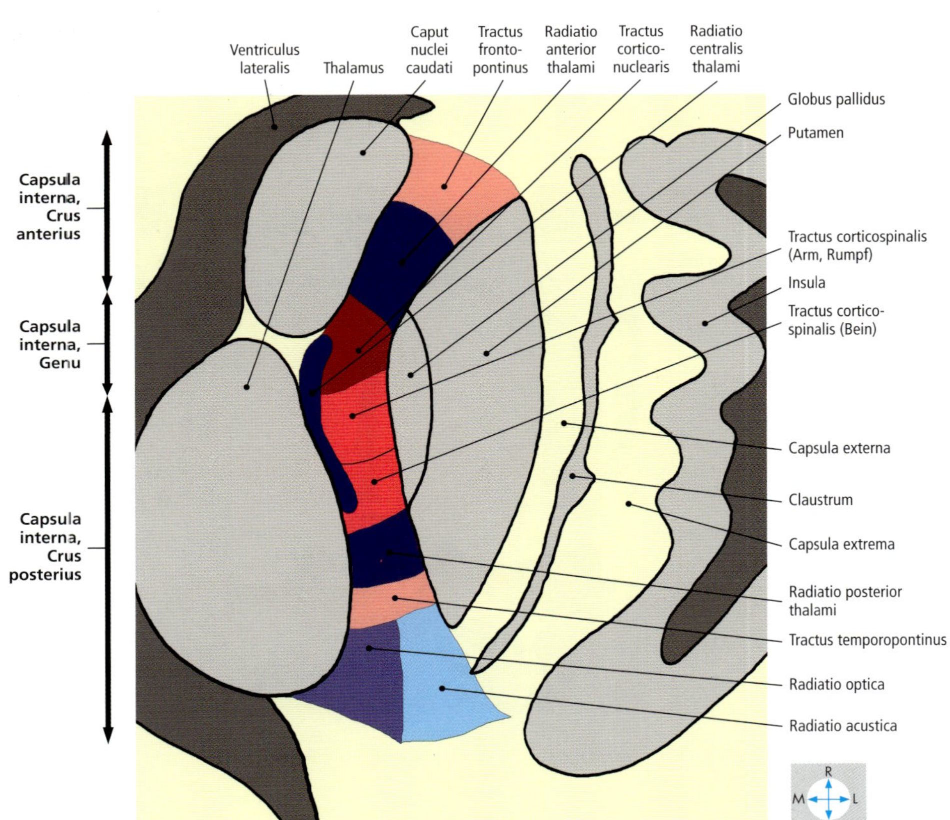

Abb. 5.18 Faserbahnen in der Capsula interna; Horizontalschnitt.

Lernhinweis

Hirnschnitte

1. Orientierung und Übersicht: Bei der Betrachtung von Hirnschnitten klären wir: Welche Schnittführung liegt an diesem Präparat vor – Mediansagittal-, Horizontal-, oder Frontalschnitt (Abb. 5.1)? Wo befinden wir uns innerhalb einer Schnittserie? Betrachten wir die Vorder- oder Rückseite einer Hirnscheibe? In der Praxis hilft es, wenn wir die Scheiben einer Hirnschnittserie zusammensetzen, um Klarheit über die Lage der einzelnen Hirnscheiben zu gewinnen.

2. Mediansagittalschnitt: Die Strukturen der Mittellinie gehören zum Basiswissen (Abb. 5.2 + 5.3). Es erleichtert das Lernen, wenn wir eine einfache Skizze eines mediansagittal geschnittenen Gehirns anfertigen (Umrisszeichnung) und in diese Skizze die einzelnen Strukturen aus dem Gedächtnis einzeichnen. Wichtig ist, dass es bei dieser Lernmethode *nicht* auf die zeichnerische Genauigkeit ankommt, sondern darauf, dass die Strukturen ungefähr in der richtigen Lage zueinander eingezeichnet werden. Auf diese Weise gewinnt man nach und nach ein „inneres Bild" einer anatomischen Struktur, das man bei Bedarf aus dem Gedächtnis abrufen kann.

3. Frontal- und Horizontalschnittserien: Hier sind zwei Lernziele zu unterscheiden: Zum einen können wir mit Hilfe der Serien einen Eindruck von den räumlichen Ausdehnungen der Kerngebiete im Hirninneren bekommen. Hierzu betrachten wir einen Kern – z.B. den Nucleus caudatus – und suchen ihn auf allen frontal und anschließend auf allen horizontal geschnittenen Scheiben auf; so erhalten wir ein Bild von seinen Ausmaßen. Zum anderen erlernen wir die relative Lage der verschiedenen Kerne zueinander. Hierzu konzentrieren wir uns zunächst auf wenige charakteristische Schnittebenen (z.B. zwei Frontalschnittebenen, Abb. 5.5 + 5.11, und eine Horizontalschnittebene, Abb. 5.15). Von diesen Schnitten fertigen wir eine Umrisszeichnung an und zeichnen in diese die wichtigsten Kernstrukturen aus dem Gedächtnis ein. Besonders wichtig ist die Anordnung der Faserbahnen in der Capsula interna (Abb. 5.18).

4. Randbildende Strukturen der Ventrikel: Das Ventrikelsystem ist auf radiologischen Schnittbildern deutlich zu erkennen. Veränderungen der Form und Größe der Ventrikel können auf benachbarte Krankheitsprozesse hinweisen. Deshalb ist die Kenntnis der randbildenden Strukturen der Ventrikel (Tab. 5.4) für die ärztliche Tätigkeit von großer (klinischer) Bedeutung. Am besten erfassen wir den Zusammenhang zwischen Kernen und Ventrikeloberflächen durch vergleichendes Betrachten der Ventrikel an Hirnscheiben und an einem Ventrikelpräparat (s. Kap. 8).

Prüfungsfragen

Die korrekten Antworten findet man auf S. 130.

1. Welche Aussage trifft <u>nicht</u> zu?
Die Mittellinie (Mediansagittallinie) des Gehirns schneidet das/die:
a) Corpus callosum
b) Septum pellucidum
c) Epiphyse
d) Commissura fornicis
e) Corpus amygdaloideum

2. Welche Aussage trifft zu?
a) Das Corpus callosum ist die Kommissur des Archicortex.
b) Die Commissura fornicis verbindet neokortikale Bereiche des Gehirns.
c) Die Commissura anterior verbindet paleokortikale Abschnitte der Rinde.
d) Die Commissura posterior verbindet die beiden Hippocampi.
e) Die Commissura habenularum ist Teil des Mesencephalons.

3. Welche Aussage trifft <u>nicht</u> zu?
Bei der Betrachtung eines mediansagittal geschnittenen Gehirns erkennt man auf der Facies medialis folgende Strukturen:
a) Thalamus
b) Putamen
c) Commissura posterior
d) Gyrus cinguli
e) Lamina terminalis

4. Welche Aussage trifft <u>nicht</u> zu?
Die Kerngebiete im Inneren des Gehirns werden wie folgt den Hirnteilen zugeordnet:
a) Corpus amygdaloideum – Telencephalon
b) Putamen – Telencephalon
c) Globus pallidus – Diencephalon
d) Nucleus caudatus – Diencephalon
e) Thalamus – Diencephalon

5. Welche Aussage trifft <u>nicht</u> zu?
Zum basalen motorischen System gehören:
a) Nucleus basalis Meynert
b) Striatum
c) Nucleus subthalamicus
d) Substantia nigra
e) Globus pallidus

6. Welche Aussage trifft zu?
a) Der Thalamus besteht aus rein sensorischen Kerngebieten.
b) Der Nucleus ventralis posteromedialis (VPM-Kern) des Thalamus erhält sensorische Informationen aus dem Rückenmark.
c) Das Pulvinar ist ein im Inneren des Gehirns gelegener Teil des Thalamus.
d) Die Adhesio interthalamica ist die Kommissur des Thalamus.
e) Das Corpus geniculatum laterale ist ein Kerngebiet des Thalamus.

7. Welche Aussage trifft <u>nicht</u> zu?
Die Kerngebiete erfüllen folgende Funktionen:
a) Nucleus suprachiasmaticus – zirkardianes System
b) Nucleus supraopticus – ADH-Produktion (auch geringe Mengen Oxytocin)
c) Nucleus infundibularis – Produktion von Steuerhormonen (z. B. Releasing-Faktoren) für die Hypophyse
d) Nucleus subthalamicus – ACTH-Produktion
e) Nucleus paraventricularis – Oxytocin-Produktion (auch geringe Mengen ADH)

8. Welche Aussage trifft <u>nicht</u> zu?
a) Das Corpus callosum bildet das Dach der Pars centralis der Seitenventrikel.
b) Die Tela choroidea bildet u. a. das Dach des III. Ventrikels.
c) Hippocampus und Eminentia collateralis bilden den Boden des Cornu temporale des Seitenventrikels.
d) Der Nucleus caudatus bildet die laterale Wand des III. Ventrikels.
e) Das Septum pellucidum begrenzt das Cornu frontale der Seitenventrikel nach medial.

9. Welche Aussage trifft zu?
In der Capsula interna verlaufen die Faserbahnen geordnet wie folgt:
a) Crus anterius – Tractus corticospinalis
b) Genu – Tractus corticonuclearis
c) Crus posterius – Tractus frontopontinus
d) Crus anterius – Sehbahn
e) Crus anterius – Tractus occipitopontinus

10. Welche Aussage trifft zu?
a) Das Genu capsulae internae grenzt nach lateral an das Putamen.
b) Das Striatum wird von Globus pallidus und Nucleus caudatus gebildet.
c) Das Crus anterius der Capsula interna liegt zum Teil zwischen Anteilen des Striatums.
d) Der Epithalamus begrenzt das Crus anterius der Capsula interna.
e) Die Capsula externa liegt zwischen dem Claustrum und der Inselrinde.

6 Hirnstamm

Basiswissen

Hirnstamm
- Unterteilung des Hirnstamms in drei Etagen
- Oberflächenrelief von ventral, lateral, dorsal
- Austrittsstellen der Hirnnerven
- Querschnitte von Mesencephalon, Pons, Medulla oblongata; Lage der wichtigsten Kerngebiete und Bahnen

Allgemeines

Als Hirnstamm bezeichnet man die „stielförmige“ Struktur auf der basalen Seite des Gehirns. Der Hirnstamm steht nach rostral mit dem Zwischenhirn in Verbindung, nach dorsal wird er vom Kleinhirn überlagert, und nach kaudal setzt er sich in die Medulla spinalis fort. Als Grenze zum Rückenmark wird die *Pyramidenkreuzung* (Decussatio pyramidum) bzw. die Ebene des Foramen magnum (oberhalb: Hirnstamm, unterhalb: Rückenmark) angesehen. Betrachtet man die Lage des Hirnstamms in Bezug auf die Schädelbasis, so liegt er gegenüber dem Abhang (*Clivus*) in der hinteren Schädelgrube (s. Kap. 2). Der Hirnstamm des Lebenden steht nahezu parallel zur Körperlängsachse und „schwebt“ im Liquor.

Man gliedert den Hirnstamm in drei Abschnitte:
- Mesencephalon (Mittelhirn)
- Pons (Brücke)
- Medulla oblongata (verlängertes Mark [Bulbus]).

Die Unterteilung des Hirnstamms ist am deutlichsten auf seiner ventralen Seite zu erkennen (Abb. 6.1).

In den drei Abschnitten des Hirnstamms befinden sich ähnliche Strukturen. Man betrachtet daher aus praktischen Gründen den Hirnstamm als eine Einheit und unterscheidet
- Strukturen, die überwiegend Verbindungsaufgaben erfüllen: Kerngebiete und Bahnen, die dem Zweck dienen, Verbindungen zwischen dem Vorderhirn, Kleinhirn und Rückenmark herzustellen

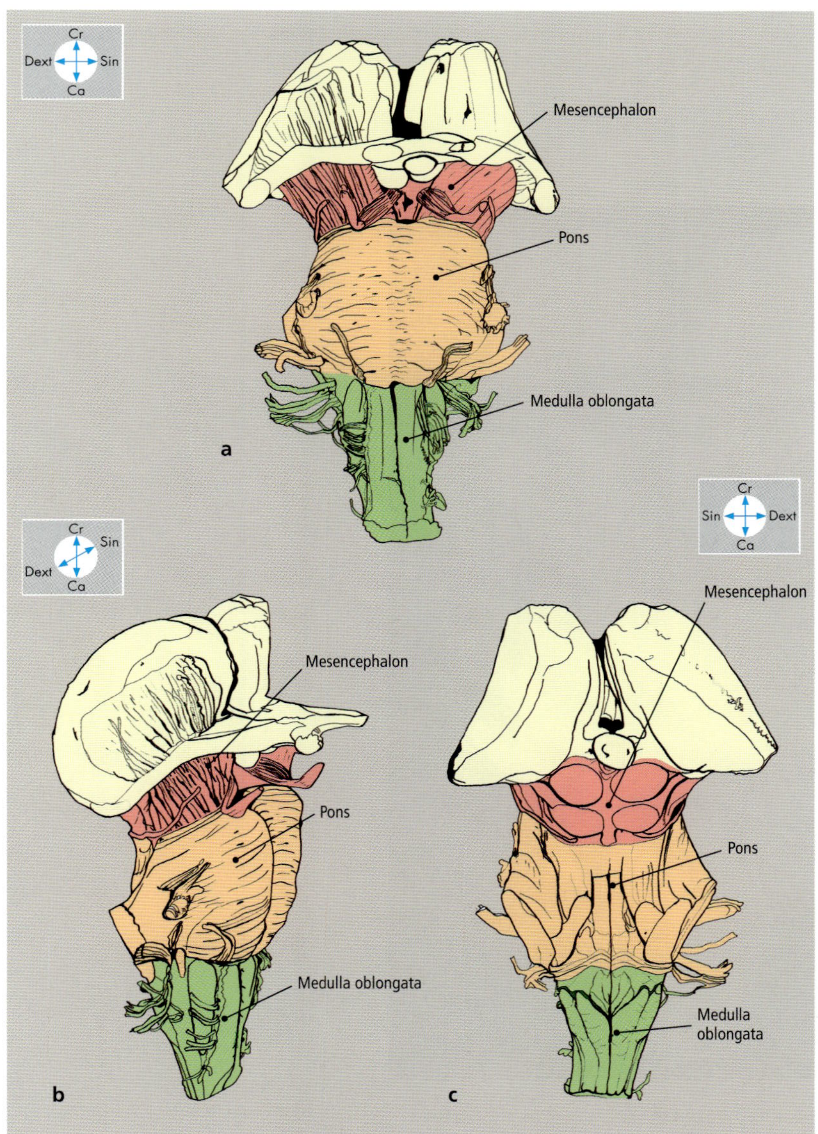

Abb. 6.1 Gliederung des Hirnstamms; schematische Übersicht.
a Ansicht von ventral
b Ansicht von lateral
c Ansicht von dorsal

- Strukturen, die den „eigenen Aufgaben“ des Hirnstamms dienen: Kerngebiete der Hirnnerven (III)–(XII) und die vegetativen Kerngebiete der Formatio reticularis (Atmung, Herz-Kreislauf-System, Schlaf-Wach-Rhythmus). Ohne die vegetativen Kerngebiete des Hirnstamms ist Leben nicht möglich.

Zur Darstellung des Hirnstamms wurde das Kleinhirn entfernt. Man betrachtet die Oberfläche des Hirnstamms von ventral (Abb. 6.2), von lateral (Abb. 6.3) und von dorsal (Abb. 6.4 + 6.5). Anschließend wurde jeder Abschnitt senkrecht zur Längsachse durchgeschnitten. Dadurch erhält man einen Eindruck vom inneren Aufbau des Mittelhirns (Abb. 6.9), des Pons (Abb. 6.10) und der Medulla oblongata (Abb. 6.11).

Oberflächenrelief des Hirnstamms

Das Präparat (Abb. 6.2) zeigt den Hirnstamm in Kontinuität mit dem Zwischenhirn. Endhirn und Kleinhirn wurden entfernt. Diese Präparationstechnik wurde gewählt, um die Verbindungen von Mittelhirn und Zwischenhirn (z. B. Brachium colliculi superioris) zu erhalten. Häufiger wird der Hirnstamm auf Höhe des rostralen Mittelhirns vom Zwischenhirn abgesetzt.

Ansicht von ventral

Die ventrale Ansicht des Hirnstammpräparates (Abb. 6.2) lässt fünf Etagen erkennen (Diencephalon, Mesencephalon, Pons, Medulla oblongata, Medulla spinalis). Drei dieser Etagen – Mesencephalon, Pons, Medulla oblongata (Bulbus) – sind dem Hirnstamm zuzurechnen. Bei der Betrachtung von kranial nach kaudal sieht man zunächst das Diencephalon mit den Corpora mammillaria sowie Abschnitte der Sehbahn. Daran schließt sich das Mesencephalon mit den Crura cerebri (Hirnschenkel) an. Die längs verlaufenden Faserbündel wurden auf der rechten Seite (im Bild links) gefasert. Die Crura cerebri umfassen eine Grube, die Fossa interpeduncularis, aus deren Tiefe der N. oculomotorius (III) austritt.

Die Grenze zum Pons markieren die quer verlaufenden Fasern dieses Hirnstammabschnittes, die in der Mitte zum Sulcus basilaris für die A. basilaris eingesenkt sind. Aus dem Pons kommt lateral der N. trigeminus (V) hervor. Der untere Rand des Pons wird durch eine quer verlaufende Furche markiert, die lateral in einer Einsenkung zwischen Kleinhirn, Brücke und Bulbus endet, dem sog. *Kleinhirnbrückenwinkel* (Angulus pontocerebellaris). In dieser Furche findet man medial den N. abducens (VI), der den Hirnstamm nach ventral verlässt. Im lateral gelegenen Kleinhirnbrückenwinkel sieht man zwei weitere Nerven: N. facialis (VII) und N. vestibulocochlearis (VIII).

Die Medulla oblongata ist durch längs verlaufende Fasern, Sulci und Vorwölbungen gekennzeichnet. Lateral der Fissura mediana anterior bilden die absteigenden motorischen Fasern ein Bündel, das größtenteils in der *Pyramidenkreuzung* (Decussatio pyramidum) zur Gegenseite kreuzt und dabei immer dünner wird. Dadurch entsteht die Form einer Pyramide (Pyramis); das darin verlaufende Faserbündel wird oft als „Pyramidenbahn“ (Tractus corticospinalis) bezeichnet. Zwischen Pyramis und der dahinter liegenden Olive (Oliva) befindet sich der Sulcus anterolateralis; hier kommt der N. hypoglossus (XII) hervor. Hinter der Olive liegen im Sulcus posterolateralis von kranial nach kaudal die Austrittsstellen der restlichen Hirnnerven: N. glossopharyngeus (IX), N. vagus (X), N. accessorius (XI) mit Radix cranialis und Radix spinalis. Auf dem Präparat ist deutlich zu erkennen, dass insbesondere die kaudalen Hirnnerven aus mehreren Wurzelfasern (Fila radicularia) bestehen, die nacheinander aus dem Hirnstamm austreten und sich erst im weiteren Verlauf zu einem Nerv zusammenlagern.

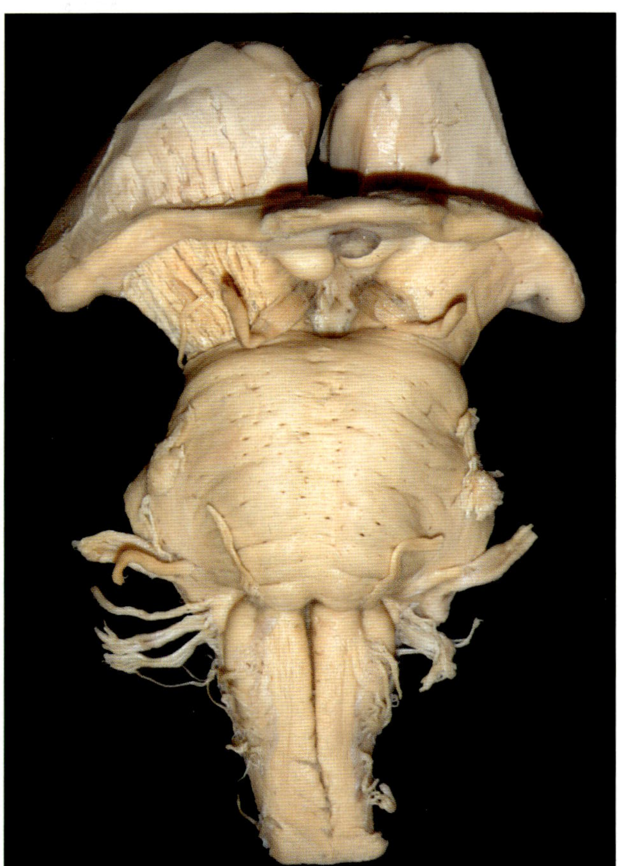

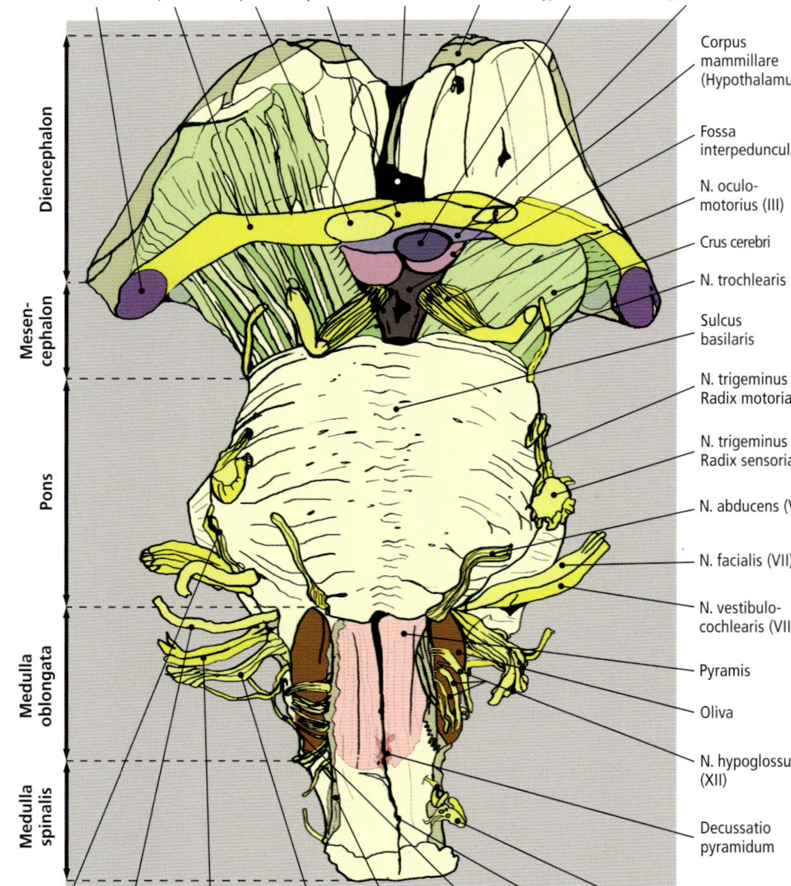

Abb. 6.2 Hirnstamm und Zwischenhirn; Ansicht von ventral.

An die Medulla oblongata schließt sich das Rückenmark (Medulla spinalis) an. Als Grenze zwischen diesen beiden Regionen gilt die *Decussatio pyramidum*. Die Anatomie des Rückenmarks wird in Kap. 10 besprochen.

Ansicht von lateral

An der lateralen Ansicht (Abb. 6.3) des Hirnstammpräparates lassen sich erneut Diencephalon, Mesencephalon, Pons, Medulla oblongata und Medulla spinalis abgrenzen. Kranial findet man das Diencephalon mit dem aus der weißen Substanz „herausgeschälten" Thalamus, dem Tractus opticus und den Corpora mammillaria. Unterhalb des Tractus opticus erkennt man das gefaserte rechte Crus cerebri des Mittelhirns, um welches sich der N. trochlearis (IV) windet.

Darunter liegt der Pons mit dem N. trigeminus (V), an dem eine motorische Wurzel (*Radix motoria*) und eine sensorische Wurzel (*Radix sensoria*) unterschieden werden können.

Bei der lateralen Betrachtung der Medulla oblongata lassen sich die hier austretenden Hirnnerven erkennen: ventral der Olive – im Sulcus anterolateralis – die Fasern des N. hypoglossus (XII) und dorsal der Olive – im Sulcus posterolateralis – die Fasern von N. glossophyaryngeus (IX), N. vagus (X), N. accessorius (XI). Nach kaudal schließt sich die Medulla spinalis an (s. Kap. 10).

Ansicht von dorsal

Der dorsale Hirnstamm wird vom Kleinhirn verdeckt. Erst nach der Entfernung des Kleinhirns werden das Oberflächenrelief und die Fossa rhomboidea sichtbar (Abb. 6.4). Das Diencephalon bildet mit den beiden Thalamuswülsten den am weitesten kranial liegenden Abschnitt des Präparates. In der Mittellinie erkennt man die leicht gräulich gefärbte Epiphyse (*Glandula pinealis*). Sie grenzt unmittelbar an das Dach (*Tectum* [Vierhügelplatte, Lamina quadrigemina, Lamina tecti]) des Mesencephalons an.

Die oberen Hügel (Colliculi superiores) gehören zum visuellen System. Sie steuern die reflektorische Bewegung der Augenmuskeln und stehen jeweils über einen Arm (Brachium colliculi superioris) mit dem lateralen Kniehöcker (Corpus geniculatum laterale) des *Thalamus* in Verbindung. Die unteren Hügel (Colliculi inferiores) sind Schaltstellen des auditorischen Systems und ebenfalls jeweils über einen Arm (Brachium colliculi inferioris) mit dem medialen Kniehöcker (Corpus geniculatum mediale) verknüpft.

Unter den Colliculi inferiores tritt der N. trochlearis (IV) aus. Daran schließt sich der eröffnete IV. Ventrikel mit der Rautengrube an. Die Schnittflächen des Velum medullare superius und die Kleinhirnstiele begrenzen die Rautengrube rostral und lateral; die kaudale Begrenzung der Rautengrube ist der Riegel (Obex). Am Obex setzt sich der IV. Ventrikel in den Zentralkanal fort. Hier beginnt der geschlossene Teil der Medulla ablongata. Lateral des Obex wölben sich zwei Höcker (Tuberculum nuclei gracilis und Tuberculum nuclei cuneati) vor. In diesen Kernen werden die Hinterstrangbahnen aus dem Rückenmark umgeschaltet.

An die Medulla oblongata schließt sich die Medulla spinalis an. Die Grenze zwischen beiden Regionen liegt am Unterrand der Nuclei cuneati und Nuclei graciles.

Merke

Der N. trochlearis (IV) ist der einzige Hirnnerv, der den Hirnstamm auf der dorsalen Seite verlässt.

Ansicht von dorsal (Fossa rhomboidea)

Die Rautengrube (Fossa rhomboidea) bildet den Boden des IV. Ventrikels. Ihr oberer Abschnitt gehört zum Pons, ihr unterer Abschnitt zur Medulla oblongata; die Grenze zwischen beiden Abschnitten ist makroskopisch nicht auflösbar. Das Relief der Rautengrube

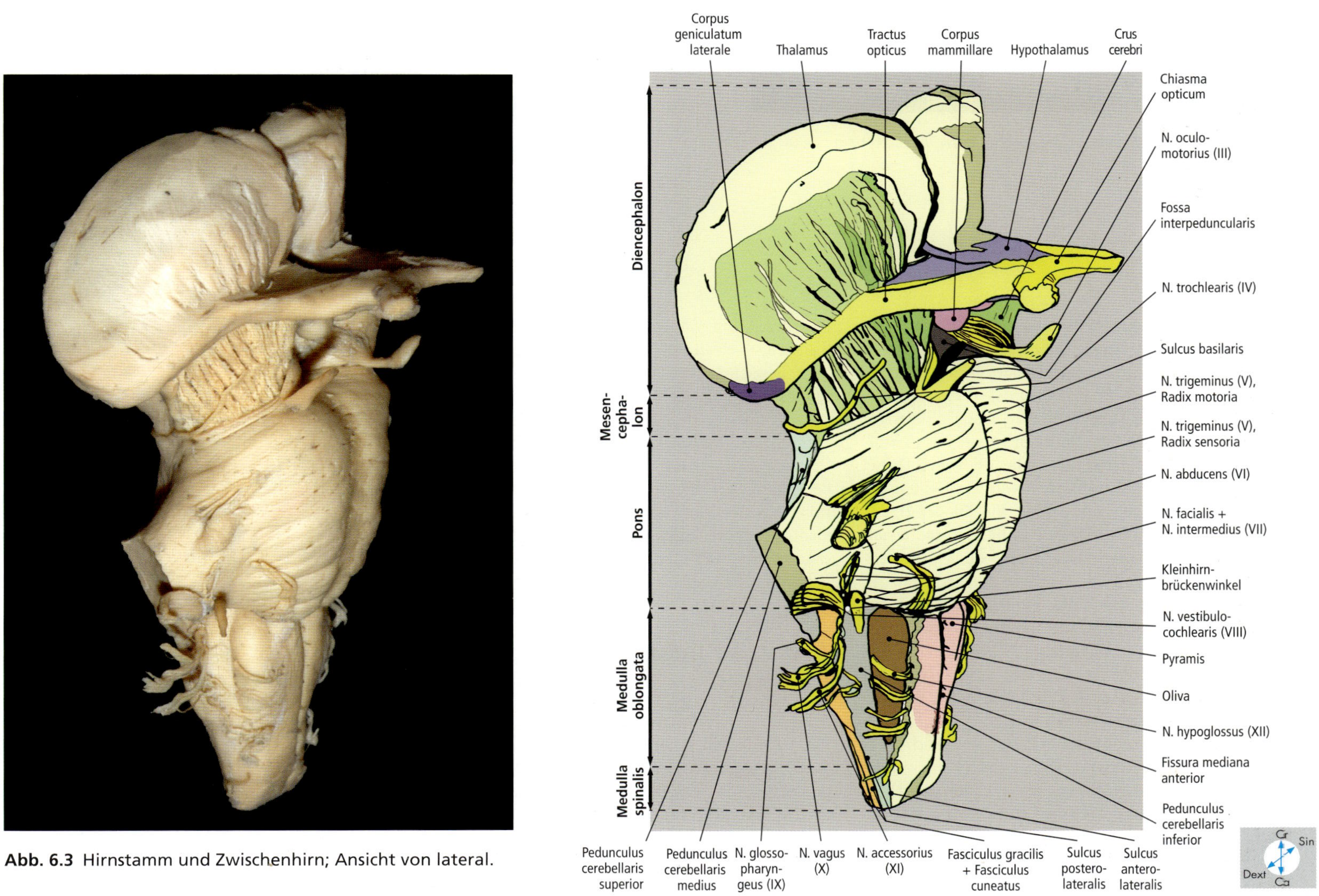

Abb. 6.3 Hirnstamm und Zwischenhirn; Ansicht von lateral.

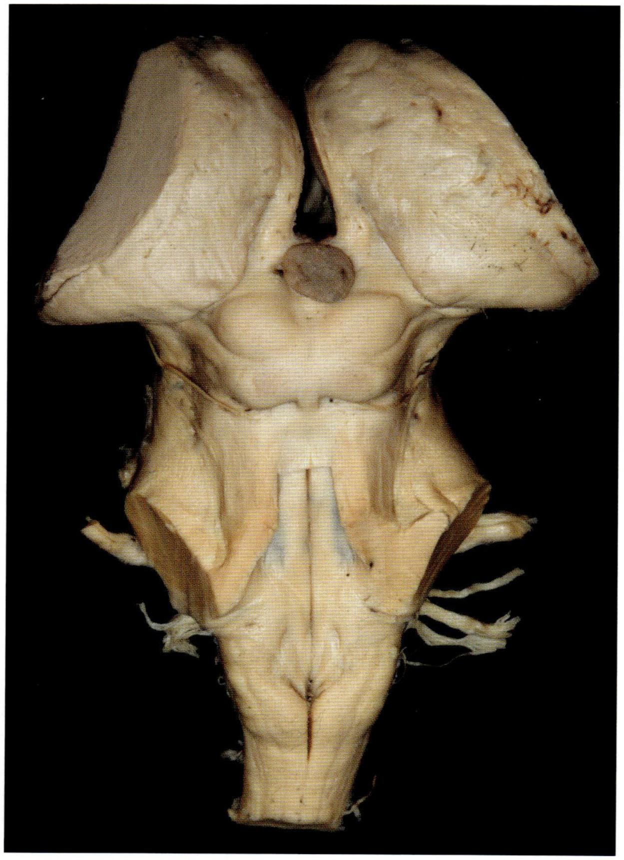

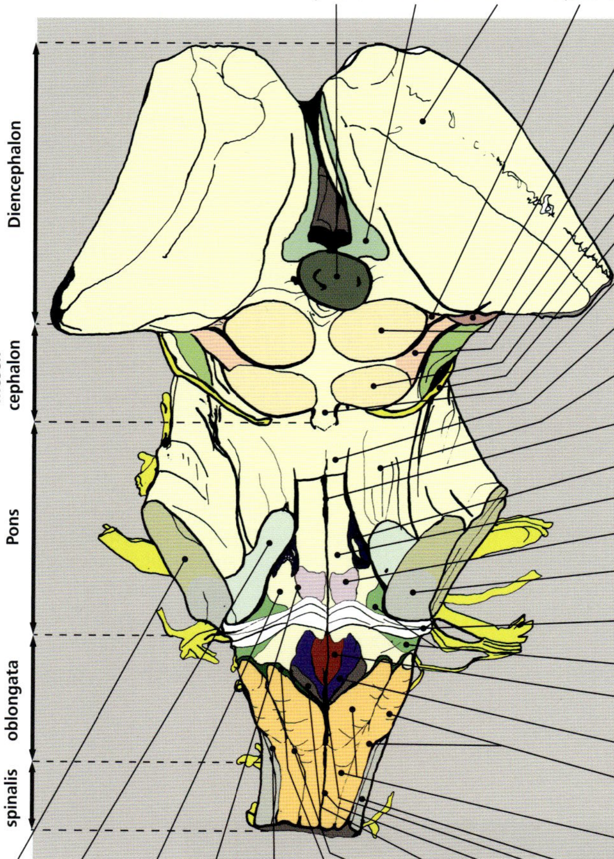

Abb. 6.4 Hirnstamm und Zwischenhirn; Ansicht von dorsal.

ist von neuroradiologischer Bedeutung, da sich mit hochauflösenden Magnetresonanztomografen anatomische Details der Rautengrube darstellen lassen.

Am Präparat (Abb. 6.5) sind viele dieser Strukturen nur mit einer Lupe erkennbar. Zwei längs verlaufende Furchen (Sulcus medianus und Sulcus limitans) unterteilen die Rautengrube. Im oberen Drittel liegt neben dem Sulcus medianus die Vorwölbung der Eminentia mediana und lateral von ihr der „blaue Ort“ (*Locus caeruleus*), ein wichtiges Noradrenalin produzierendes Kerngebiet, dessen dunkel pigmentierte Nervenzellen am Präparat durchschimmern. Im mittleren Drittel ist die Eminentia mediana an einer Stelle, dem Colliculus facialis, vorgewölbt. Er wird von Fasern des N. facialis (VII) gebildet, die sich im Hirnstamm um den Kern des N. abducens (VI) winden („inneres Fazialisknie“) und an der Oberfläche einen Höcker aufwerfen.

An der breitesten Stelle der Rautengrube sieht man quer verlaufende Streifen (Striae medullares ventriculi quarti) – Fasern, die von der Olive zum Kleinhirn ziehen. In diesem Bereich liegen in der Area vestibularis Kerne des N. vestibulocochlearis (VIII). Im unteren Drittel erscheint neben dem Sulcus medianus das *Trigonum nervi hypoglossi (XII)* und lateral davon das *Trigonum nervi vagi (X)*. Unter der Oberfläche sind die Kerngebiete der jeweiligen Nerven zu finden.

Im Bereich der kaudalen Spitze der Fossa rhomboidea (Obex) liegt das „hinterste Gebiet“ (*Area postrema*), direkt am Eingang des IV. Ventrikels in den Zentralkanal. Sie wird zu den zirkumventrikulären Organen gezählt und gilt als eine Region mit aufgehobener Blut-Hirn-Schranke. In ihr werden vegetative Informationen und vermutlich auch chemische Signale aus dem Liquor verarbeitet. Möglicherweise steuern Nervenzellen in der Area postrema das Erbrechen („Brechzentrum“).

Austritt der Hirnnerven aus dem Hirnstamm

Die Austrittsstellen der Hirnnerven (III) – (XII) aus dem Hirnstamm lassen sich an einem Hirnstammpräparat besonders deutlich erkennen und systematisch mit Hilfe von Tab. 6.1 erlernen. Neben der schematischen Darstellung (Abb. 6.6) ist es günstig, zum Vergleich die Hirnstammpräparate (Abb. 6.2 – 6.4) zu verwenden. Dabei ist zu beachten:

Merke

Hirnnerven

- Hirnnerven werden mit römischen Zahlen (I) – (XII) von kranial nach kaudal abgezählt.
- Hirnnerv (I), (N. olfactorius) tritt in den Bulbus olfactorius ein. Nur die Nn. olfactorii, die Axone der Sinneszellen in der Riechschleimhaut, sind periphere Nerven; Bulbus olfactorius und Tractus olfactorius sind Teile des Gehirns (ZNS).
- Hirnnerv (II), (N. opticus) wird von den Ganglienzellen der Retina gebildet. Retina und Nervus opticus sind Teile des Gehirns (ZNS).
- Hirnnerven (III) – (XII) kommen aus dem Hirnstamm hervor. Sie sind periphere Nerven, die analog einem Spinalnerv aufgebaut sind (s. Kap. 10). Ihre Kerngebiete liegen im Hirnstamm (Tab. 6.1; Lernhinweis Hirnstamm; Details: Tab. 6.6).
- Die Hirnnerven (III) – (XII) treten auf der Ventralseite des Hirnstamms aus. Ausnahme: N. trochlearis (IV); dieser tritt dorsal aus dem Mittelhirn aus (*unter* den Colliculi inferiores).

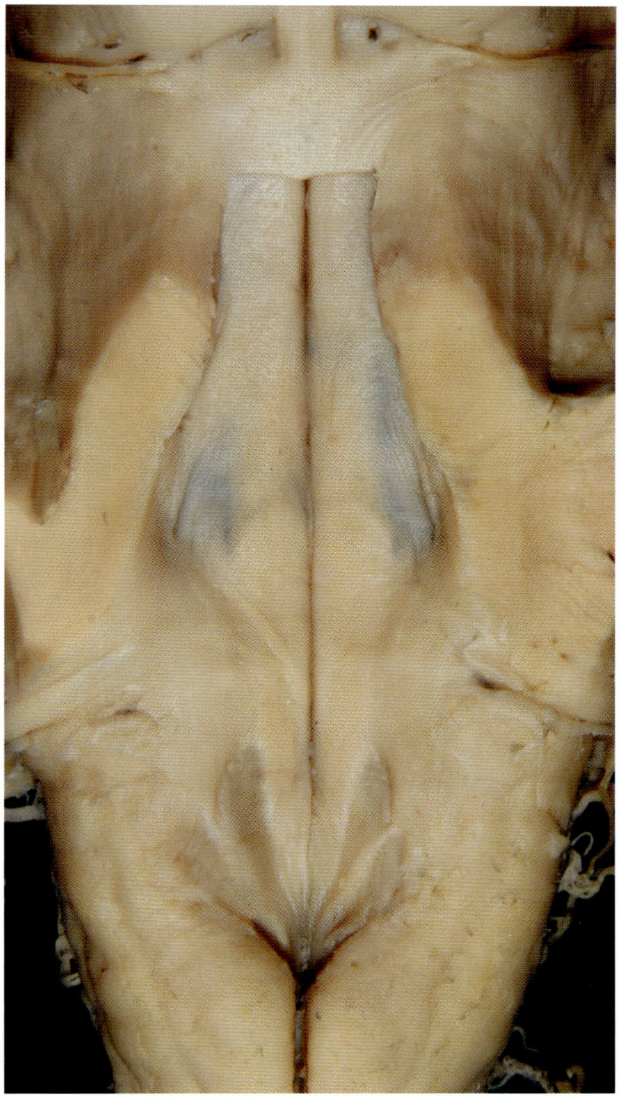

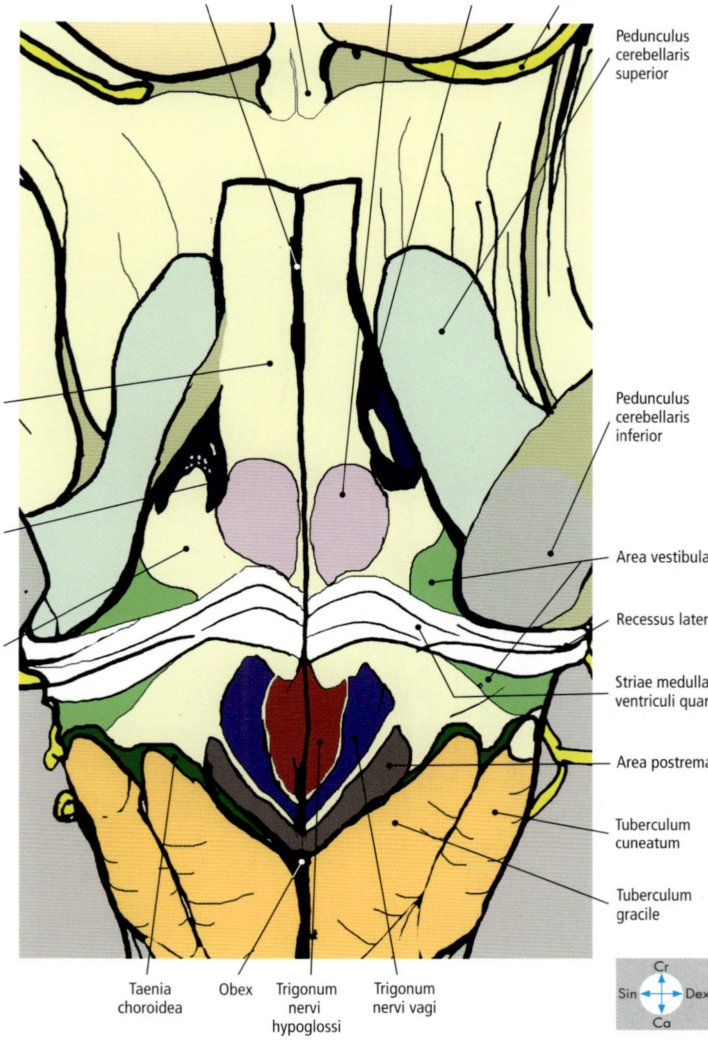

Abb. 6.5 Fossa rhomboidea.

Tab. 6.1 Hirnnerven des Hirnstamms.

Hirnnerv	Lage der Kerngebiete im Hirnstamm	Austrittsstelle am Gehirn	Eintrittsstelle in den Schädel
N. oculomotorius (III)	Mittelhirn	Fossa interpeduncularis	Fissura orbitalis superior
N. trochlearis (IV)	Mittelhirn	dorsal; unter dem Colliculus inferior	Fissura orbitalis superior
N. trigeminus (V) • **N. ophthalmicus (V_1)** • **N. maxillaris (V_2)** • **N. mandibularis (V_3)**	Pons (motorischer Kern) + Mittelhirn, Pons, Medulla oblongata (sensorische Kerne)	seitlicher Pons	• (V_1): Fissura orbitalis superior • (V_2): Foramen rotundum • (V_3): Foramen ovale
N. abducens (VI)	Pons	ventral; Unterrand des Pons	Fissura orbitalis superior
N. facialis (VII)	Pons	Kleinhirnbrückenwinkel	Meatus acusticus internus
N. vestibulocochlearis (VIII)	Pons	Kleinhirnbrückenwinkel	Meatus acusticus internus
N. glossopharyngeus (IX)	Medulla oblongata	Sulcus posterolateralis	Foramen jugulare
N. vagus (X)	Medulla oblongata	Sulcus posterolateralis	Foramen jugulare
N. accessorius (XI), Radix cranialis	Medulla oblongata	Sulcus posterolateralis	Foramen jugulare
N. hypoglossus (XII)	Medulla oblongata	Sulcus anterolateralis	Canalis nervi hypoglossi

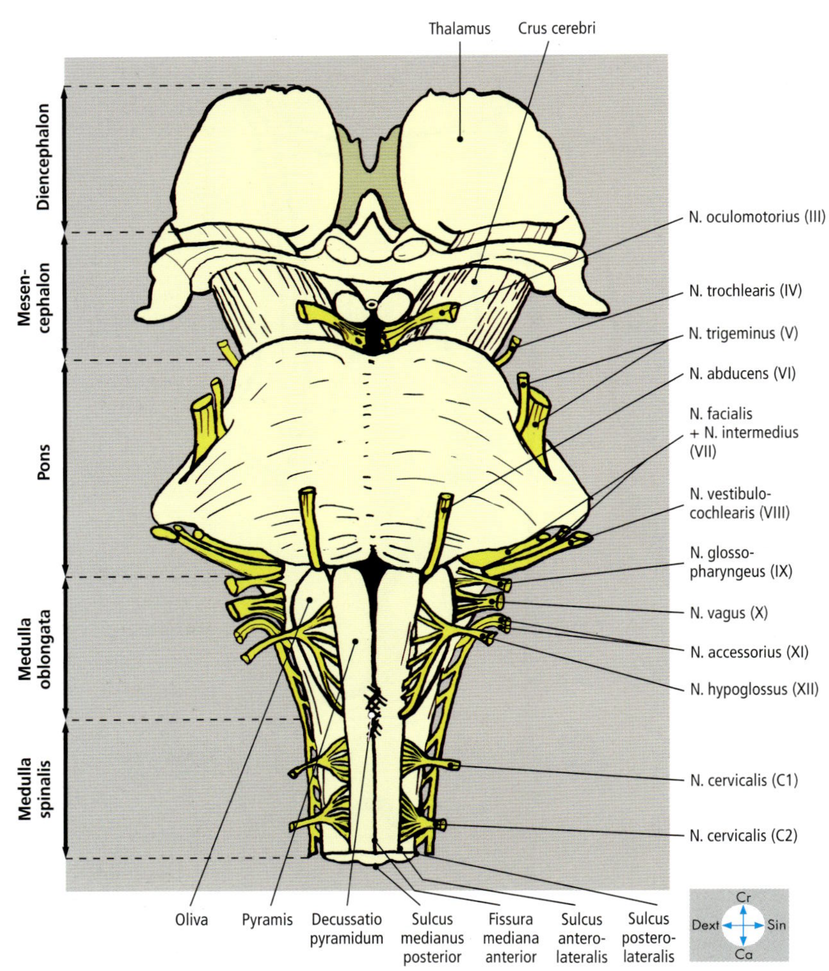

Abb. 6.6 Austritt der Hirnnerven aus dem Hirnstamm; Schema.

Merke

Lage der Kerngebiete im Hirnstamm
Die Lage der *motorischen* Kerne und die ungefähre kraniokaudale Höhe des Austritts eines Hirnnervs aus dem Hirnstamm kann man sich mit Hilfe eines Merkspruchs einprägen: MH (Mittelhirn) – PONS (Pons) – BULB (Bulb) (Abb. 6.13). Die Höhe der Hirnnervenkerne im Hirnstamm wird in der Neurologie zur Diagnostik von Hirnstammschädigungen benötigt.

Austrittsstelle	Hirnnerv
M	(III)
H	(IV)
P	(V)
O	(VI)
N	(VII)
S	(VIII)
B	(IX)
U	(X)
L	(XI)
B	(XII)

Die genaue Lage der einzelnen Hirnnervenkerne im Hirnstamm ist weiterführendes anatomisches Wissen. Da diese anatomischen Zusammenhänge aber gelegentlich abgefragt werden (Prüfungswissen), werden die einzelnen Kerngebiete der Hirnnerven im Abschnitt Hirnnervenkerne detailliert besprochen.

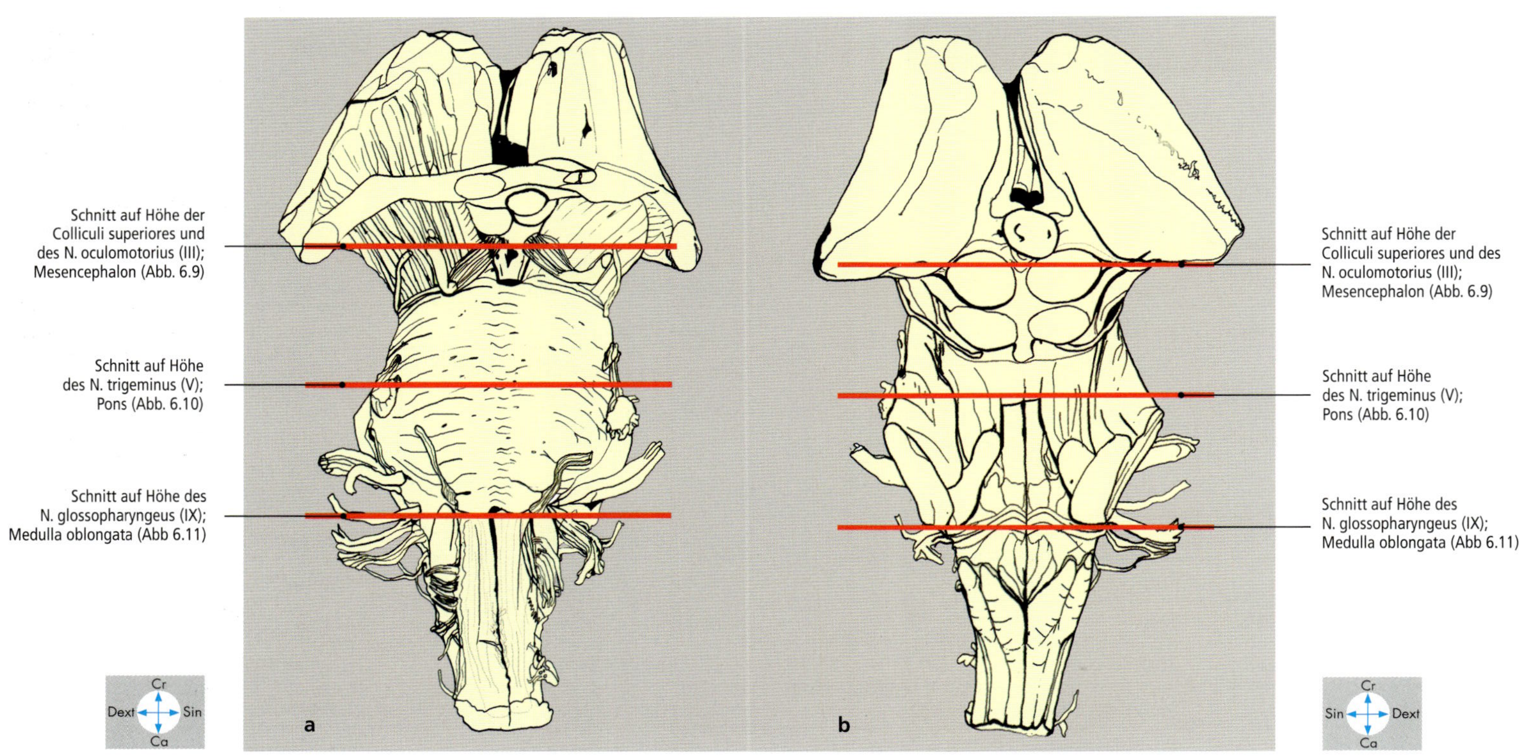

Abb. 6.7 Lage der Hirnstammquerschnitte; Schema.
a Ansicht von ventral
b Ansicht von dorsal

Hirnstammquerschnitte

Üblicherweise werden bei der Präparation des Hirnstamms jeweils ein bis zwei Schnitte durch Mittelhirn, Pons und Bulbus gelegt, wobei die genaue Lage dieser Schnitte variieren kann. Hier wurden Schnitte durch das rostrale Mittelhirn, durch die Mitte des Pons und durch die rostrale Medulla oblongata angefertigt (Abb. 6.7). Während der Umriss der Schnitte die Form der einzelnen Hirnstammregionen verdeutlicht, kann man durch die Betrachtung der Schnittflächen einige der im Hirnstamm gelegenen Kerngebiete und Bahnen identifizieren (Abb. 6.9 – 6.12). Da die Hirnstammquerschnitte sehr klein sind, sollte hierzu eine Lupe verwendet werden. Sinnvollerweise legt man die Hirnstammquerschnitte neben ein vollständiges Hirnstammpräparat, um sich auch in der Längsrichtung zu orientieren und auf diese Weise ein räumliches Bild zu gewinnen.

Die drei Abschnitte des Hirnstamms besitzen im Querschnitt strukturelle Ähnlichkeiten. Man unterscheidet drei längs verlaufende Etagen: Basis, Haube und Dach. Die Basis besteht vor allem aus absteigenden Faserbahnen des Kortex. Die Haube (*Tegmentum*) bildet die mittlere Etage, in der die graue Substanz der Hirnnervenkerne liegt. Die dorsale Etage wird im Bereich des Mesencephalons vom *Tectum* und im Bereich des Pons vom Dach des IV. Ventrikels bedeckt. Der Bulbus wird vom Kleinhirn überlagert. Alle drei Abschnitte werden vom Ventrikelsystem durchzogen.

Merke

Hirnstammquerschnitte – wichtigste Strukturen
- **Mittelhirn:** Tectum, Tegmentum mesencephali, Nucleus ruber, Substantia nigra, Lemniscus medialis, Aqueductus cerebri, Nucleus nervi oculomotorii, Crura cerebri (mit Bahnensystemen)
- **Pons:** Tegmentum pontis, Nuclei pontis, Tractus pontocerebellaris (quer verlaufende Fasern), Tractus corticospinalis, Lemniscus medialis, Pars basilaris pontis
- **Medulla oblongata:** Tegmentum bulbi, Pyramis, Olive, Nuclei cuneati, Nuclei graciles, Tractus corticospinalis, Lemniscus medialis

Tab. 6.2 Gliederung des Hirnstamms.

	Basis	Tegmentum	Dach
Mesencephalon	Crura cerebri	Tegmentum mesencephali	Tectum
Pons	Pars basilaris pontis	Tegmentum pontis	Dach des IV. Ventrikels + Cerebellum
Bulbus	Pyramides	Tegmentum bulbi	Cerebellum

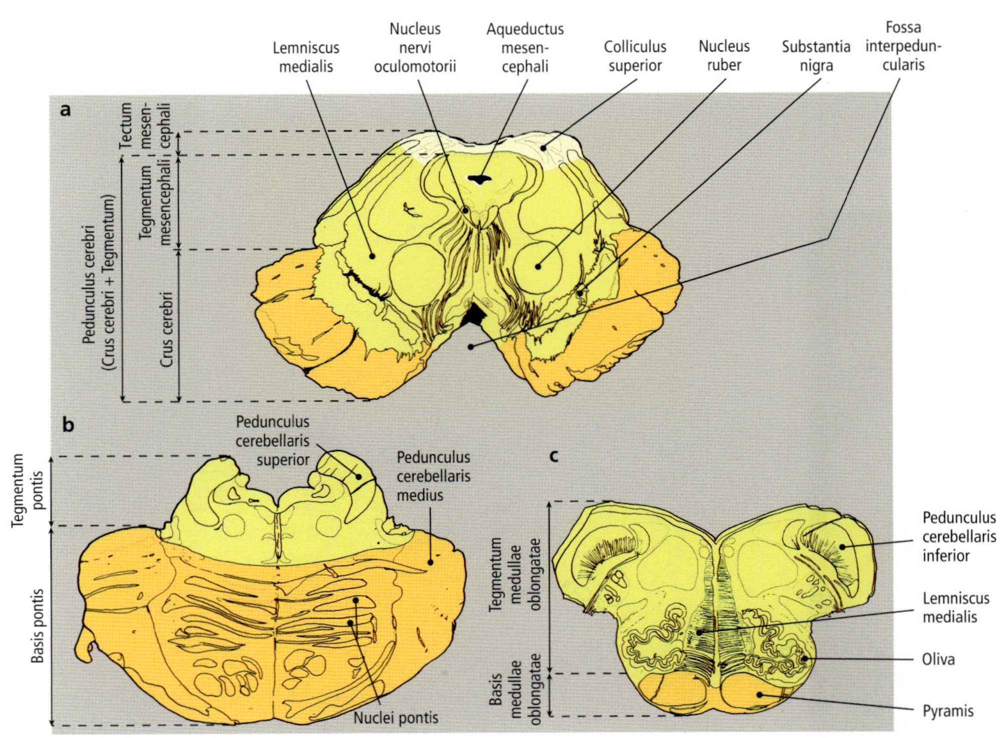

Abb. 6.8 Gliederung des Hirnstamms; Querschnitte; schematische Übersicht.
a Mittelhirn
b Pons
c Medulla oblongata

Querschnitt durch das Mittelhirn

Die Dreigliedrigkeit des Hirnstamms ist am Mittelhirnquerschnitt (Abb. 6.9) am deutlichsten zu erkennen. Die Basis mesencephali wird von den *Crura cerebri* gebildet, die absteigende kortikale Bahnen zu Brücke und Kleinhirn, Medulla oblongata und Rückenmark enthalten. Diese Fasern sind innerhalb eines Crus cerebri in typischer Weise geordnet (Abb. 6.9).

Das dorsal der Crura cerebri liegende Tegmentum enthält im Wesentlichen dreierlei Strukturen: Kerne mit spezifischen Funktionen (*Nucleus ruber, Substantia nigra, Substantia grisea centralis, Formatio reticularis*), Hirnnervenkerne (III) und (IV) sowie aufsteigende Faserbahnen. Letztere werden aufgrund ihres oftmals geschwungenen Faserverlaufs als Lemniscussysteme („Schleifensysteme") bezeichnet. Hierzu gehören somatosensorische Bahnen (Lemniscus medialis, Lemniscus trigeminalis, Lemniscus spinalis) und die Hörbahn (Lemniscus lateralis). Tegmentum und Cura cerebri werden als Pedunculi cerebri (Hirnstiele) zusammengefasst. Im dorsalen Bereich des Tegmentums liegt der *Aqueductus mesencephali.*

Dorsal des Tegmentums liegt das *Tectum.* In der unteren Hälfte des Tectums befinden sich die Colliculi inferiores, in denen die Hörbahn verschaltet wird. Im oberen Teil des Tectums erkennt man die Colliculi superiores, die für visuelle Reflexe wichtig sind. Die Colliculi superiores sind keine (!) Schaltstation der Sehbahn. Weiterführende Details zum inneren Aufbau des Mesencephalon und zur Funktion der einzelnen Strukturen sind für Interessierte in Tab. 6.3 zusammengefasst.

Klinik

Parkinson-Krankheit
Die Parkinson-Krankheit ist eine Erkrankung des basalen motorischen Systems (s. Kap. 5). Die Patienten klagen über *Rigor* (Muskelsteife; durch Erhöhung des Muskeltonus), *Tremor* (Ruhetremor; charakteristisches Zittern der Hand) und *Akinese* (Bewegungsarmut; insbesondere die Unfähigkeit, Bewegungen zu beginnen). Bei manchen Patienten kommt es im fortgeschrittenen Stadium der Krankheit auch zur Einschränkung der geistigen Leistungsfähigkeit bis hin zur Demenz.

Die Parkinson-Krankheit ist als ein klinischer Symptomenkomplex (hypokinetisch-hypertones Syndrom) zu verstehen. Genetische (erblicher Parkinson, verschiedene Formen) und exogene Ursachen (Entzündungen, Medikamente) sind bekannt. Eine große Zahl von Fällen bleibt aber ursächlich unklar (sporadischer Parkinson).

Für das Auftreten der klinischen Symptome ist der Untergang von Nervenzellen in der Substantia nigra entscheidend. Diese Nervenzellen produzieren Dopamin und projizieren zum Striatum. Durch den Verlust an Dopamin entstehen Rigor und Akinese; der Ruhetremor wird durch einen sekundären Überschuss an Acetylcholin im Striatum und im Kortex erklärt. Die Basistherapie der Krankheit ist die Gabe von L-Dopa.

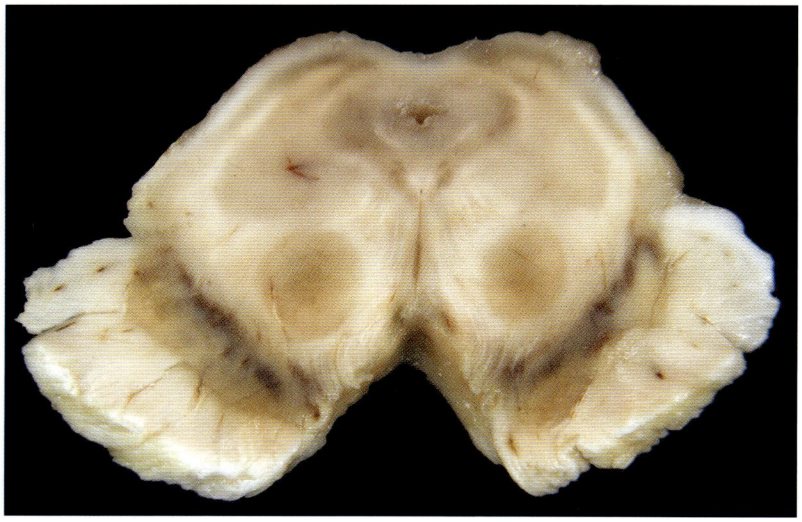

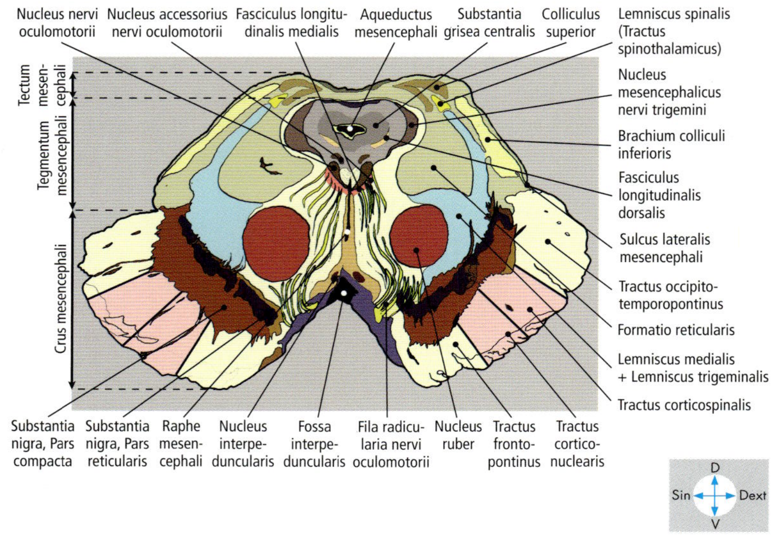

Abb. 6.9 Querschnitt durch das Mesencephalon auf Höhe des N. oculomotorius (III).

Querschnitt durch den Pons

Im Querschnitt durch den Pons erkennt man eine mächtige Basis und das Tegmentum (Abb. 6.8 + 6.10, Tab. 6.2). Die Basis des Pons wird durch quer und längs verlaufende Fasern absteigender kortikaler Bahnen gebildet. Die quer verlaufenden Fasern erreichen – nach Umschaltung in den verstreut im Pons liegenden Nuclei pontis – über den Pedunculus cerebellaris medius das Kleinhirn (*Tractus pontocerebellaris*). Bei den längs verlaufenden Fasern handelt es sich um die absteigende Pyramidenbahn (*Tractus corticospinalis*).

Im dorsal der Basis pontis liegenden Tegmentum finden sich – wie im Mittelhirn – Kerne mit spezifischen eigenen Funktionen (*Formatio reticularis*), Hirnnervenkerne (V) – (VIII) und aufsteigende Bahnensysteme. Die dorsale Oberfläche des Pons bildet den Grund des IV. Ventrikels, die Rautengrube (Fossa rhomboidea; Abb. 6.5). Es lassen sich die Vorwölbung der Eminentia medialis und lateral davon der dunkel pigmentierte Locus caeruleus erkennen.

Das Velum medullare superius, das den IV. Ventrikel nach dorsal abschließt und das Dach des Pons bildet, fehlt auf diesem Präparat. Details zum inneren Aufbau des Pons und zur Funktion der Strukturen sind für Interessierte in Tab. 6.4 zusammengefasst.

Querschnitt durch die Medulla oblongata

Die Medulla oblongata ist weniger deutlich in Etagen gegliedert als Mesencephalon und Pons (Abb. 6.8 + 6.11). Basal wölben sich die Pyramiden vor. In ihnen verlaufen die Fasern der Pyramidenbahn (*Tractus corticospinalis*). Unmittelbar dahinter schließt sich paramedian der Lemniscus medialis an. Er besteht aus den

Klinik

Vegetative Regulationszentren in der Medulla oblongata
In der ventrolateralen Formatio reticularis der Medulla oblongata liegen Nervenzellen für die Regulation des Kreislaufs (Kreislaufzentrum) und der Atmung (Atemzentrum). Sie erhalten und bewerten Afferenzen aus der Peripherie (über den N. glossopharyngeus und den N. vagus) und passen die Atmung (Atemmuskeln) sowie über das vegetative Nervensystem (N. vagus, Sympathikus) den Kreislauf dem aktuellen Bedarf an. Fallen diese vegetativen Regulationszentren aus, z. B. als Folge einer Einklemmung des Hirnstamms im Foramen magnum, ist der Tod die Folge.

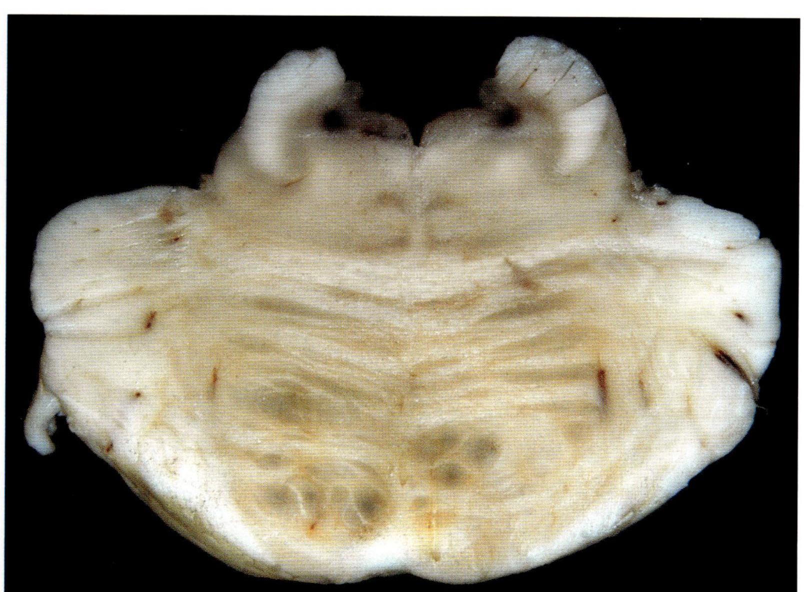

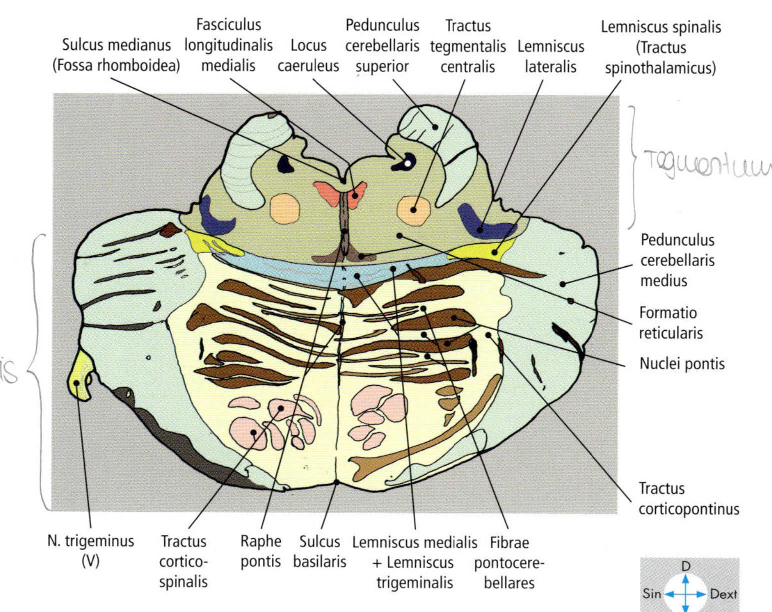

Abb. 6.10 Querschnitt durch den Pons auf Höhe des N. trigeminus (V).

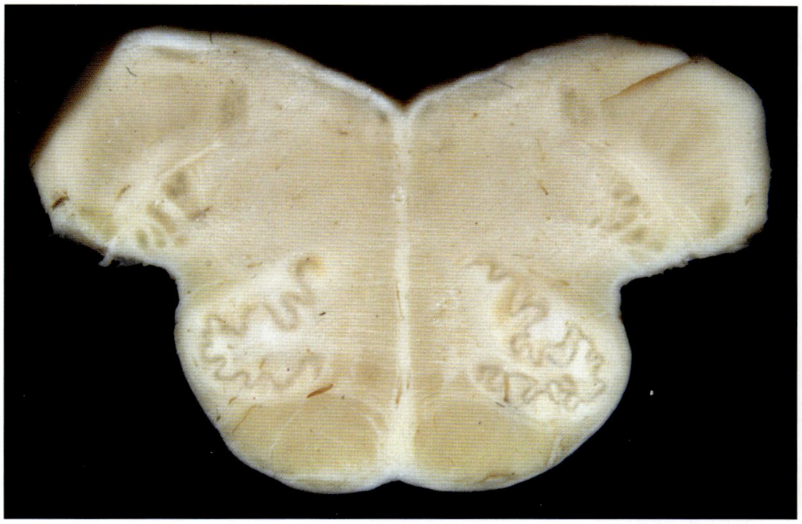

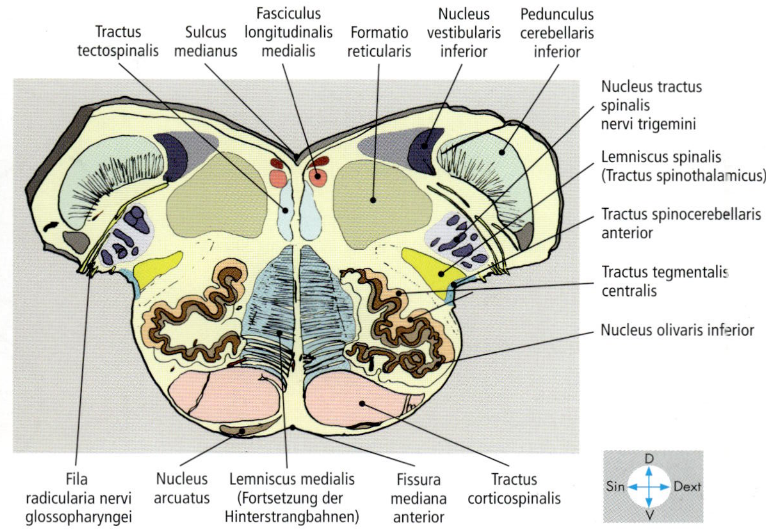

Abb. 6.11 Querschnitt durch die Medulla oblongata auf Höhe des N. glossopharyngeus (IX).

in der Medulla oblongata umgeschalteten und auf die Gegenseite kreuzenden Fasern der Hinterstrangbahnen. Die Umschaltung der Hinterstrangbahnen erfolgt im dorsal gelegenen Nucleus gracilis (medial; untere Körperhälfte) und im Nucleus cuneatus (lateral; obere Körperhälfte); die kreuzenden Fasern werden Fibrae arcuatae internae genannt. Lateral des Lemniscus medialis befindet sich der girlandenförmige Kern der Olive. Lateral und dorsal der Olive liegt der Lemniscus spinalis, der die Fasern des bereits im Rückenmark kreuzenden *Tractus spinothalamicus* enthält.

Dorsal davon findet man die Hirnnervenkerne (IX)–(XII) des Tegmentums, die den Grund des IV. Ventrikels (*Fossa rhomboidea*; Abb. 6.5) bilden. Der untere Kleinhirnstiel zieht nach lateral. Weiterführende Details zum inneren Aufbau der Medulla oblongata und zur Funktion der einzelnen Strukturen sind für Interessierte in Tab. 6.5 zusammengefasst.

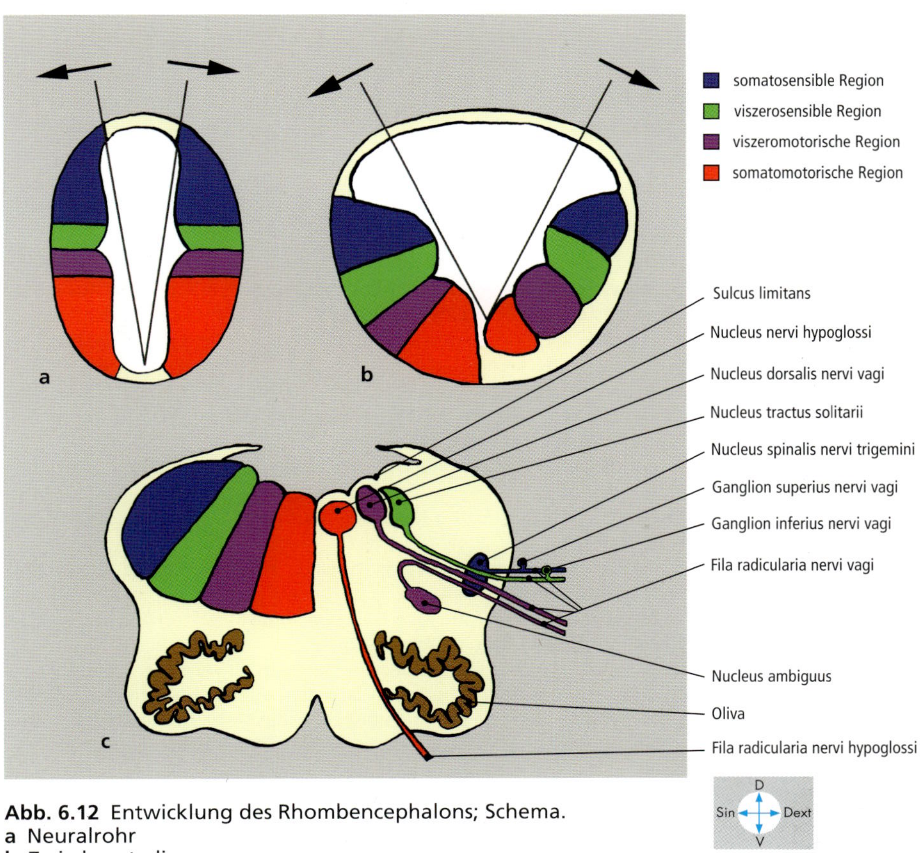

Abb. 6.12 Entwicklung des Rhombencephalons; Schema.
a Neuralrohr
b Zwischenstadium
c nach Abschluss der Entwicklung

Hirnnervenkerne

Die Hirnnerven (III)–(XII) treten aus dem Hirnstamm aus. Es handelt sich um periphere Nerven, deren Entstehung und Funktion man am besten nachvollziehen kann, wenn man sich verdeutlicht, dass Hirnnerven ähnlich wie Spinalnerven aufgebaut sind (s. Kap. 10). Hirnnerven entstehen durch die Zusammenlagerung von motorischen und sensorischen Wurzelfasern, die aus dem Hirnstamm austreten. Die motorischen Fasern entstammen somato- und viszeromotorischen Kerngebieten im Hirnstamm. Die Ursprungszellen der sensorischen Fasern (1. Neuron) liegen hingegen in einem kranialen Ganglion (entsprechend dem Hinterwurzelganglion eines Spinalnervs), das 2. sensorisches Neuron befindet sich in einem sensorischen Kerngebiet innerhalb des Hirnstamms.

Die einzelnen Hirnnervenkerne liegen im Hirnstamm wie in einem Koordinatensystem, das von der rostrokaudalen Achse des Hirnstamms (Y-Achse) und der mediolateralen Achse des Hirnstamms (X-Achse) aufgespannt wird (Abb. 6.13). Die rostrokaudale Verteilung der Hirnnervenkerne wurde bereits besprochen. Die mediolaterale Verteilung lässt sich mit Hilfe der Entwicklungsgeschichte nachvollziehen (s. Merke Entwicklung des Rhombencephalons; Abb. 6.12).

Man unterscheidet von medial nach lateral fünf Gruppen von Kernen:

- **somatomotorische Kerne:** motorische Versorgung der Skelettmuskulatur von Kopf und Hals, die aus den Myotomen der Prächordalplatte (III), (IV), (VI) oder der Somiten hervorgeht (XI, Radix spinalis), (XII)
- **spezielle viszeromotorische Kerne:** motorische Versorgung der quergestreiften Muskulatur, die aus den Schlundbögen hervorgeht (V), (VII), (IX), (X)
- **allgemeine viszeromotorische Kerne:** motorische Versorgung der glatten Muskulatur innerer Organe und zur Drüseninnervation (III), (VII), (IX), (X); Umschaltung in einem parasympa-

Merke

Entwicklung des Rhombencephalons
Die mediolaterale Anordnung der Kerngebiete im Hirnstamm (Längszonengliederung) lässt sich mit Hilfe der Entwicklungsgeschichte leichter verstehen (Abb. 6.12). So entwickelt sich das Rhombencephalon aus dem Neuralrohr (Abb. 6.12a), das bereits eine dorsoventrale Anordnung von sensorischen, viszerosensorischen, viszeromotorischen und somatomotorischen Regionen erkennen lässt. Durch die Erweiterung des Zentralkanals des Neuralrohrs zum IV. Ventrikel verändert sich jedoch die Anordnung der Regionen. Bildhaft gesprochen klappt das Neuralrohr auf „wie ein Buch", das man vor sich auf den Buchrücken stellt und dann zu beiden Seiten hin öffnet (Abb. 6.12b). So gelangen die dorsal gelegenen sensorischen Regionen nach lateral, gefolgt von den viszerosensorischen, viszeromotorischen und den somatomotorischen Regionen (medial). Aus den Regionen entwickeln sich schließlich die verschiedenen Hirnnervenkerne, welche dadurch in typischer Weise von medial nach lateral angeordnet sind (Abb. 6.13).

Auch der Austritt der Hirnnervenfasern ist von der Anordnung der Hirnnervenkerne bestimmt: Die Fasern der mediale Kerne treten weiter medial aus, die Fasern der lateralen Kerne weiter lateral. Beispielhaft sind diese Zusammenhänge in Abb. 6.12 für die Hirnnervenkerne (XII) und (X) erläutert (Abb. 6.12c). Aus Gründen der Vereinfachung wurde im Schema auf die Unterscheidung von speziellen und allgemeinen viszeromotorischen Kernen verzichtet.

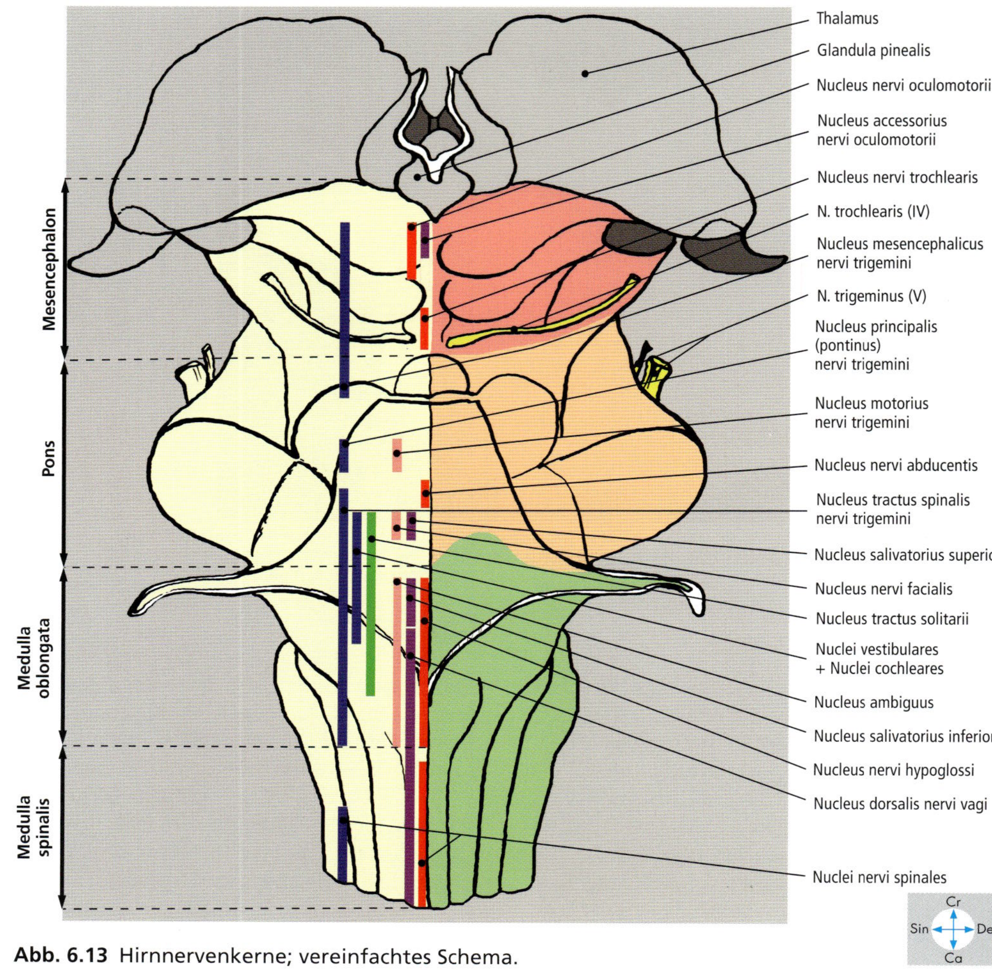

Abb. 6.13 Hirnnervenkerne; vereinfachtes Schema.

thischen Ganglion im Kopfbereich: Ganglion ciliare (III), Ganglion pterygopalatinum (VII), Ganglion submandibulare (VII), Ganglion oticum (IX) oder intramural in den inneren Organen (X)
- **viszerosensorische Kerne:** Geschmackswahrnehmung (VII), (IX), (X); die Fasern zu den Kernen kommen aus kranialen Ganglien, z. B. Ganglion geniculi (VII), und viszerale Afferenzen aus dem Halsbereich und den inneren Organen (IX), (X)
- **somatosensorische Kerne:** Somatosensorik von Kopf und Hals (V), aber auch (IX) und (X); die Fasern stammen aus kranialen Ganglien, z. B. Ganglion trigeminale (V). Hör- und Gleichgewichtsorgan (VIII); die Fasern stammen aus den Ganglien der Sinnesorgane.

Die Bezeichnungen der einzelnen Hirnnervenkerne und ihre Lage im Hirnstamm kann man Abb. 6.13 entnehmen. Die Zuordnung von Hirnnerven und Hirnnervenkernen sowie ihre jeweilige Funktion in der Peripherie sind in Tab. 6.6 aufgeführt. Dabei ist zu beachten:
- Einzelne Hirnnerven können mit mehreren Kerngebieten verbunden sein. So erhält z. B. der Nervus vagus (X) motorische Fasern aus dem Nucleus ambiguus und aus dem Nucleus dorsalis nervi vagi. Sensorische Fasern ziehen zum Nucleus spinalis nervi trigemini und zum Nucleus tractus solitarii. Die Ursprungszellen der sensorischen Fasern liegen in kranialen Ganglien (Abb. 6.12 + Tab. 6.6).
- Umgekehrt können auch einzelne Kerngebiete Fasern zu mehreren Hirnnerven entsenden. So gibt z. B. der Nucleus ambiguus motorische Fasern an (IX), (X) und (XI, Radix cranialis) zur Versorgung der Pharynx- und Larynxmuskulatur ab. Auch sensorische Kerngebiete können Afferenzen von mehreren Hirnnerven erhalten, z. B. der Nucleus tractus solitarii: Er erhält Geschmacksafferenzen von (VII), (IX) und (X).

Klinik

Hirnstammreflexe, Hirntod
Bei der neurologischen Untersuchung werden Eigen- und Fremdreflexe des Körpers geprüft. Aus einer Seitendifferenz, einer pathologischen Verstärkung oder einer pathologischen Abschwächung der Reflexe kann auf eine Störung im Segment (Eigenreflex) oder in den Segmenten (Fremdreflex) des Reflexbogens geschlossen werden (s. Kap. 10).

Reflexe lassen sich sowohl auf der Ebene des Rückenmarks (s. Kap. 10) als auch auf der Ebene des Hirnstamms auslösen. Im Hirnstammbereich werden die afferenten und efferenten Informationen über Hirnnerven vermittelt. Wichtige Reflexe im Hirnstammbereich:
- *Pupillenreflex* (Fremdreflex): Verengung der Pupillen nach Lichteinfall; Afferenzen über (II), Efferenzen über (III); verläuft im Mittelhirn
- *Kornealreflex* (Fremdreflex): Lidschluss nach Berührung der Bindehaut des Auges; Afferenzen über (V), Efferenzen über (VII); verläuft im Pons
- *Masseterreflex* (Eigenreflex): Muskelkontraktion des Musculus masseter nach Dehnung; Afferenzen über (V), Efferenzen über (V); verläuft im Pons
- *Würgereflex* (Fremdreflex): Würgereiz nach Berührung des Gaumenbogens; Afferenzen über (IX), Efferenzen über (IX), (X), (XII); verläuft in der Medulla oblongata.

Fallen Hirnstammreflexe aus, ist eine Schädigung innerhalb der Reflexbögen zu vermuten. Diese kann den afferenten Schenkel, die Verbindungsbahnen im Hirnstamm oder den efferenten Schenkel betreffen. Die Verbindung zwischen den Hirnnervenkernen erfolgt meist über die Nervenzellen der Formatio reticularis oder über das mediale Längsbündel (Fasciculus longitudinalis medialis), eine efferente Bahn der Augenmuskelkerne.

Der Ausfall der Hirnstammreflexe ist ein zentrales Kriterium bei der Diagnose des Hirntodes. Es wird geprüft, ob bei einem Patienten alle Hirnstammreflexe ausgefallen sind. Ist dies der Fall, liegt vermutlich eine irreversible Schädigung des Hirnstamms vor. Zur Diagnose des Hirntodes müssen allerdings noch weitere Kriterien erfüllt sein.

Tab. 6.3 Querschnitt durch das Mittelhirn.

Abschnitt	Struktur	Funktion	Anmerkungen
Basis mesencephali	Crus cerebri (von medial nach lateral): • Fibrae frontopontinae • Fibrae corticonucleares • Fibrae corticospinales • Fibrae occipitopontinae	enthält Bahnen vom • Kortex über den Pons zum Kleinhirn • Motorkortex zu den Hirnnervenkernen • Motorkortex zum Rückenmark (Pyramidenbahn) • Kortex über den Pons zum Kleinhirn	Anordnung der Bahnen im Crus cerebri (Prüfungswissen)
Tegmentum mesencephali	Substantia nigra	basales motorisches System: Steuerung des Muskeltonus	dopaminerge Nervenzellen (melaninhaltig)
	Nucleus ruber	motorisches System: Relaisstation für Kleinhirnbahnen, Verbindung zum Rückenmark	eisenhaltig (frischer Schnitt rötlich)
	Substantia grisea centralis (zentrales Höhlengrau)	Modulation der Schmerzwahrnehmung; zentrales vegetatives Nervensystem	Lage: ringförmig um den Aqueductus mesencephali
	Formatio reticularis (deskriptiver Sammelbegriff für die locker verteilten Nervenzellen des Tegmentums)	heterogene Funktionen: • aufsteigendes aktivierendes System (Weckfunktion) • Atem- und Kreislaufzentrum • Motorik (Verbindungen zum Rückenmark; Hirnstammreflexe, z. B. Schluckreflex, Kornealreflex)	Lage: mittlerer Bereich des Tegmentums; erstreckt sich vom Mittelhirn bis zum Bulbus; lebenswichtig! Enthält Raphekerne (Serotonin)
	• Nucleus oculomotorius (III) • Nucleus oculomotorius accessorius (III); (Edinger-Westphal)	• Augenmuskelinnervation • M. sphincter pupillae (Pupillenschluss), M. ciliaris (Akkomodation)	Lage: paramedian, ventral des Aqueductus mesencephali
	Nucleus trochlearis (IV)	Augenmuskelinnervation (M. obliquus bulbi superior)	Lage: paramedian, kaudal des Nucleus oculomotorius (III); tritt dorsal aus!
	Nucleus mesencephalicus nervi trigemini (V)	Propriozeption der Kopfmuskulatur; Masseterreflex	Besonderheit: Dieser Kern ist ein in das Gehirn verlagertes Ganglion (pseudounipolare Ganglienzellen)!
	Fasciculus longitudinalis medialis	Verbindung der Hirnnervenkerne (z. B. zur Koordination der Augenbewegung)	Lage: in der Nähe der Augenmuskelkerne
	somatosensorische Bahnen: • Lemniscus spinalis (Tractus spinothalamicus) • Lemniscus medialis (Tractus bulbothalamicus; Hinterstrangbahnen) • Lemniscus trigeminalis (zentrale Trigeminusbahn)	• grobe Druck- und Berührungswahrnehmung; Schmerz- und Temperaturempfindung • genaue Druck-, Berührungs- und Vibrationsempfindung • aufsteigende Bahnen des Nucleus principalis (pontinus) und des Nucleus spinalis nervi trigemini	Zielkern im Thalamus: • Nucleus ventralis posterolateralis • Nucleus ventralis posterolateralis • Nucleus ventralis posteromedialis
	Lemniscus lateralis	Hörbahn	Corpus geniculatum mediale
Tectum mesencephali	Area pretectalis	Schaltstelle für den Pupillenreflex	Lage: unmittelbar kranial des Colliculus superior
	Colliculus superior	visuelles Reflexzentrum	*keine* Schaltstation der Sehbahn
	Colliculus inferior	auditorisches Reflexzentrum	Schaltstation der Hörbahn

Tab. 6.4 Querschnitt durch den Pons.

Abschnitt	Struktur	Funktion	Anmerkungen
Basis pontis	• Fibrae pontis transversae • Fibrae corticonucleares • Fibrae corticospinales	• Fasern von den Nuclei pontis zum Kleinhirn • Motorkortex zu den Hirnnervenkernen • Motorkortex zum Rückenmark (Pyramidenbahn)	
	Nuclei pontis	Umschaltung der Fibrae frontopontinae und occipitopontinae	Ursprungskerne der Fibrae pontis transversae
Tegmentum pontis	Formatio reticularis	Tab. 6.3	Raphekerne (Serotonin) und der Locus caeruleus (Noradrenalin)
	Nucleus motorius nervi trigemini (V)	motorischer Trigeminuskern; Innervation der Kaumuskulatur	
	Nucleus principalis (pontinus) nervi trigemini (V)	genaue Berührungswahrnehmung (Gesicht, äußeres Auge, Nasen- + Mundschleimhaut)	
	Nucleus nervi abducentis (VI)	Augenmuskulatur (M. rectus lateralis)	
	• Nucleus nervi facialis (VII) • Nucleus salivatorius superior (VII)	• mimische Muskulatur • Innervation Tränen-, Nasen-, Rachen-, Speicheldrüsen (ohne Parotis)	Fasern umwinden den Abduzenskern („inneres Fazialisknie“)
	• Nuclei vestibulares (VIII) • Nuclei cochleares (VIII)	• Gleichgewicht • Hörbahn	
	Nuclei olivares superiores	Schaltstelle der Hörbahn	
	Nucleus tractus solitarius	• Geschmackswahrnehmung (rostral) • Viszerale Afferenzen (kaudal)	• über (VII), (IX), (X) • über (IX), (X); in Medulla oblongata
	somatosensorische Bahnen	Tab. 6.3	
	Lemniscus lateralis	Hörbahn	

Tab. 6.5 Querschnitt durch die Medulla oblongata.

Abschnitt	Struktur	Funktion	Anmerkungen
Basis	Fibrae corticospinales	Fasern vom Motorkortex zum Rückenmark (Pyramidenbahn)	Kreuzung von 80% der Fasern in der Decussatio pyramidum
Tegmentum bulbi	Nucleus olivaris inferior	motorische Funktion: enge Verbindungen zum Kleinhirn (Tractus olivocerebellaris); Verbindungen zum Rückenmark	charakteristische Form an der Hirnstammoberfläche und auf einem Querschnitt deutlich erkennbar
	Formatio reticularis	Tab. 6.3	im Bulbus: Atem- und Kreislaufzentrum; Area postrema (Brechzentrum)
	Nucleus spinalis nervi trigemini (V), (IX), (X)	grobe Berührungswahrnehmung, Schmerz, Temperatur (Gesicht)	somatotopische Untergliederung des Kerns
	Nucleus salivatorius inferior (IX)	parasympathische Innervation der Glandula parotidea	
	Nucleus dorsalis nervi vagi (X)	parasympathische Innervation von Brust- und Bauchraum	
	Nucleus ambiguus (IX), (X), (XI)	gemeinsamer motorischer Kern für Pharynx, oberen Oesophagus, Larynx	gibt motorische Fasern an die Hirnnerven (IX), (X) und (XI, Radix cranialis) ab
	Nucleus nervi hypoglossi (XII)	Zungenmuskulatur	
	somatosensorische Bahnen: • Lemniscus spinalis (Tractus spinothalamicus) • Lemniscus medialis (Tractus bulbothalamicus; „Hinterstrangbahnen“)	• grobe Druck- und Berührungswahrnehmung, Schmerz- und Temperaturempfindung • genaue Druck-, Berührungs- und Vibrationsempfindung	• Lage: dorsolateral von Lemniscus medialis; lagert sich im Mittelhirn dem Lemniscus medialis von dorsal an • Lage: medial; bildet sich aus den kreuzenden Fasern der Fibrae arcuatae internae

Tab. 6.6 Übersicht über die Kerngebiete der Hirnnerven.

Hirnnerv	Komponenten	Kerne	Anmerkungen
N. oculomotorius (III)	• somatomotorisch • viszeromotorisch (allgemein)	• Nucleus nervi oculomotorii • Nucleus accessorii nervi oculomotorii	• Augenmuskulatur • über das Ganglion ciliare: M. sphincter pupillae, M. ciliaris
N. trochlearis (IV)	somatomotorisch	Nucleus nervi trochlearis	Augenmuskulatur (M. obliquus superior)
N. trigeminus (V)	• viszeromotorisch (speziell) • somato- und viszerosensorisch	• Nucleus motorius nervi trigemini • Nucleus mesencephalicus nervi trigemini • Nucleus principalis (pontinus) nervi trigemini • Nucleus spinalis nervi trigemini	• Kaumuskulatur • Propriozeption Kopfmuskulatur • mechanosensorischer Kern des Trigeminusgebietes • Schmerz- und Temperaturwahrnehmung, grobe Berührungswahrnehmung
N. abducens (VI)	somatomotorisch	Nucleus nervi abducentis	Augenmuskulatur (M. rectus lateralis)
N. facialis (VII)	• viszeromotorisch (speziell) • viszeromotorisch (allgemein) • viszerosensorisch	• Nucleus nervi facialis • Nucleus salivatorius superior • Nucleus tractus solitarius	• mimische Muskulatur • über das Ganglion pterygopalatinum: Glandula lacrimalis, Drüsen im Mund-, Nasen-Rachen-Raum + über das Ganglion submandibulare: Glandula sublingualis, Glandula submandibularis • Geschmack; vordere ⅔ der Zunge
N. vestibulocochlearis (VIII)	somatosensorisch	• Nuclei vestibulares (4 Kerne) • Nuclei cochleares (2 Kerne)	• Ganglion vestibulare • Ganglion spirale
N. glossopharyngeus (IX)	• viszeromotorisch (speziell) • viszeromotorisch (allgemein) • viszerosensorisch • somatosensorisch	• Nucleus ambiguus • Nucleus salivatorius inferior • Nucleus tractus solitarius • Nucleus spinalis nervi trigemini	• Pharynxmuskulatur • über das Ganglion oticum: Glandula parotidea • Geschmack; hinteres Drittel der Zunge • Schleimhaut Gaumen, Rachen
N. vagus (X)	• viszeromotorisch (speziell) • viszeromotorisch (allgemein) • viszerosensorisch • somatosensorisch	• Nucleus ambiguus • Nucleus dorsalis nervi vagi • Nucleus tractus solitarius • Nucleus spinalis nervi trigemini	• Pharynx- und Larynxmuskulatur • über intramurale Ganglien: innere Organe • Geschmack Rachen; Schleimhaut der inneren Organe • äußerer Gehörgang
N. accessorius (XI) • **Radix cranialis** • **Radix spinalis**	• viszeromotorisch (speziell) • somatomotorisch	• Nucleus ambiguus • Nucleus spinalis nervi accessorii	• Pharynxmuskulatur • M. trapezius, M. sternocleidomastoideus
N. hypoglossus (XII)	somatomotorisch	Nucleus nervi hypoglossi	Zungenmuskulatur

Lernhinweis

Hirnstamm

Beschäftigen wir uns zum ersten Mal mit der Neuroanatomie des Hirnstamms, so wirkt die Vielzahl der Kerngebiete und Bahnensysteme verwirrend. Wir empfehlen daher, die Anatomie des Hirnstamms schrittweise zu erlernen. Im ersten Schritt sollten wir uns am Hirnstamm orientieren und die wichtigsten Strukturen erlernen. Diese grundlegenden Kenntnisse können wir in einem zweiten und ggf. dritten Schritt durch weitere Details ergänzen.

1. Orientierung und Übersicht: Zu Beginn suchen wir am intakten Hirnstamm die drei Hirnstammabschnitte Mesencephalon, Pons, Medulla oblongata auf. Dazu betrachten wir den Hirnstamm von allen Seiten: Die Untergliederung des Hirnstamms lässt sich von ventral am einfachsten erkennen (Abb. 6.1–6.5).

2. Oberflächenstrukturen: Wir identifizieren und erlernen an den drei Hirnstammabschnitten die wichtigsten Oberflächenstrukturen. Hierzu betrachten wir jeden Hirnabschnitt von ventral, lateral und dorsal (Abb. 6.2–6.5).

3. Hirnnervenaustrittsstellen: Die Hirnnervenaustrittsstellen sind in Abb. 6.6 schematisch dargestellt und in Tab. 6.1 zusammengefasst. Wir lernen die Tabelle und fertigen eine Skizze des Hirnstamms (Ansicht von ventral; Abb. 6.6) an. In diese Skizze zeichnen wir die Austrittsstellen der Hirnnerven aus dem Gedächtnis ein. Mit Hilfe der Merkregel für die Lage der Hirnnervenkerngebiete im Hirnstamm (s. Merke Lage der Hirnnervenkerne im Hirnstamm) können wir uns an die Austrittshöhe der Hirnnerven leichter erinnern.

4. Hirnstammquerschnitte: Auf den Hirnstammquerschnitten finden wir eine Vielzahl von Strukturen. Wenn wir den Hirnstamm zum ersten Mal lernen, sollten wir uns auf drei Hirnstammquerschnitte (Abb. 6.8–6.11) und die wichtigsten anatomischen Strukturen (s. Merke Hirnstammquerschnitte – wichtigste Strukturen) konzentrieren. Wir schlagen folgendes Vorgehen vor: Zunächst zeichnen wir die Umrisse der drei Querschnitte. An dieser Umrisszeichnung benennen wir die Oberflächenstrukturen und identifizieren die Längsetagen (Abb. 6.8 + Tab. 6.2). In die linke Hälfte der Skizze zeichnen wir die wichtigsten motorischen Kerngebiete ein, in die rechte Hälfte die wichtigsten Bahnen. Zuletzt vergleichen wir die Lage der einzelnen Strukturen in den Querschnitten und gewinnen dadurch ein räumliches Bild ihres Verlaufs im Hirnstamm.

Zur Vertiefung des Wissens können je nach Bedarf weitere Strukturen in diese Skizzen eingezeichnet werden (Abb. 6.8–6.10 + Tab. 6.3–6.5).

5. Hirnnervenkerne: Grundkenntnisse zur Lage der Hirnnervenkerne im Hirnstamm sind wichtig, um eine Schädigung im Hirnstammbereich zu lokalisieren. In der Neurologie wird dazu insbesondere die rostrokaudale Höhe der Hirnnervenkerne im Hirnstamm benötigt. Dieses Wissen können wir mit Hilfe der Merkregel für die Lage der Hirnnervenkerngebiete im Hirnstamm (s. Merke Lage der Hirnnervenkerne im Hirnstamm) erwerben. Die genaue räumliche Lage der Hirnnervenkerne im Hirnstamm ist anatomisches Detailwissen. Dieses wird allerdings nicht selten abgefragt (Prüfungswissen), und wir haben es aus diesem Grund für Interessierte und zur Prüfungsvorbereitung zusammengefasst (s. Abschnitt Hirnnervenkerne; Tab. 6.6 + Abb. 6.11).

Prüfungsfragen

Die korrekten Antworten findet man auf S. 130.

1. Welche Aussage trifft nicht zu?
Zum Hirnstamm gehören:
a) Mesencephalon
b) Medulla oblongata
c) Thalamus
d) Tegmentum
e) Oliva

2. Welche Aussage trifft zu?
a) Als kaudale Grenze des Hirnstamms gilt die Decussatio pyramidum.
b) Der Hirnstamm geht kaudal auf Höhe des Atlasbogens in das Rückenmark über.
c) Als ventrale Grenze des Hirnstamms gilt der Nucleus cuneatus.
d) Schädigungen des Hirnstamms führen nicht zu neurologischen Ausfallserscheinungen.
e) Die Fossa interpeduncularis liegt im Bereich des Pons.

3. Welche Aussage trifft nicht zu?
Austrittsstellen der Hirnnerven sind:
a) N. oculomotorius (III) – Mesencephalon, Fossa interpeduncularis
b) N. trochlearis (IV) – Mesencephalon, Crus cerebri
c) N. trigeminus (V) – lateraler Pons
d) N. facialis (VII) – Kleinhirnbrückenwinkel (Angulus pontocerebellaris)
e) N. hypoglossus – Medulla oblongata, Sulcus posterolateralis

4. Welche Aussage trifft nicht zu?
Zum Mesencephalon gehören:
a) Colliculus inferior
b) Corpus geniculatum mediale
c) Crus cerebri
d) Substantia nigra
e) Nucleus ruber

5. Welche Aussage trifft nicht zu?
In der Medulla oblongata liegen:
a) Nucleus cuneatus
b) Oliva
c) Pyramis
d) Nucleus nervi abducentis
e) Nucleus nervi hypoglossi

6. Welche Aussage trifft nicht zu?
Am Boden der Rautengrube liegen:
a) Locus caeruleus
b) Eminentia mediana
c) Colliculus facialis
d) Nucleus nervi oculomotorii
e) Area postrema

7. Welche Aussage trifft zu?
a) Der N. ophthalmicus (V_1) verlässt den Schädel durch die Fissura orbitalis inferior.
b) Der N. hypoglossus (XII) tritt durch das Foramen jugulare.
c) Der N. facialis (VII) zieht durch das Foramen ovale.
d) Der N. abducens (VI) zieht durch den Canalis opticus.
e) Der N. accessorius tritt mit einigen Fasern durch das Foramen magnum in den Schädel ein (Pars cervicalis), lagert sich mit Fasern aus der Medulla oblongata (Pars cranialis) zusammen und verlässt den Schädel durch das Foramen jugulare.

8. Welche Aussage trifft nicht zu?
Bei der Parkinson-Krankheit werden beobachtet:
a) Rigor
b) Degeneration von Nervenzellen der Substantia nigra
c) ein Überschuss des Neurotransmitters Dopamin
d) Tremor
e) Nach langjährigem Krankheitsverlauf kann eine Demenz auftreten.

9. Welche Aussage trifft zu?
a) Die Hirnnervenkerne I–XII liegen im Hirnstamm.
b) Der Nucleus ambiguus entsendet motorische Fasern zum Nervus facialis (VII).
c) Somatomotorische Hirnnervenkerne liegen im Hirnstamm immer lateral.
d) Die Hirnnerven (III), (VII), (IX) und (X) erhalten Fasern von allgemein-viszeromotorischen Kernen.
e) Die Hirnnerven (IV), (VI) und (XII) versorgen quergestreifte Muskulatur, die aus den Schlundbögen hervorgeht („Schlundbogennerven“).

10. Welche Aussage trifft nicht zu?
a) Der Kornealreflex ist ein Eigenreflex.
b) Die Reflexbahnen des Würgereflexes verlaufen überwiegend in der Medulla oblongata.
c) Am Pupillenreflex („Lichtreflex“) ist das Mesencephalon (Area pretectalis) beteiligt.
d) Fasciculus longitudinalis medialis und Formatio reticularis verbinden die Hirnnervenkerne des Hirnstamms miteinander und sind an vielen Fremdreflexen beteiligt.
e) Der Nucleus mesencephalicus nervi trigemini ist am Masseterreflex beteiligt.

7 Kleinhirn

Basiswissen

Kleinhirn
- Anatomische Gliederung des Kleinhirns
- Kleinhirnkerne
- Kleinhirnstiele (Verbindungen des Kleinhirns mit dem Hirnstamm)
- Funktionelle Gliederung des Kleinhirns

Allgemeines

Das Kleinhirn ist für die Koordination der Motorik bedeutsam. Es dient der Feinabstimmung von Bewegungen und der Regulation des Muskeltonus. Beim Erlernen von abgestimmten Bewegungsabläufen – z. B. beim Fahrradfahren – spielt es eine zentrale Rolle.

Das Kleinhirn ist entwicklungsgeschichtlich ein Abkömmling des Rhombencephalons. Es liegt dem Hirnstamm von dorsal auf. Sein größter Durchmesser beträgt ca. 10 cm, sein Gewicht – $^{1}/_{10}$ des Hirngewichts – etwa 140 g. Topografisch-anatomisch gesehen füllt das Kleinhirn die hintere Schädelgrube fast vollständig aus (s. Kap. 2, Abb. 2.7). Es bildet das Dach der Rautengrube und ist vom Endhirn durch ein horizontal verlaufendes Blatt der Dura mater – das Kleinhirnzelt (Tentorium cerebelli) – getrennt (s. Kap. 2, Abb. 2.4 + 2.5). Mit dem Hirnstamm steht das Kleinhirn über drei Stiele (Pedunculi cerebellares) in Verbindung.

Gliederung des Kleinhirns

Die makroskopische Gliederung des Kleinhirns erfolgt mit Hilfe charakteristischer Strukturmerkmale an seiner Oberfläche. Diese unterteilen das Kleinhirn in Längs- und Querabschnitte. Die **Längsgliederung** des Kleinhirns erfolgt durch die Abgrenzung des in der Mitte gelegenen Kleinhirnwurms (*Vermis cerebelli*) von den ihn umgebenden Hemisphären (*Hemispheria cerebelli*). Der Kleinhirnwurm ist auf der Oberseite zunächst als eine runde Vorwölbung zu sehen, die sich im weiteren Verlauf zwischen den Hemisphären in das Kleinhirntal (Vallecula cerebelli) absenkt. Ein Mediansagittalschnitt durch das Kleinhirnpräparat (Abb. 7.1 + 7.6) lässt die räumliche Lage des Wurms zwischen den Hemisphären deutlich werden.

Die **Quergliederung** erfolgt durch quer verlaufende Furchen (Fissurae cerebelli). Zwei dieser Furchen sind besonders hervorzuheben, da sie mit der funktionellen Unterteilung des Kleinhirns korrespondieren: die an der Unterseite gelegene *Fissura posterolateralis* (Abb. 7.1 + 7.5), die den Lobus flocculonodularis vom Corpus cerebelli trennt, sowie die an der Oberseite gelegene *Fissura prima*, die das Corpus cerebelli in einen Vorder- und Hinterlappen (Lobus anterior und Lobus posterior) gliedert (Abb. 7.1 + 7.2).

Die Fissurae cerebelli können zur weiteren Gliederung des Kleinhirns verwendet werden (Abb. 7.1 + 7.2). Diese Einteilung nach der anatomischen Nomenklatur sagt allerdings nichts über die Entwicklung oder die Funktion aus. Da die anatomischen Bezeichnungen der einzelnen Kleinhirnabschnitte vereinzelt noch verwendet werden, wurden diese Abschnitte identifiziert und benannt. Von weit größerer Bedeutung ist jedoch die funktionelle Unterteilung des Kleinhirns (Abb. 7.10).

Die Oberfläche des Kleinhirns ist eine dreidimensionale Struktur (vergleichbar einer Weltkugel). Um diese vollständig auf einer zweidimensionalen Buchseite (vergleichbar einer Weltkarte) abzubilden (Abb. 7.1, 7.9 + 7.10), wird die Kleinhirnoberfläche „ausgebreitet“. So lässt sich mit einem Blick sowohl die anatomische (Abb. 7.1) als auch die funktionelle (Abb. 7.9 + 7.10) Gliederung des Kleinhirns erfassen.

Ansichten des Kleinhirns

Zunächst betrachtet man das Kleinhirn zusammen mit dem Hirnstamm. Auf dem abgebildeten Präparat wurde der Hirnstamm auf Höhe des Mittelhirns vom Vorderhirn abgetrennt. Auf diese Weise kann man auf die nach oben gerichtete Oberfläche des Kleinhirns (*Facies superior*) schauen (Abb. 7.2), die ansonsten von den Endhirnhemisphären verdeckt und vom Tentorium überzogen wird (Abb. 2.5 + 5.2). Dreht man das Präparat um die Längsachse des Hirnstammes, blickt man zuerst von lateral auf das Kleinhirn (Abb. 7.3), dann auf seine Vorderseite (*Facies anterior*; Abb. 7.4). Diese ist weitgehend vom Hirnstamm verdeckt. Nach Durchtrennung der Kleinhirnstiele und der Abnahme des Kleinhirns vom Hirnstamm lässt sich die Facies anterior vollständig einsehen (Abb. 7.5). Schließlich wurde das Kleinhirnpräparat in der Mediansagittalebene durchtrennt; die Blickrichtung geht von medial auf die Kleinhirnschnittfläche und in den eröffneten IV. Ventrikel hinein (Abb. 7.6).

Facies superior cerebelli

Besieht man sich die Kleinhirnpräparate systematisch und beginnt mit der Ansicht von oben (Abb. 7.2), erkennt man rostral das Mittelhirn mit dem Tectum und dem darunter austretenden N. trochlearis (IV). Das Kleinhirn schließt sich kaudal an und lässt in der Mitte den Wurm und beidseits davon die Hemisphären erkennen. Als Lingula cerebelli wird die zungenförmige Fortsetzung des Kleinhirnwurms nach rostral bezeichnet.

Die Oberfläche des Kleinhirns ist durch zahlreiche enge Furchen (Fissurae cerebelli) gekennzeichnet, die ihrerseits schmale Windungen (Folia cerebelli) umfassen. Die tiefste der anterioren Fissuren wird als *Fissura prima* bezeichnet. Schaut man von oben auf das Kleinhirn, ist diese etwa in der Mitte der Facies superior cerebelli, zwischen der vorderen Kante des

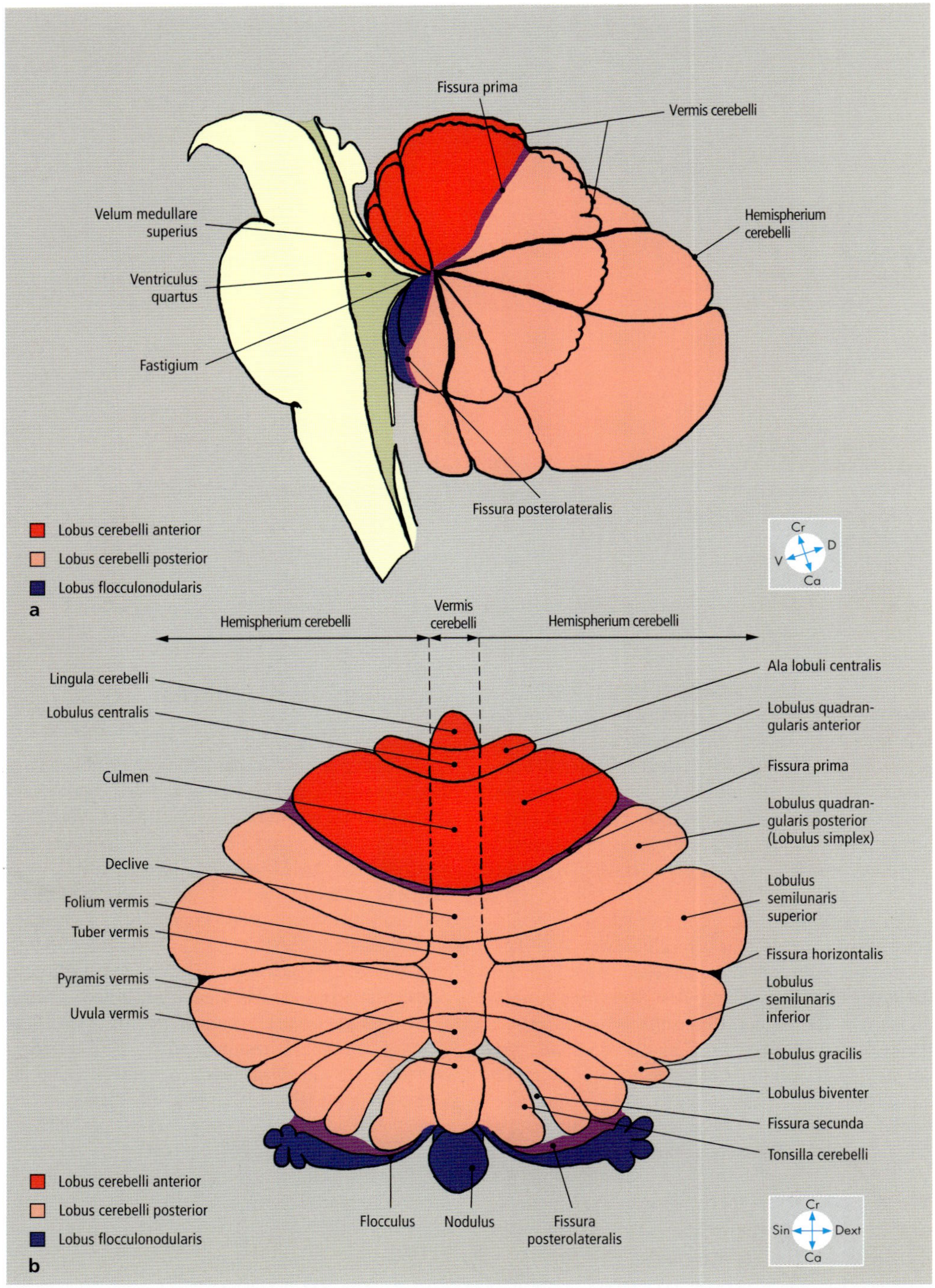

Abb. 7.1 Anatomische Gliederung des Kleinhirns; Schema.
a Mediansagittalschnitt
b ausgebreitete Kleinhirnoberfläche

Kleinhirns und dem Absenken des Wurmes in das Kleinhirntal (Vallecula cerebelli) zu finden. Vor der Fissura prima liegt der Lobus anterior, hinter ihr der Lobus posterior des Corpus cerebelli. Die Fissura horizontalis bildet die ungefähre Grenze zwischen Facies superior und Facies inferior.

Ansicht des Kleinhirns von lateral

Auf diesem Präparat (Abb. 7.3) sind Mittelhirn, Brücke und Medulla oblongata mit den daraus hervortretenden Hirnnerven erkennbar. Dorsal wird der Hirnstamm vom Kleinhirn überlagert; von der Seite betrachtet hat dieses eine nahezu dreieckige Form: An die fast flache *Facies superior* schließt sich okzipital die *Facies inferior* an, deren oberflächliche Rundung der Form der hinteren Schädelgrube entspricht. Die *Facies anterior* bildet die Basis des Dreiecks und ist dem Hirnstamm zugewandt. Auf der Facies superior erkennt man die *Fissura prima* sowie den Lobus anterior und den Lobus posterior. Lateral ragt der Flocculus, ein Teil des *Lobus flocculonodularis*, heraus; vor diesem befindet sich der mittlere Kleinhirnstiel (Pedunculus cerebellaris medius).

Facies anterior cerebelli

Betrachtet man das Kleinhirn von vorn (Abb. 7.4), so sieht man in der Mitte Pons und Medulla oblongata mit den aus ihnen heraustretenden Hirnnerven. An der Medulla oblongata sind darüber hinaus die Wülste der Oliven und Pyramiden deutlich zu erkennen. Das Kleinhirn ist über den unteren Kleinhirnstiel (*Pedunculus cerebellaris inferior*) mit der Medulla oblongata und über den mittleren Kleinhirnstiel (*Pedunculus cerebellaris medius*) mit dem Pons verbunden. Aus diesem Blickwinkel erschließt sich die Fissura posterolateralis, die den Lobus flocculonodularis vom Corpus cerebelli trennt. Auf ihr liegt der Plexus choroideus, der aus der seitlichen Öffnung des IV. Ventrikels (Apertura lateralis ventriculi quarti) hervorquillt („Bochdalek-Blumenkörbchen“). Vom Lobus flocculonodularis ist der lateral liegende Flocculus zu sehen.

Klinisch bedeutsam sind die Kleinhirntonsillen (*Tonsillae cerebelli*), die am weitesten kaudal liegenden Kleinhirnteile, die den unteren Abschnitt der Medulla oblongata manschettenartig umfassen. Sie können bei erhöhtem Hirndruck in das Foramen magnum verlagert werden (s. Klinik Kleinhirntonsillen und Hirndruck).

Nach Durchtrennung der Kleinhirnstiele und Entfernung des Stammhirns überblickt man die Facies anterior vollständig und schaut auf die Innenseite des Daches des IV. Ventrikels (Abb. 7.5). In der Mitte des Präparates erkennt man von rostral nach kaudal den Lobus anterior mit Wurm sowie die Hemisphärenanteile. Es folgt das Kleinhirnzünglein (Lingula), welches auf dem nach oben ausgezogenen Segel des IV. Ventrikels (Velum medullare superius) liegt.

Lateral des Velums sind die Schnittflächen der drei Kleinhirnstiele (Pedunculi cerebellares superior, medius und inferior) zu sehen. Neben dem unteren Kleinhirnstiel befindet sich in der Mittellinie das Kleinhirnknötchen (Nodulus), welches zusammen mit der Kleinhirnflocke (*Flocculus*) den Lobus flocculonodularis bildet. Die Fissura posterolateralis ist auf diesem Präparat fast vollständig vom Plexus choroideus überlagert, der sich bis in die drei Öffnungen des IV. Ventrikels erstreckt (s. Kap. 8).

Klinik

Kleinhirntonsillen und Hirndruck
Raumforderungen innerhalb des Schädels führen zu einer Erhöhung des intrakraniellen Drucks (s. Kap. 2, Klinik Hirndruck). Unter bestimmten Umständen werden dabei Anteile des Kleinhirns – insbesondere die Kleinhirntonsillen – in das Foramen magnum verlagert. Der Nachweis der Kleinhirntonsillen im Foramen magnum gilt daher in der Neuroradiologie als ein Kriterium für erhöhten Hirndruck. Die topografische Beziehung der Kleinhirntonsillen zum Foramen magnum ist in Abb. 2.7 zu sehen.

Facies medialis cerebelli

Nach Durchtrennung des Kleinhirnpräparates in der Medianebene (Abb. 7.6) sieht man den Hirnstamm mit den Hirnnerven und dorsal davon das Kleinhirn. Die Schnittfläche liegt genau im Kleinhirnwurm. Folgt man den Umrissen der Schnittfläche, so erkennt man,

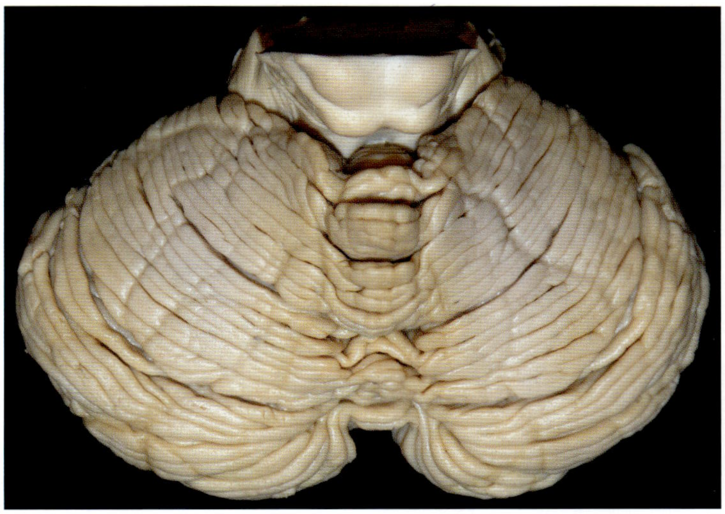

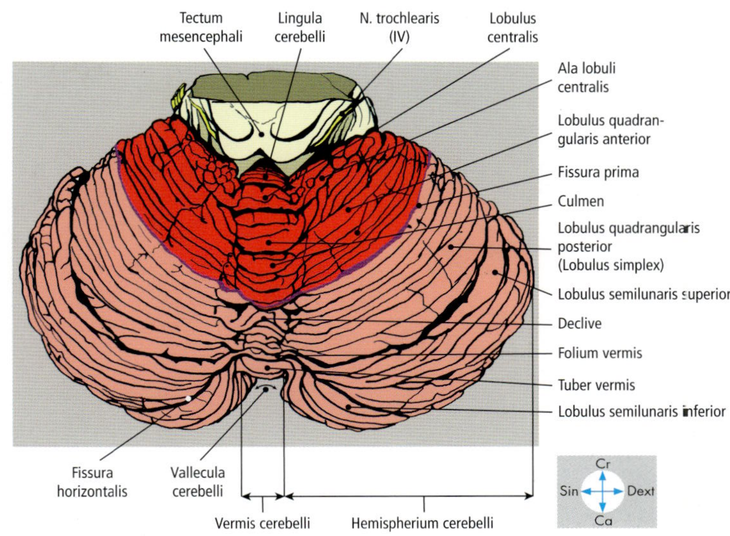

Abb. 7.2 Ansicht des Kleinhirns von oben; Facies superior.

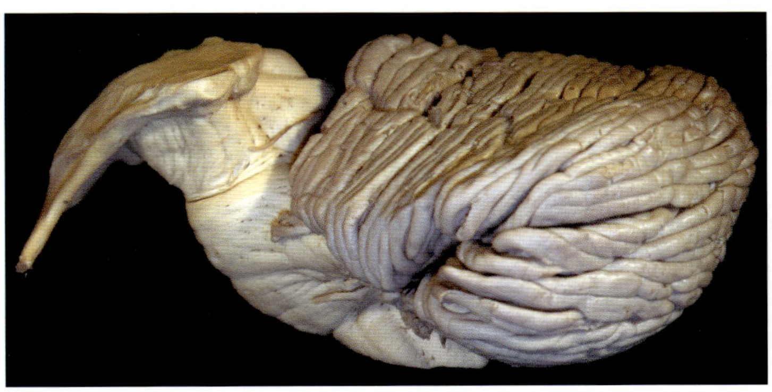

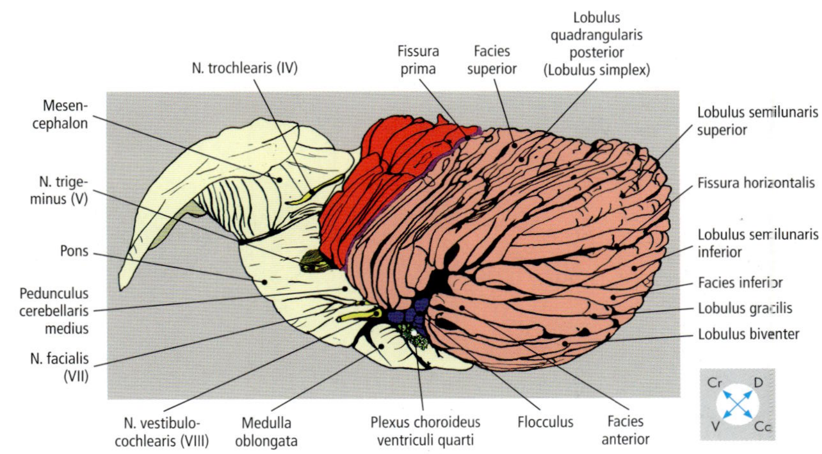

Abb. 7.3 Ansicht des Kleinhirns von lateral.

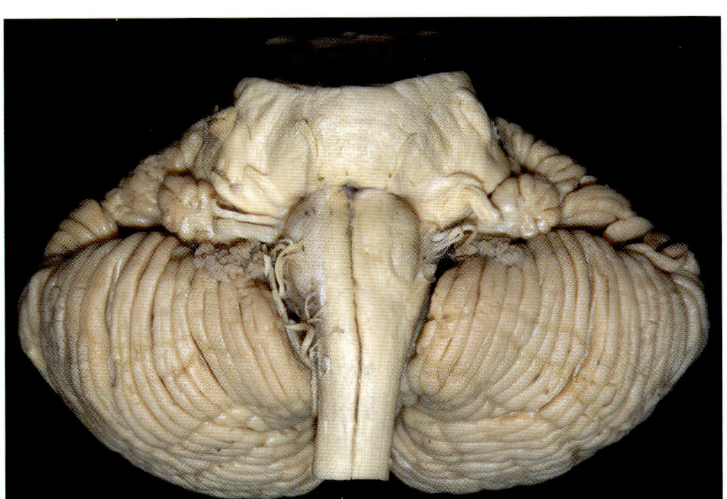

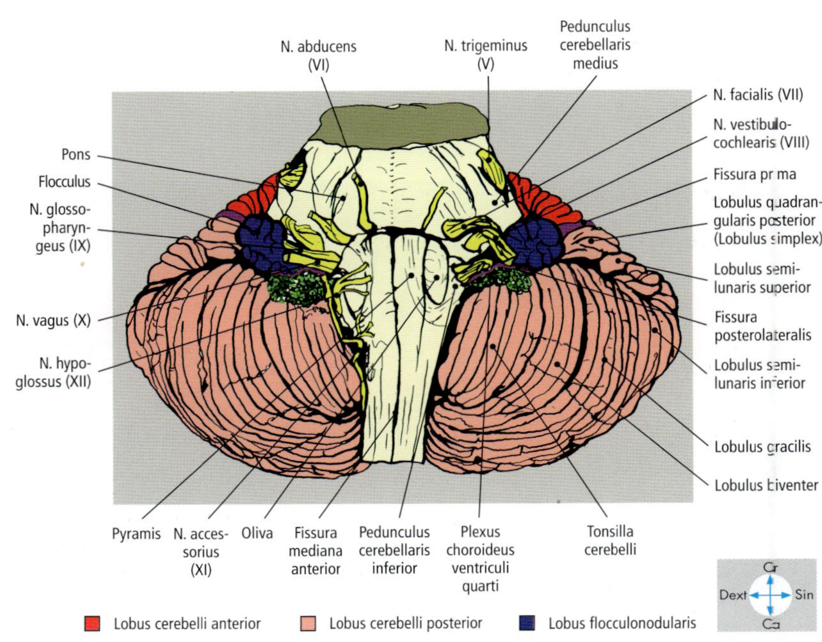

Abb. 7.4 Ansicht des Kleinhirns von vorn; Facies anterior; mit Hirnstamm.

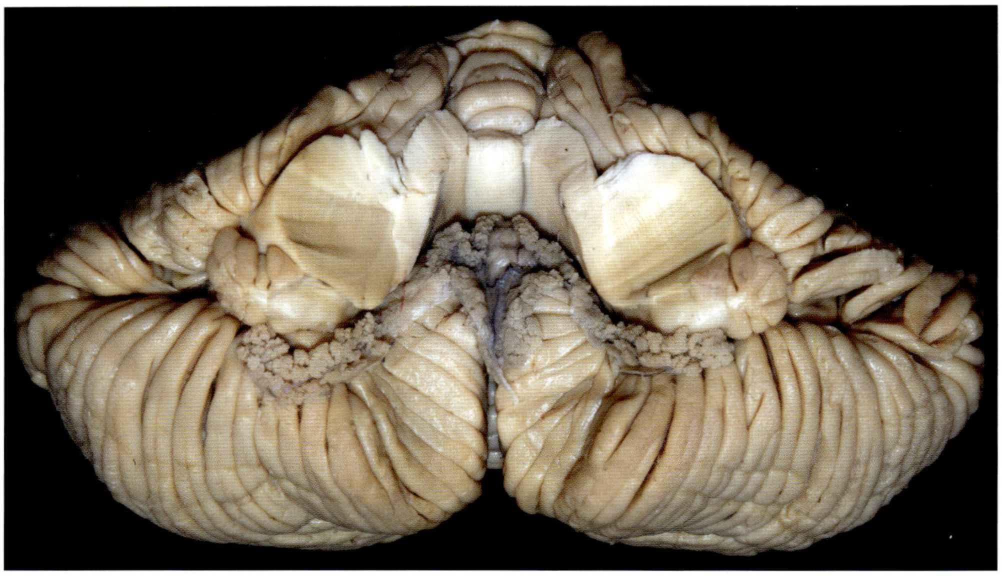

Abb. 7.5 Ansicht des Kleinhirns von vorn; Facies anterior; nach Entfernung des Hirnstamms.

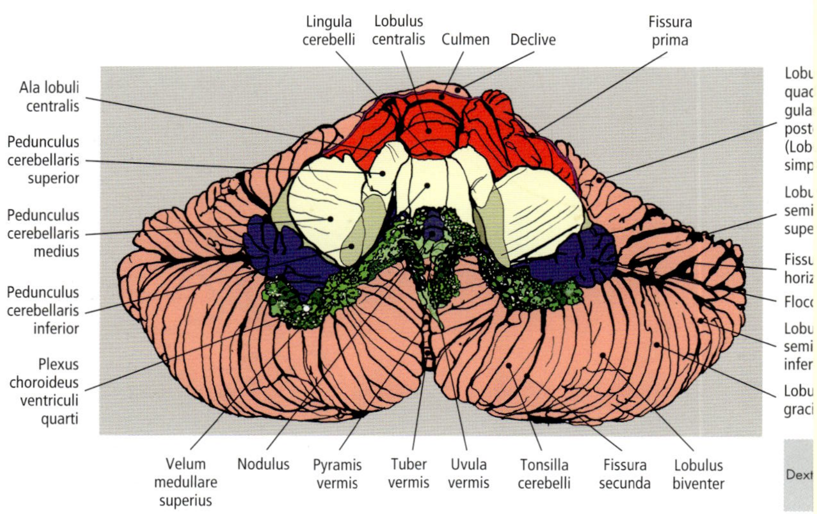

dass der Kleinhirnwurm im Bereich der Facies superior auf gleicher Höhe mit den Hemisphären liegt, während er nach kaudal in die Tiefe absinkt und den Grund des Kleinhirntals (Vallecula cerebelli) bildet.

Betrachtet man die Schnittfläche genauer, so fällt auf, dass sich die oberflächlichen Furchen in der Tiefe des Kleinhirns weiter verästeln. Durch die quer getroffenen Windungen entsteht der Eindruck einer baumartigen Formation, des sog. Lebensbaums (*Arbor vitae*). An diesem Baum bemerkt man zunächst – gegen den Uhrzeigersinn von kranial nach kaudal – eine dünne Schicht grauer Substanz unmittelbar auf dem Velum medullare superius, die *Lingula cerebelli*. Es folgt der Teil des Wurmes, der zum Lobus anterior gezählt wird und der bis zur Fissura prima reicht. Die Fissura prima liegt ungefähr in der Mitte der Facies superior und schneidet das Kleinhirn fast bis zum Grund ein. An sie schließt sich nach kaudal der Teil des Wurms, der zum Lobus posterior gezählt wird, an. Durch die *Fissura posterolateralis* ist dieser wiederum vom Lobus flocculonodularis getrennt. Der in der Mitte liegende Nodulus dieses Lappens ist angeschnitten.

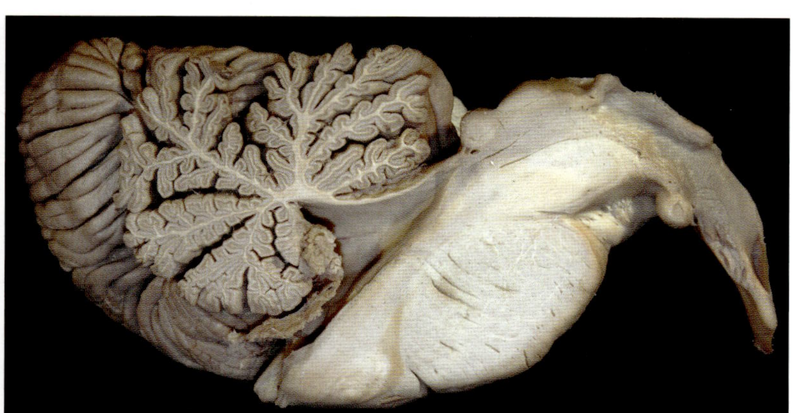

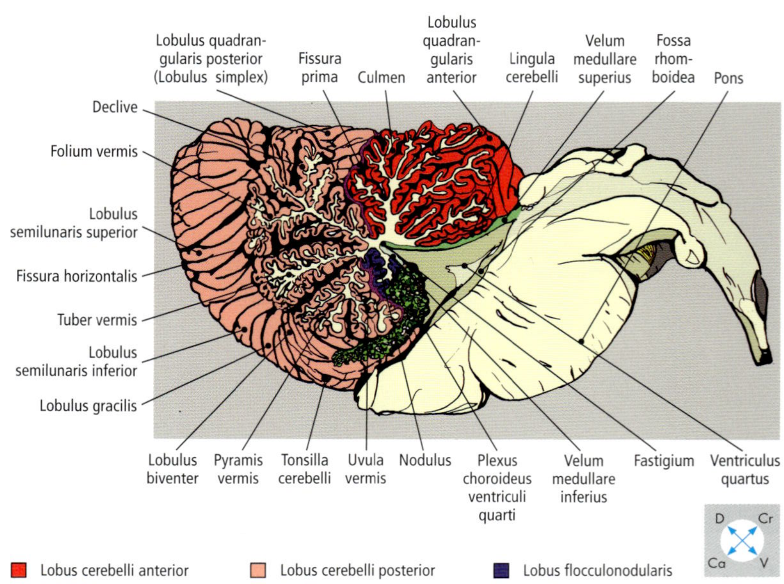

Abb. 7.6 Ansicht des Kleinhirns von medial; Facies medialis.

dentatus, *Nucleus emboliformis*, *Nucleus globosus* und *Nucleus fastigii*. Besonders deutlich kann man den Nucleus dentatus erkennen, der wie ein offener Beutel geformt ist (Abb. 7.8). Der Nucleus emboliformis wird auch als *Nucleus interpositus anterior* bezeichnet, für die Nuclei globosi ist auch *Nucleus interpositus posterior* gebräuchlich.

In den Kleinhirnkernen werden mit Ausnahme einiger Fasern zum Gleichgewichtsorgan alle Efferenzen des Kleinhirns umgeschaltet. Diese Kerne stellen somit die letzte Relaisstation der Kleinhirninformationen dar. Die Fasern aus der Kleinhirnrinde, welche die Kleinhirnkerne erreichen, sind von lateral (Hemisphäre) nach medial (Vermis) geordnet: Fasern aus den lateral liegenden Hemisphären ziehen überwiegend zu dem am weitesten lateral liegenden Kern (*Nucleus dentatus*), während Fasern aus dem Wurmbereich überwiegend den am weitesten medial gelegenen Kern (*Nucleus fastigii*) erreichen. Die restlichen Kerne nehmen eine Mittelstellung ein und werden von Fasern aus einer intermediären Zone erreicht, die in den medialen Hemisphären liegt (Abb. 7.9 + Tab. 7.1). Die Kerne lassen sich den funktionellen Bereichen des Kleinhirns zuordnen (Abb. 7.10 + Tab. 7.1).

Kleinhirnstiele

Das Kleinhirn ist mit dem Hirnstamm über drei Stiele (Pedunculi) verbunden, deren Durchmesser am Kleinhirnpräparat (Abb. 7.5) und am Hirnstammpräparat (Abb. 6.4) erst nach ihrer Durchtrennung sichtbar werden. Durch die Kleinhirnstiele ziehen die afferenten und efferenten Bahnen des Kleinhirns (Tab. 7.2).

Funktionelle Gliederung des Kleinhirns

Das Kleinhirn ist ein hochgradig geordneter Teil des menschlichen Gehirns. Es hat sich während der Evolution schrittweise vergrößert und Verbindungen zu neuen Teilen des Gehirns erhalten. So bestand es zunächst nur aus dem *Archicerebellum* (*Lobus flocculonodularis*), welches Verbindung zum Gleichgewichts-

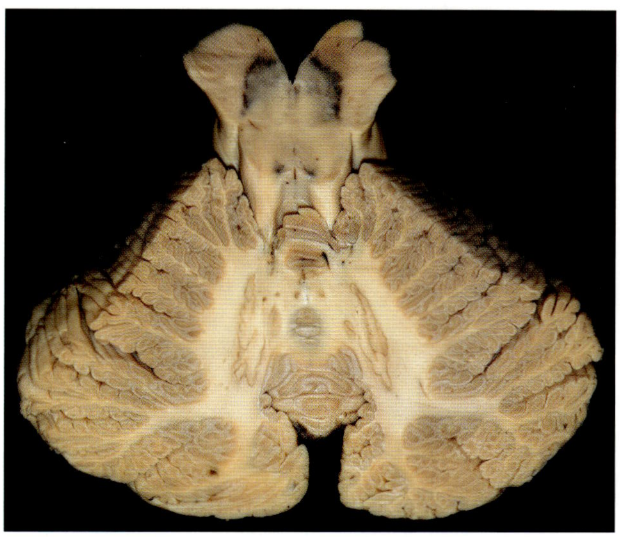

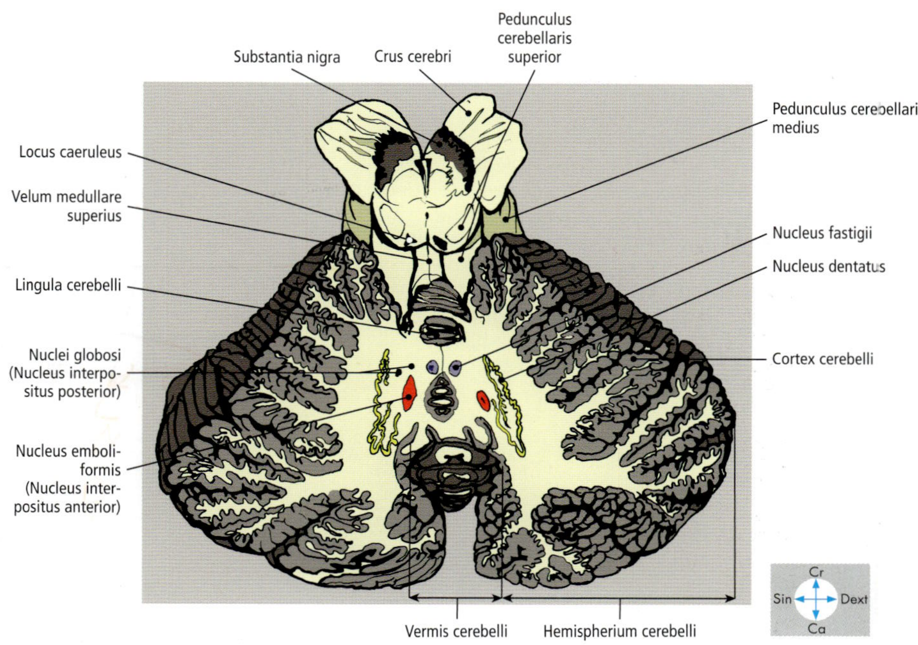

Abb. 7.7 Kleinhirnkerne; Schrägschnitt.

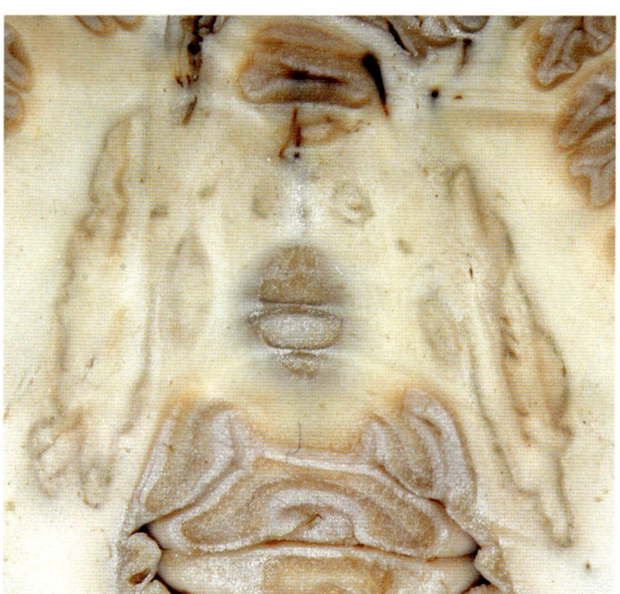

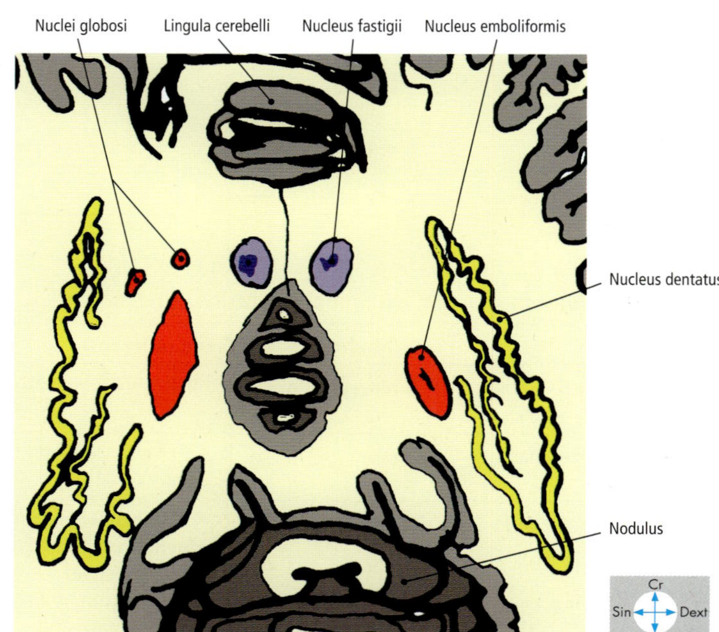

Abb. 7.8 Kleinhirnkerne; Detail.

Klinik

Symptome bei Kleinhirnschädigung
Im Fall einer Schädigung des Kleinhirns (z. B. als Folge von Durchblutungsstörungen, entzündlichen oder neurodegenerativen Krankheiten) treten Bewegungsstörungen auf. Es werden zwei charakteristische Symptomgruppen unterschieden: Zum einen gerät die motorische Koordination in „Unordnung" (*Ataxie*), zum anderen kommt es zur Verringerung des Muskeltonus (*Hypotonie*). Je nach Ausmaß und Lokalisation einer Kleinhirnschädigung können die Symptome unterschiedlich stark ausgeprägt sein.

Patienten mit einer Kleinhirnataxie können die zeitlichen Abläufe und das Ausmaß von Bewegungen nicht mehr abschätzen (*Dysmetrie*). Dies lässt sich z. B. mit dem „Finger-Nase-Versuch" testen: Der Untersucher fordert den Patienten auf, mit geschlossenen Augen einen Finger zur Nasenspitze zu führen. Im Fall einer Kleinhirnschädigung zittert der Finger des Patienten umso stärker, je näher der Finger der Nasenspitze kommt. Man bezeichnet diese spezielle Form des Zitterns als *Intentionstremor*.

Die Ataxie kann darüber hinaus auch die Augen- und die Sprachmotorik betreffen. In diesen Fällen beobachtet man bei den Patienten unwillkürliche Augenbewegungen (*Nystagmus*) und eine „abgehackte" (*skandierende*) Sprache.

Aufgrund des Kreuzungsverhaltens der Kleinhirnbahnen kommt es bei einem halbseitigen Ausfall des Kleinhirns – anders als bei einer Schädigung des Endhirns – zu neurologischen Ausfallssymptomen der gleichen Körperhälfte.

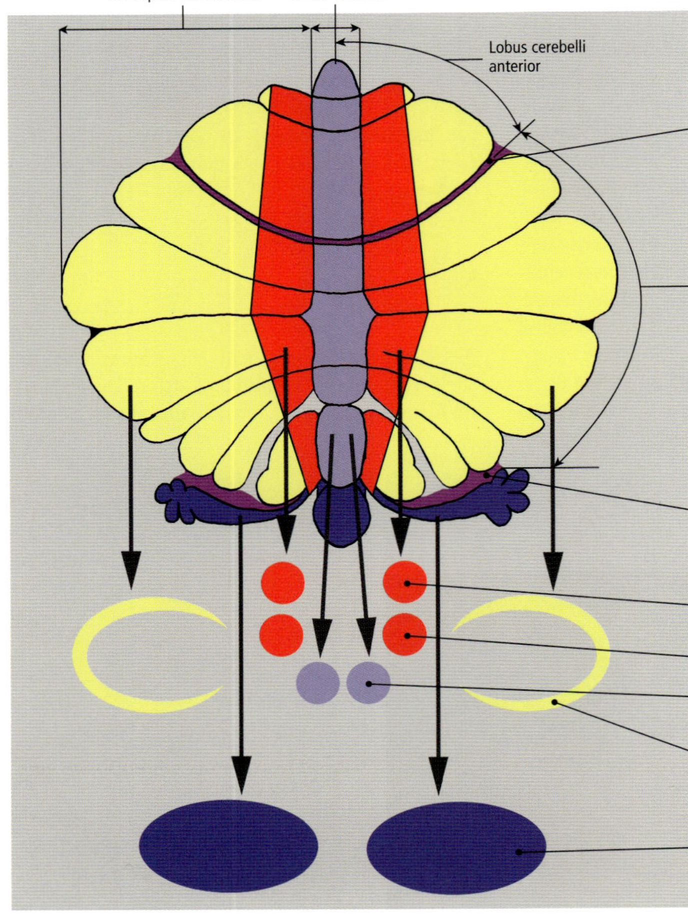

Abb. 7.9 Afferente Verbindungen der Kleinhirnkerne; Schema.

Tab. 7.1 Kleinhirnkerne.

Kerne	Afferenzen (anatomisch)	Afferenzen (funktionell)	Efferenzen
Nucleus dentatus	Hemisphären	Pontocerebellum	via oberen Kleinhirnstiel zum Thalamus
Nucleus emboliformis + Nucleus globosus	Intermediärzone	Spino- + Pontocerebellum	via oberen Kleinhirnstiel zu Thalamus + Nucleus ruber
Nucleus fastigii	Vermis	Spinocerebellum	via unteren Kleinhirnstiel zu den Hirnstammkernen
Ausnahme: kein Kern, sondern direkte Verbindung!	Lobus flocculonodularis	Vestibulocerebellum	via unteren Kleinhirnstiel zu den Vestibulariskernen

Tab. 7.2 Kleinhirnstiele und Kleinhirnbahnen (Auswahl).

Kleinhirnstiel	Verbindung	Bahn (afferent)	Bahn (efferent)
Pedunculus cerebellaris superior	Mesencephalon	• Rückenmark (Tractus spinocerebellaris anterior)	• zum Mittelhirn (Tractus cerebellorubralis) • zum Thalamus (Tractus cerebellothalamicus)
Pedunculus cerebellaris medius	Pons	• vom Kortex via Pons (Tractus pontocerebellaris)	
Pedunculus cerebellaris inferior	Medulla oblongata	• vom Gleichgewichtsorgan (Tractus vestibulocerebellaris) • vom Rückenmark (Tractus spinocerebellaris posterior; Fibrae arcuatae) • vom Rückenmark (Tractus cuneocerebellaris) • von der unteren Olive (Tractus olivocerebellaris)	• zum Gleichgewichtsorgan (Tractus cerebello-vestibularis)

organ hat. Als Nächstes trat das *Paleocerebellum* (Lobus anterior und Anteile des Wurms) hinzu, wodurch Verbindungen mit dem Rückenmark entstanden sind. Zuletzt erweiterte sich das Kleinhirn um das *Neocerebellum*, das über die Brückenkerne Fasern vom Kortex erhält. Zum Neocerebellum gehören die am weitesten lateral gelegenen Anteile des Lobus anterior, die Hemisphären des Lobus posterior und der mittlere Anteil des Kleinhirnwurms (Abb. 7.10).

Die phylogenetische Unterteilung des Kleinhirns entspricht weitgehend den afferenten Verbindungen des Kleinhirns. Man verwendet daher oft anstelle der phylogenetischen Begriffe die funktionellen Bezeichnungen *Vestibulocerebellum*, *Spinocerebellum* und *Pontocerebellum*, um zu verdeutlichen, dass diese Bereiche überwiegend mit dem Gleichgewichtsorgan, dem Rückenmark und den Brückenkernen in Verbindung stehen (Tab. 7.3).

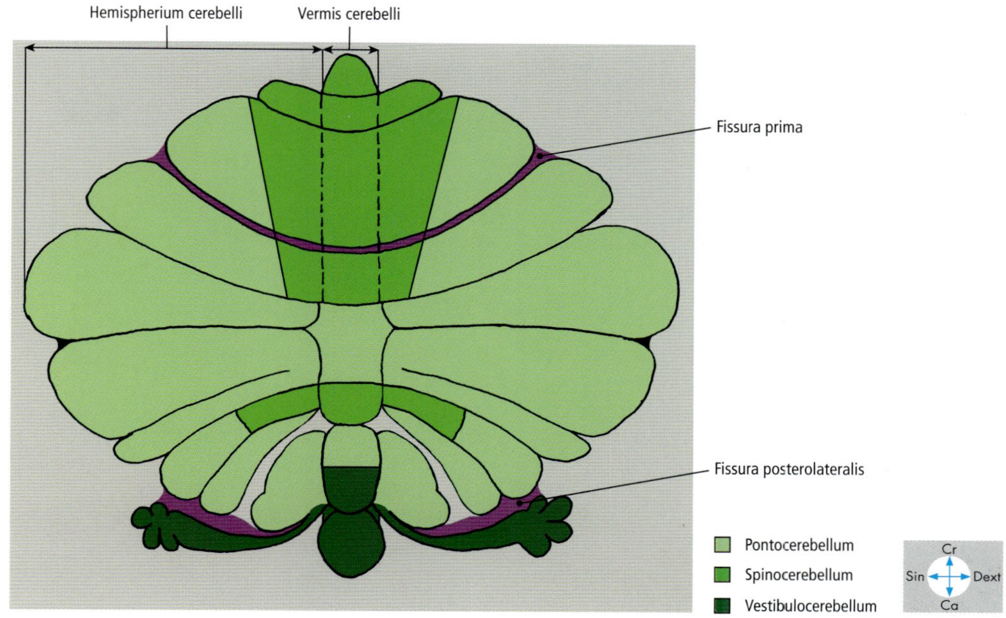

Abb. 7.10 Phylogenetische und funktionelle Gliederung des Kleinhirns.

Lernhinweis

Kleinhirn
Das Kleinhirn wird nach strukturellen, entwicklungsgeschichtlichen und funktionellen Kriterien unterteilt. Die strukturelle (traditionelle) Unterteilung des Kleinhirns wird nur noch selten verwendet, da sie funktionell ohne Bedeutung ist. Gebräuchlicher und medizinisch bedeutsamer ist die Untergliederung des Kleinhirns nach funktionellen Kriterien. Diese Untergliederung – auf die wir uns beim Lernen konzentrieren sollten – kommt mit einer überschaubaren Zahl von anatomischen Bezeichnungen aus.
1. Orientierung und Übersicht: Wir nutzen zur Orientierung am Kleinhirn die zweidimensionalen Darstellung der Kleinhirnoberfläche („ausgebreitetes" Kleinhirn; Abb. 7.1). An dieser unterscheiden wir eine Längsgliederung des Kleinhirns in Vermis und Hemisphären sowie eine Quergliederung des Kleinhirns in Lobus anterior, Lobus posterior und Lobus flocculonodularis. Zur Übung fertigen wir eine Skizze des „ausgebreiteten" Kleinhirns an und zeichnen diese Strukturen aus dem Gedächtnis ein.
2. Oberfläche und Topografie: An den Präparaten (Abb. 7.2–7.6) suchen wir ebenfalls Vermis, Hemisphären, Lobus anterior, Lobus posterior und Lobus flocculonodularis auf. Danach betrachten wir die Lage des Kleinhirns im Schädel und achten besonders auf das Verhältnis der Kleinhirntonsillen zum Foramen magnum (Abb. 2.4).
3. Kleinhirnstiele: Die Kleinhirnstiele können wir erst nach Abtrennung des Kleinhirns vom Hirnstamm sehen (Abb. 7.5 + 6.4). Wir lernen mit Tab. 7.2 die Bahnsysteme, die durch die Kleinhirnstiele ziehen.
4. Kleinhirnkerne: Wir lernen die Namen der Kleinhirnkerne von lateral nach medial mit Hilfe eines Merkspruchs: „De-e-globo-fasti" (Abb. 7.7 + 7.8). Die Verbindungen der Kleinhirnkerne sind in Tab. 7.1 und in Abb. 7.9 zusammengefasst. Zur Übung zeichnen wir die Afferenzen in ein „ausgebreitetes" Kleinhirn ein.
5. Phylogenetische und funktionelle Gliederung: Dies ist die wichtigste Gliederung des Kleinhirns; sie ist in Abb. 7.10 und Tab. 7.3 zusammengefasst. Wir lernen diese Untergliederung und zeichnen sie ebenfalls in ein „ausgebreitetes" Kleinhirn ein.

Tab. 7.3 Phylogenetische und funktionelle Gliederung des Kleinhirns.

Phylogenetische Bezeichnung	Funktionelle Bezeichnung	Anatomische Anteile
Archicerebellum	Vestibulocerebellum	Lobus flocculonodularis
Paleocerebellum	Spinocerebellum	Lobus anterior, kaudale Anteile des Vermis
Neocerebellum	Pontocerebellum (Cerebrocerebellum)	Hemisphären des Lobus posterior, mittlerer Teil des Vermis

Prüfungsfragen

Die korrekten Antworten findet man auf S. 130.

1. Welche Aussage trifft nicht zu?
a) Das Kleinhirn ist für die Koordination der Motorik von Bedeutung.
b) Das Kleinhirn wiegt ca. 140 g ($^1/_{10}$ des Hirngewichts).
c) Das Kleinhirn ist durch das Tentorium cerebelli vom Endhirn getrennt.
d) Das Kleinhirn liegt auf dem Clivus.
e) Das Kleinhirn bildet das Dach der Rautengrube.

2. Welche Aussage trifft zu?
a) Die Fissura prima liegt zwischen Lobus anterior und Lobus flocculonodularis.
b) Die Fissura posterolateralis liegt zwischen Lobus flocculonodularis und Corpus cerebelli.
c) Das Kleinhirntal (Vallecula cerebelli) liegt im Bereich der Kleinhirnhemisphären (Hemispheria cerebelli).
d) Die traditionelle anatomische Untergliederung des Kleinhirns in zahlreiche Läppchen entspricht der funktionellen Untergliederung des Kleinhirns.
e) Die Längsgliederung des Kleinhirns erfolgt anhand der Fissurae cerebelli.

3. Welche Aussage trifft zu?
a) Die Lingula cerebelli ist die Fortsetzung des Vermis cerebelli nach kaudal.
b) Die Kleinhirntonsillen (Tonsillae cerebelli) sind Teile des Vermis cerebelli.
c) Ein Zeichen für erhöhten Hirndruck ist die Lage der Tonsillae cerebelli oberhalb des Foramen magnum.
d) Der Flocculus ist ein unpaarer Teil des Lobus flocculonodularis.
e) Die Fissura prima befindet sich auf der Facies superior cerebelli.

4. Welche Aussage trifft nicht zu?
Kleinhirnkerne sind:
a) Nucleus fastigii
b) Nucleus emboliformis
c) Nucleus ambiguus
d) Nucleus interpositus posterior
e) Nucleus globosus

5. Welche Aussage trifft nicht zu?
a) Der Nucleus dentatus erhält Afferenzen aus dem Vestibulocerebellum.
b) Die Efferenzen des Nucleus emboliformis ziehen durch den oberen Kleinhirnstiel.
c) Der Nucleus fastigii erhält Afferenzen aus dem Vermis cerebelli.
d) Die Nuclei interpositi sind mit der Intermediärzone des Kleinhirns verbunden.
e) Pontozerebelläre Efferenzen erreichen nach Umschaltung in den Kleinhirnkernen den Thalamus.

6. Welche Aussage trifft zu?
a) Der Pedunculus cerebellaris superior ist mit dem Pons verbunden.
b) Durch den Pedunculus cerebellaris medius verlassen spinozerebelläre Efferenzen das Kleinhirn.
c) Der Tractus cerebellaris anterior zieht durch den Pedunculus cerebellaris inferior.
d) Vestibulozerebelläre Efferenzen ziehen durch den Pedunculus cerebellaris inferior.
e) Der Tractus cerebellorubralis zieht durch den Pedunculus cerebellaris inferior.

7. Welche Aussage trifft nicht zu?
Die folgenden Anteile des Kleinhirns entsprechen sich funktionell, phylogenetisch oder anatomisch:
a) Archicerebellum – Vestibulocerebellum
b) Pontocerebellum – Lobus anterior und kaudale Anteile des Vermis
c) Vestibulocerebellum – Lobus flocculonodularis
d) Paleocerebellum – Spinocerebellum
e) Cerebrocerebellum – Neocerebellum

8. Welche Aussage trifft nicht zu?
Folgen einer Kleinhirnschädigung können sein:
a) neurologische Ausfallssymptome auf der kontralateralen Seite des Körpers
b) Hypotonie
c) Nystagmus
d) skandierende Sprache
e) Intentionstremor

9. Welche Aussage trifft zu?
a) Der Nucleus dentatus liegt von allen Kleinhirnkernen am weitesten medial.
b) Als Fastigium wird die laterale Ausweitung des IV. Ventrikels bezeichnet.
c) Der Arbor vitae des Kleinhirns ist auf der Facies superior zu sehen.
d) Der Nucleus olivaris inferior steht mit dem Kleinhirn in enger Verbindung.
e) Am Velum medullare superius ist der Plexus choroideus des IV. Ventrikels befestigt.

10. Welche Aussage trifft zu?
Durch die Kleinhirnstiele ziehen folgende Bahnen:
a) Pedunculus cerebellaris superior – Tractus cerebellovestibularis
b) Pedunculus cerebellaris superior – Tractus pontocerebellaris
c) Pedunculus cerebellaris medius – Tractus cerebellovestibularis
d) Pedunculus cerebellaris medius – Tractus spinocerebellaris posterior
e) Pedunculus cerebellaris inferior – Tractus cuneocerebellaris

8 Innere Liquorräume

Basiswissen

Innere Liquorräume
- Ausdehnung der inneren Liquorräume (Ventrikelsystem) im Gehirn
- Randbildende Strukturen der Ventrikel
- Lage des Hippocampus im Cornu temporale
- Plexus choroideus und seine Tänien

Allgemeines

Das Gehirn entwickelt sich aus fünf Hirnbläschen. Aus den Innenräumen dieser Bläschen bildet sich im erwachsenen Gehirn ein System kommunizierender Räume, das Ventrikelsystem (s. Kap. 1, Tab. 1.1). Diese inneren Hirnräume sind mit Liquor cerebrospinalis gefüllt („innere Liquorräume“); sie stehen mit dem Subarachnoidalraum („äußerer Liquorraum“) in Verbindung (s. Kap. 2).

Zur Darstellung der Hirnventrikel (*Ventriculi cerebri*) und der sie begrenzenden Strukturen wird ein sog. Ventrikelpräparat angefertigt. Hierzu wird das Gehirn schrittweise von dorsal und von lateral eröffnet, und die Hirnstrukturen, welche die Ventrikel begrenzen, werden präpariert. Mit Hilfe dieses Spezialpräparates lassen sich die räumlichen Verhältnisse im Bereich der Ventriculi cerebri und des Plexus choroideus demonstrieren.

Ventrikelpräparation

1. Schritt

Dorsal des Balkens wird ein Horizontalschnitt durch das Gehirn gelegt; das Centrum semiovale wird dargestellt (Abb. 8.1).

Der Blick fällt auf weiße Substanz und die dorsale Balkenoberfläche. Erkennbar sind in dieser Ansicht von anterior nach posterior: Genu corporis callosi, Truncus corporis callosi, Splenium corporis callosi. Der Balken weist beiderseits Vorwölbungen auf, die medialen und lateralen Längsstreifen (*Striae longitudinales mediales und laterales*), die auf diesem Präparat durch Faserung des Balkens hervorgehoben wurden. Die Striae sind Fortsetzungen der Hippocampusformation und enthalten Nervenzellen und deren Fasern. Zwischen den Striae longitudinales mediales und laterales liegt ebenfalls eine dünne Schicht von Nervenzellen. Von einigen Autoren werden diese Strukturen zusammen als „grauer Schleier“ (*Indusium griseum*) bezeichnet. Sie bilden den Hippocampus supracommissuralis.

2. Schritt

Es folgt ein etwas tieferer Horizontalschnitt; die Seitenventrikel werden mit dem Skalpell eröffnet (Abb. 8.2 + 8.3). Der Balken wurde an diesem Präparat z. T. abgetragen und gefasert, um den Faserverlauf zu verdeutlichen und um die räumliche Lage des Fornix sichtbar zu machen.

Im vorderen Bereich sieht man das Cornu frontale, das sich in einem Bogen nach anterolateral auszieht und das Caput nuclei caudati umfließt. Im Bereich der dahinter gelegenen Pars centralis des Seitenventrikels erkennt man anterolateral das Corpus nuclei caudati. Im Winkel zwischen diesem und dem Thalamus wölbt sich ein längs verlaufendes Faserbündel, die Stria terminalis, hervor. Diese verbindet den Mandelkern (*Corpus amygdaloideum*) mit dem Hypothalamus und dient der Kopplung von emotionalen und vegetativen Körperreaktionen. Medial hiervon liegen der Plexus choroideus und der schräg im Raum stehende *Fornix*. Anhand dieses Präparates wird der Ursprung der Bezeichnung „Fornix“ (Himmelsgewölbe) nachvollziehbar.

Der Seitenventrikel setzt sich nach okzipital fort und bildet das nach medial geschwungene Cornu occipitale. Es wird lateral von der Sehstrahlung (*Radiatio optica*) begrenzt. Das Cornu occipitale enthält keinen Plexus choroideus; dieser wölbt sich lediglich mit einem Knäuel, dem Glomus choroideum, in den Anfangsteil des Cornu occipitale vor. Die rostralen und okzipitalen Balkenfasern verlaufen bogenförmig. Sie werden kleine Gabel (Forceps minor [frontalis]) und große Gabel (Forceps major [occipitalis]) genannt.

3. Schritt

Der Balkenrest wird entfernt, und das Septum pellucidum und der Fornix werden freigelegt (Abb. 8.4 + 8.5). Anschließend werden die Opercula entfernt, und die Inselrinde wird dargestellt.

Die Begrenzungen des Cornu frontale durch das Caput nuclei caudati (lateral), das Septum pellucidum (medial) und das *Corpus callosum* (Dach) sind deutlich erkennbar. Zwischen den Bögen des Fornix findet man die Tela choroidea ventriculi tertii. Die Präparation des Seitenventrikels wird durch die Darstellung des Cornu temporale fortgesetzt. Dies geschieht durch Abtragung des Gyrus temporalis superior, der parallel zum Cornu temporale verläuft. Das Cornu temporale endet etwa 1,5 cm vor dem Schläfenlappenpol. Die Begrenzungen des Cornu temporale sind von lateral einsehbar (Abb. 8.12).

4. Schritt

Fornix und Septum pellucidum werden in Höhe der Foramina interventricularia mit dem Skalpell durchtrennt und nach okzipital verlagert (Abb. 8.6 + 8.7).

Anterior verbleiben die Columnae fornicis. Der Plexus choroideus der Seitenventrikel reißt am Fornixrand ab; am Fornix entsteht dadurch eine Rissstelle (Taenia fornicis). Der Plexus choroideus verbleibt in diesem Präparat in situ auf dem Thalamus. Gut erkennbar ist lateral des Plexus choroideus die glänzende Oberfläche der Lamina affixa, eines dünnen mit Ependym ausgekleideten Häutchens aus Hemisphärenwand, das während der Entwicklung mit der dorsalen Fläche des Thalamus verwächst. Die Lamina affixa erstreckt sich nach lateral bis zur deutlich erkennbaren Stria terminalis.

Darüber hinaus erkennt man auf diesem Präparat die Tela choroidea ventriculi tertii und ihre Verbindung zum Plexus choroideus des Seitenventrikels. In der Tela choroidea ventriculi tertii verlaufen die Vv. internae cerebri, die das venöse Blut aus dem Inneren des Gehirns aufnehmen und sich zur unpaaren V. magna cerebri vereinigen.

5. Schritt

Der Plexus choroideus der Seitenventrikel und die Tela choroidea des III. Ventrikels werden angehoben und zurückgeschlagen. Hierbei wird der Hohlraum des III. Ventrikels eröffnet (Abb. 8.8 + 8.9).

Die Abrissstelle des Plexus choroideus auf dem Thalamus wird als Taenia choroidea bezeichnet, die Abrissstelle der Tela choroidea als Taenia thalami. Lateral der Taenia choroidea verbleibt die Lamina affixa in situ. In der Mittellinie sind von anterior nach posterior erkennbar: Corpus callosum, Septum pellucidum, Columnae fornicis, Commissura anterior, Commissura habenularum und Corpus pineale. Das Corpus pineale ist mit zwei Zügeln (Habenulae) an der lateralen Wand des III. Ventrikels befestigt.

6. Schritt

Schließlich werden Lobus occipitalis, Lobus temporalis und Kleinhirn vom Präparat abgetrennt. Man sieht den Hirnstamm und den eröffneten IV. Ventrikel (Abb. 8.10 + 8.11). Die Lage des Corpus pineale oberhalb der Lamina tecti wird deutlich. Am Boden des IV. Ventrikels liegt die *Rautengrube.* Ihre Oberfläche wird von rostral nach kaudal von Eminentia medialis, Colliculus facialis, Area vestibularis, Trigonum nervi vagi und Trigonum nervi hypoglossi strukturiert. Details der Rautengrube lassen sich bei höherer Vergrößerung besser erkennen (Abb. 6.5).

Bei diesem Präparat wurde auf der linken Seite zusätzlich ein schräger Schnitt durch die subkortikalen Kerne, die Capsula interna und den Thalamus gelegt. Dieser Spezialschnitt stellt die Umgebung der Capsula interna besonders deutlich dar (Abb. 5.18).

Der abgetrennte Lobus temporalis ermöglicht eine genaue Betrachtung der räumlichen Verhältnisse im Cornu occipitale und Cornu temporale des Seitenventrikels (Abb. 8.12). Im Bereich des *Cornu occipitale* kann man erkennen, dass der an der medialen Oberfläche des Cornu occipitale vorspringende und an einen Vogelsporn (Calcar avis) erinnernde Wulst durch die tiefe Einsenkung des Sulcus calcarinus entsteht.

Im *Cornu temporale* treten der medial gelegene Hippocampus und die mit ihm verbundenen Strukturen – Fimbria hippocampi, Uncus gyri hippocampi und Gyrus parahippocampalis – hervor. Auf diesem Präparat wird die enge räumliche Beziehung von *Hippocampus* und *Corpus amygdaloideum* deutlich. Der Mandelkern liegt unmittelbar anterior von Hippocampus und Cornu temporale.

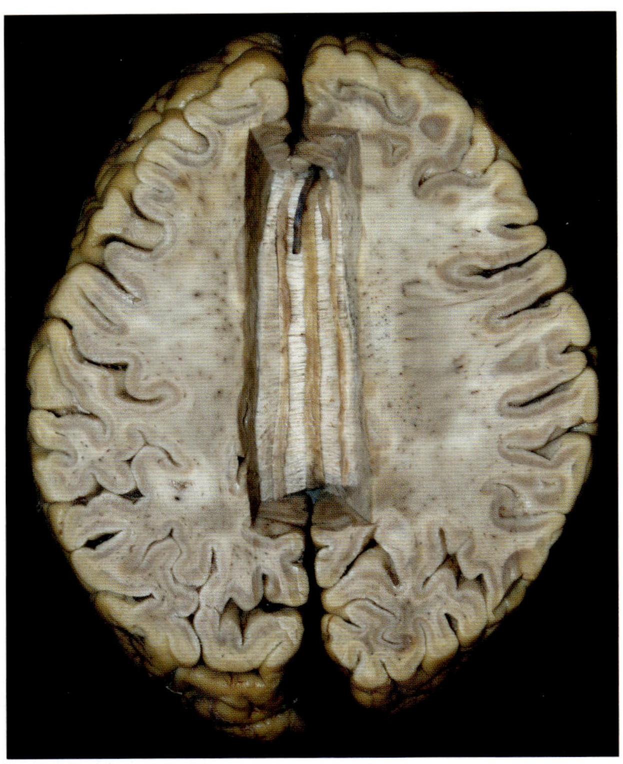

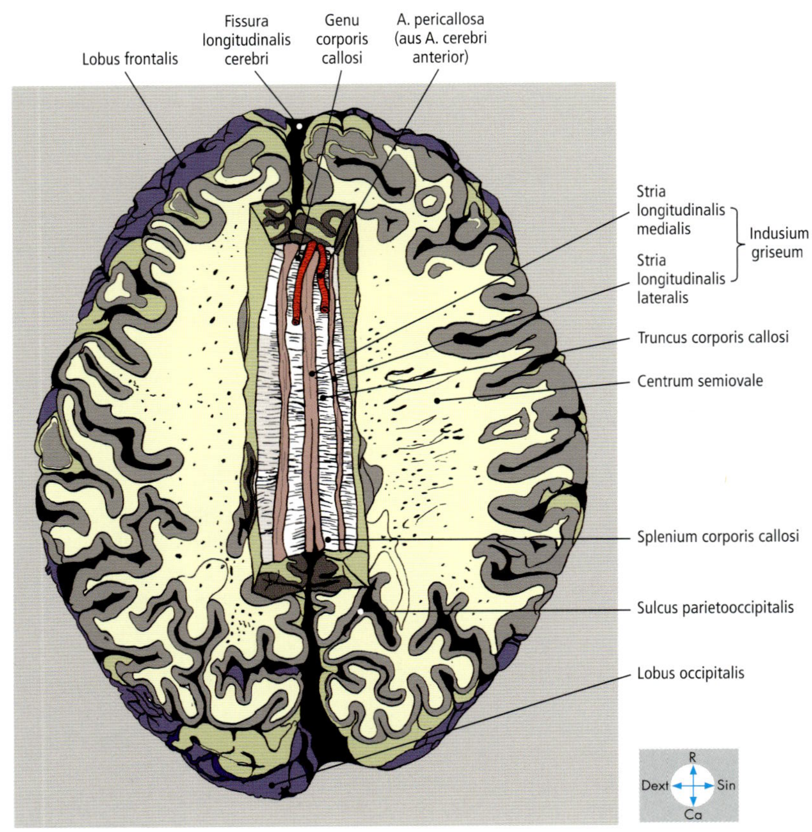

Abb. 8.1 Ventrikelpräparation; 1. Schritt; Horizontalschnitt dorsal des Corpus callosum.

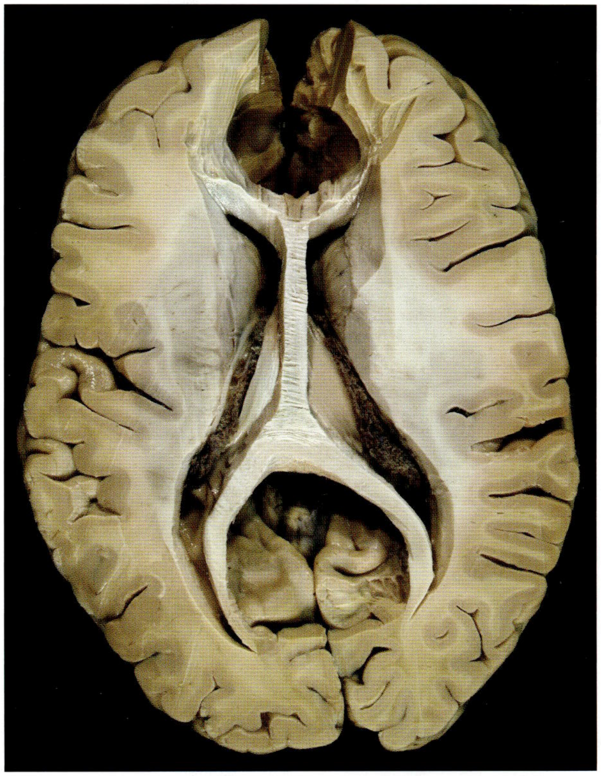

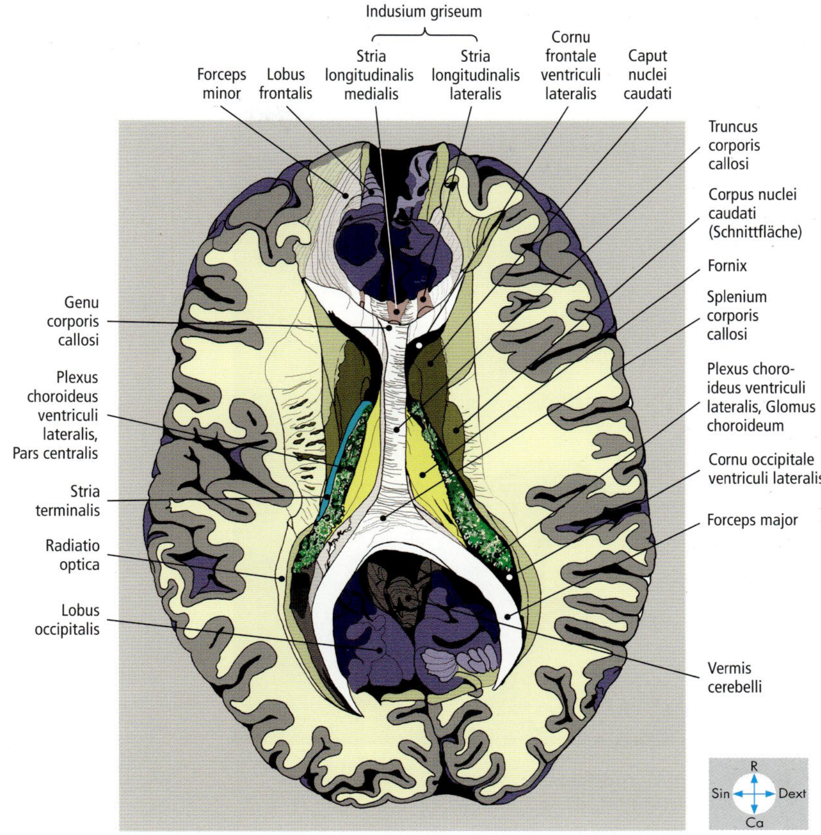

Abb. 8.2 Ventrikelpräparation; 2. Schritt; Horizontalschnitt auf Höhe des Balkens.

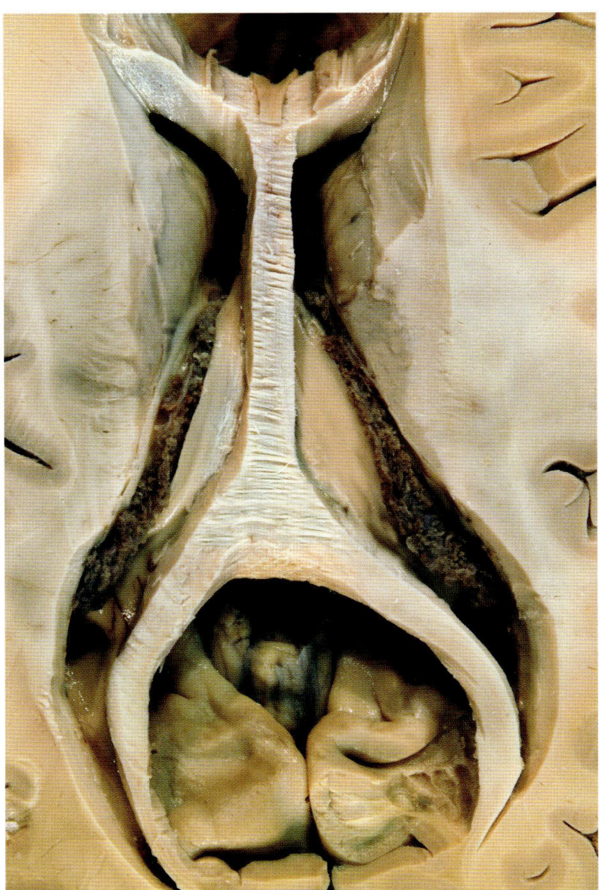

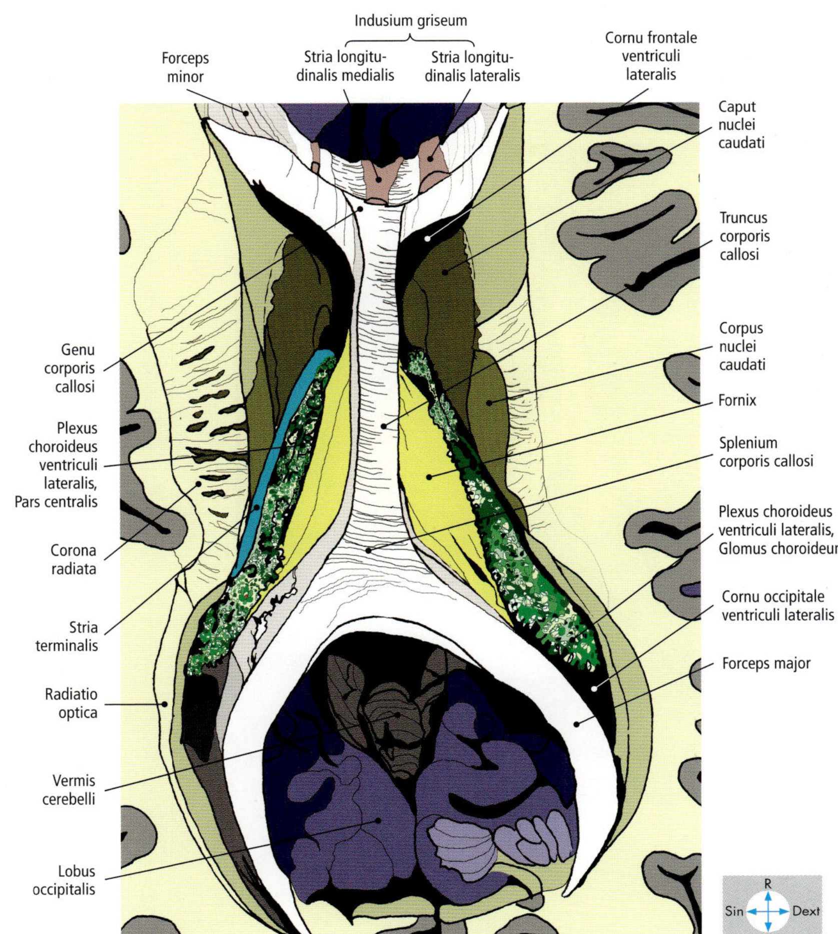

Abb. 8.3 Ventrikelpräparation; 2. Schritt; Detail.

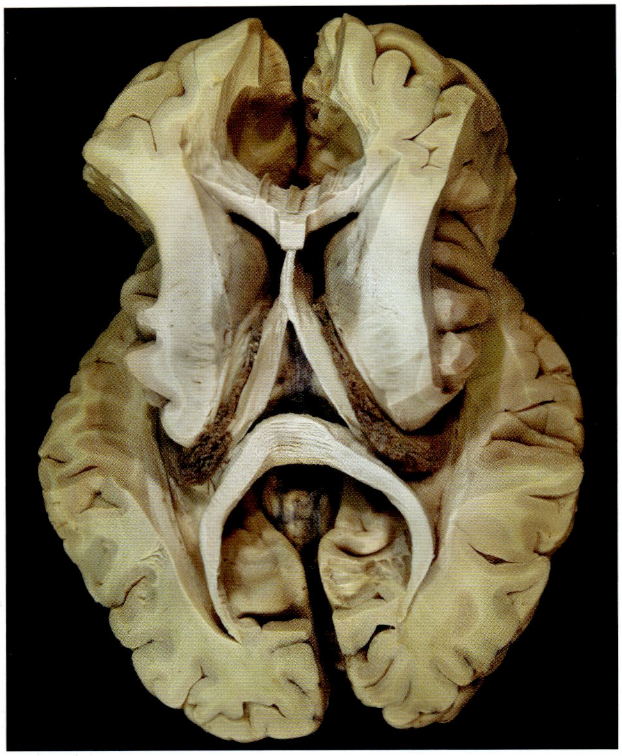

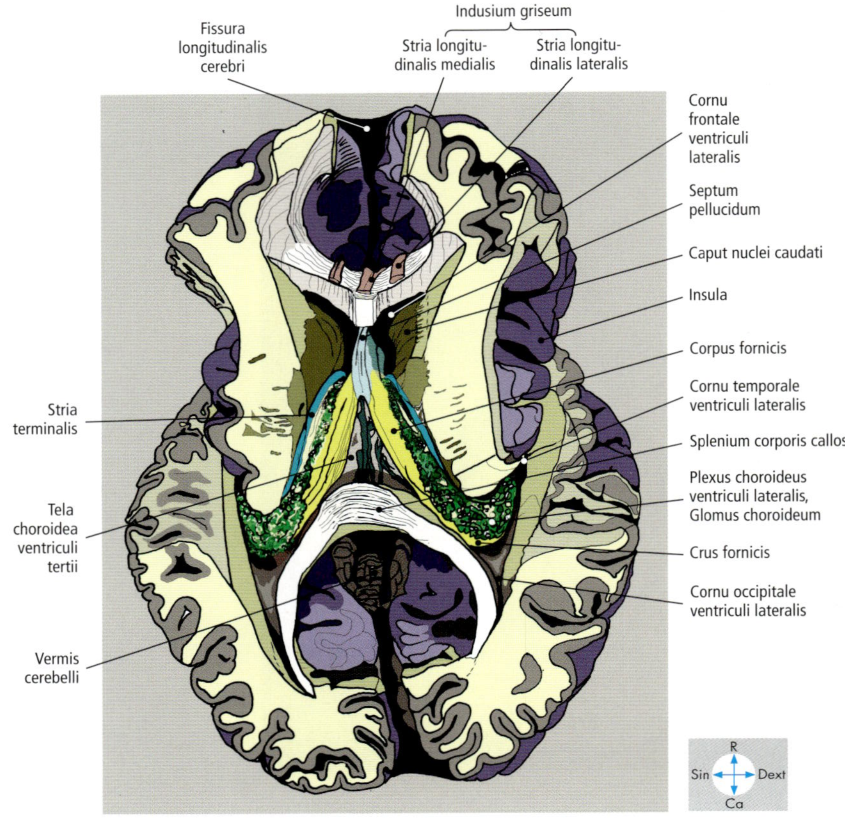

Abb. 8.4 Ventrikelpräparation; 3. Schritt; Entfernung des Balkens; Darstellung von Septum pellucidum und Fornix.

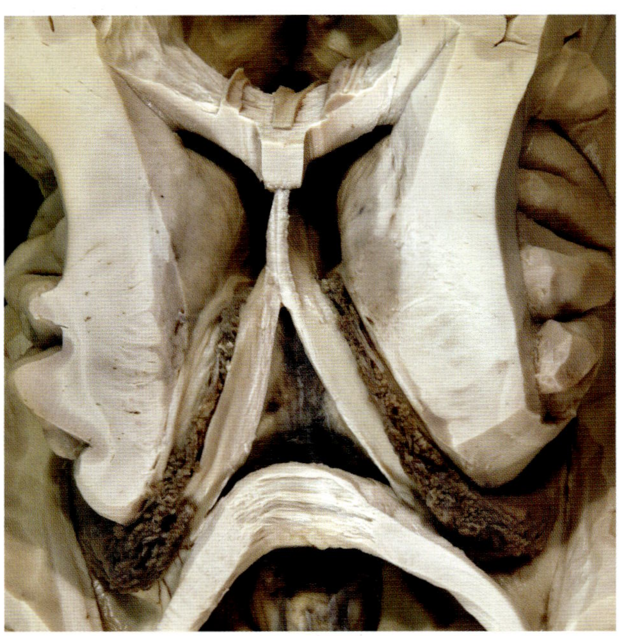

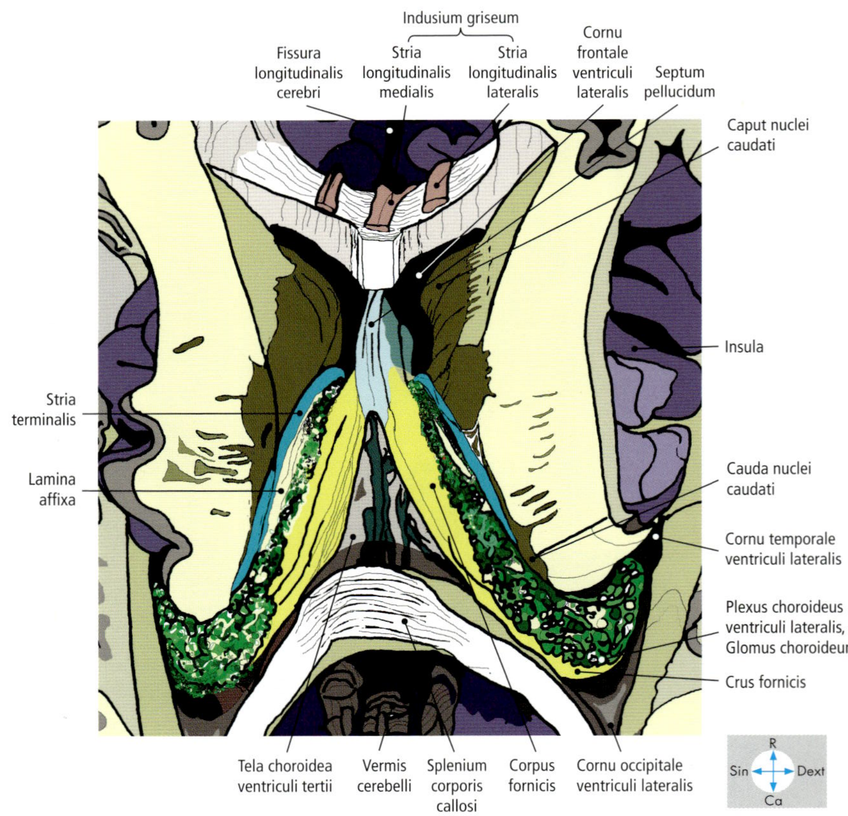

Abb. 8.5 Ventrikelpräparation; 3. Schritt; Detail.

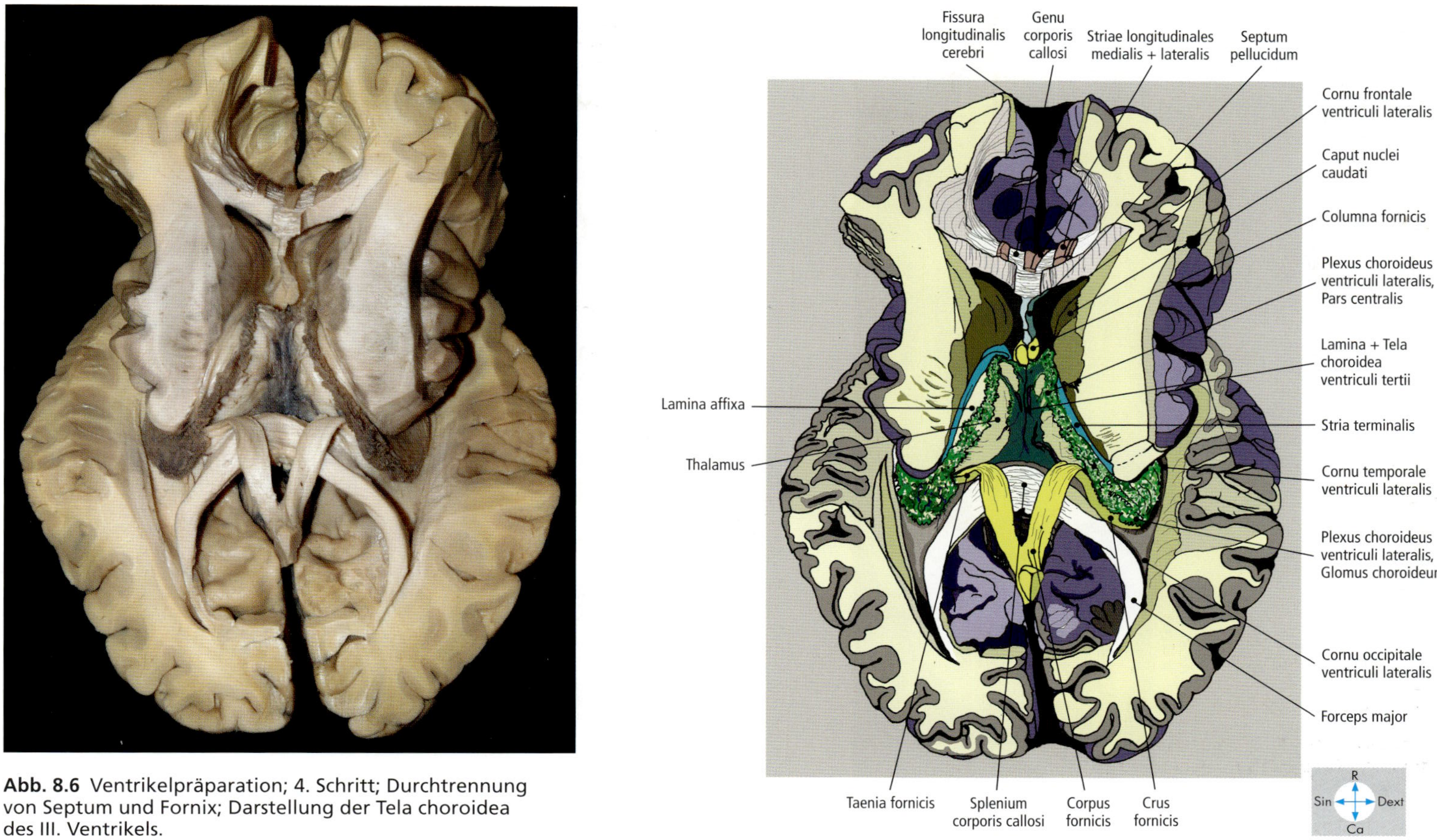

Abb. 8.6 Ventrikelpräparation; 4. Schritt; Durchtrennung von Septum und Fornix; Darstellung der Tela choroidea des III. Ventrikels.

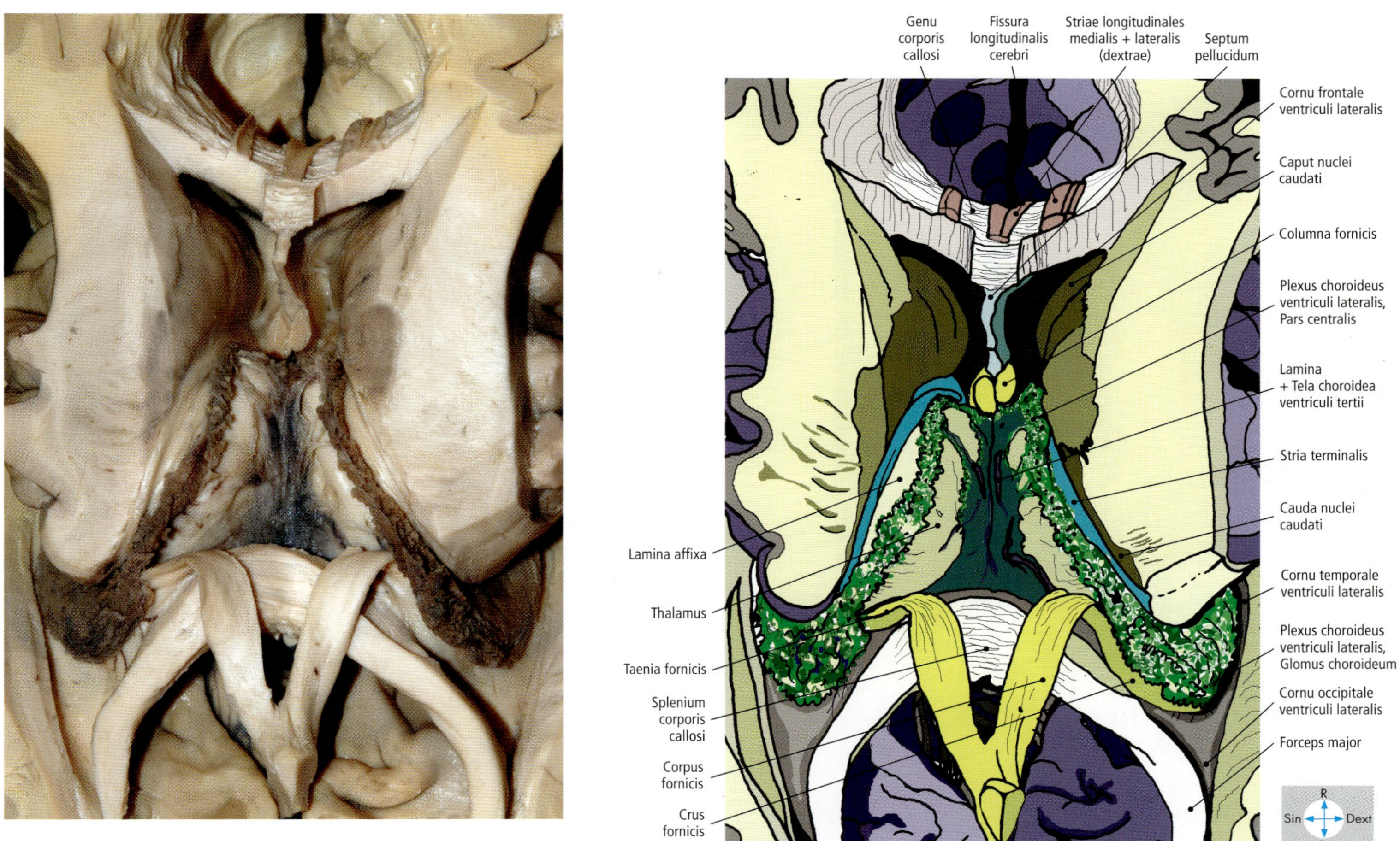

Abb. 8.7 Ventrikelpräparation; 4. Schritt; Detail.

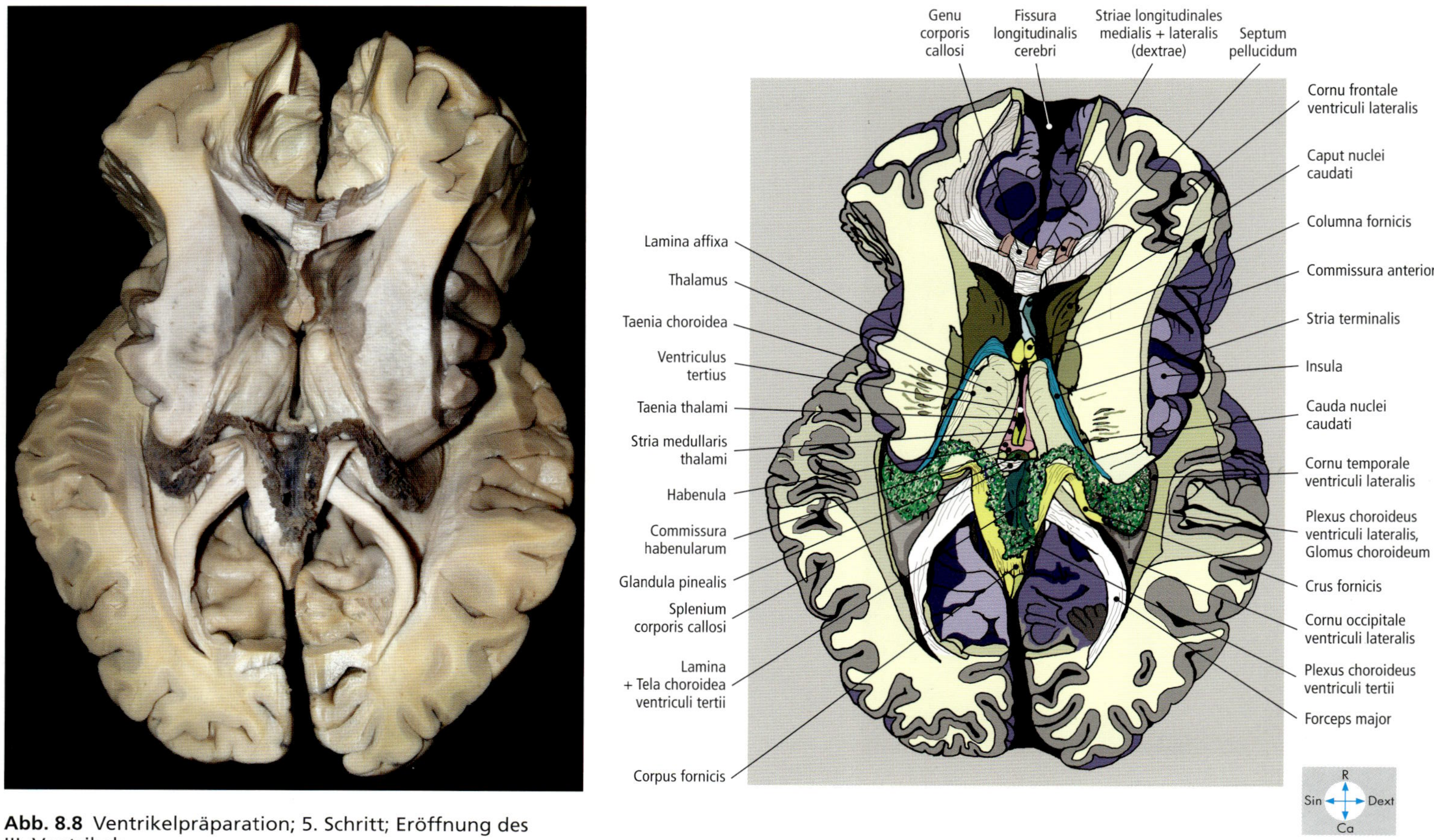

Abb. 8.8 Ventrikelpräparation; 5. Schritt; Eröffnung des III. Ventrikels.

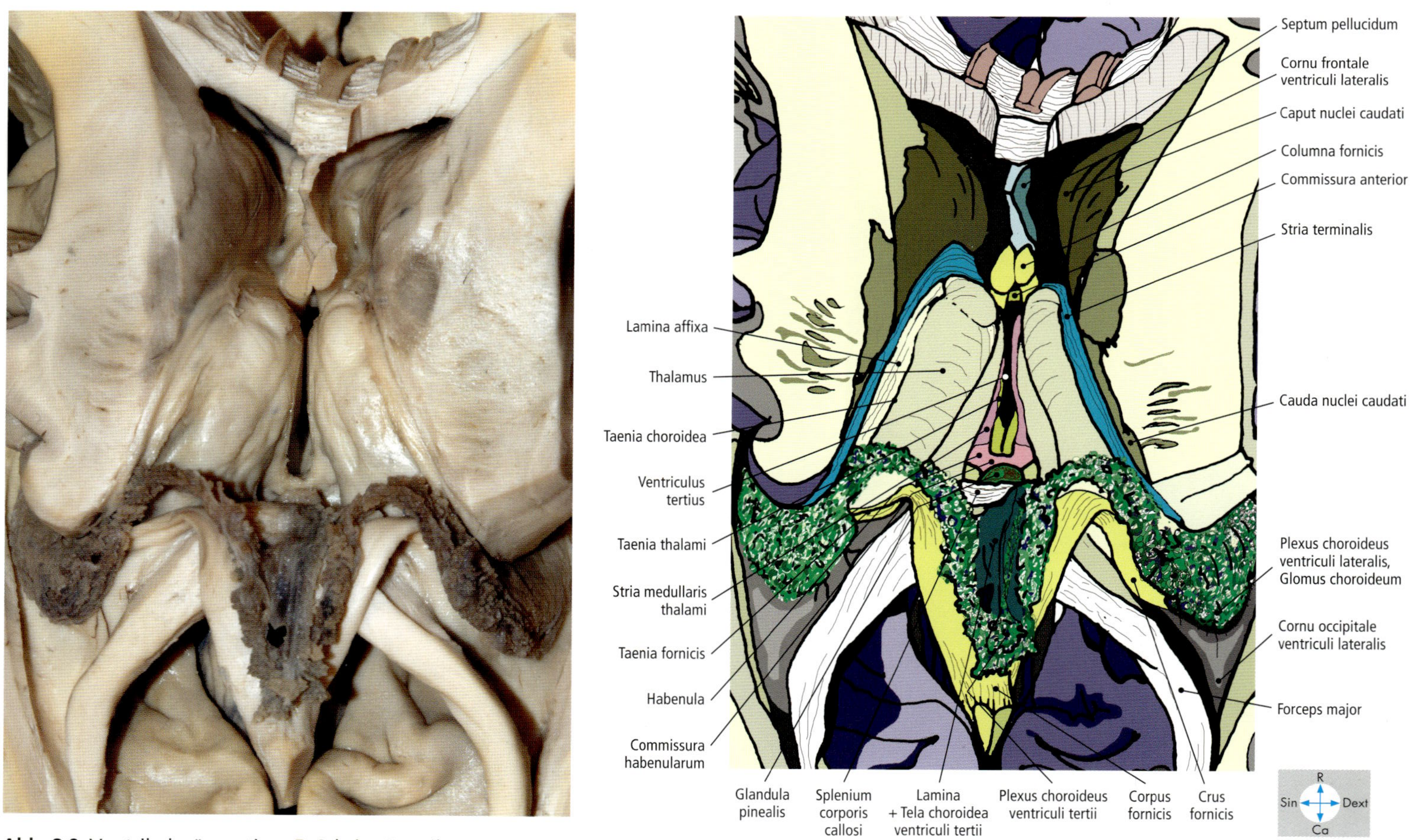

Abb. 8.9 Ventrikelpräparation; 5. Schritt; Detail.

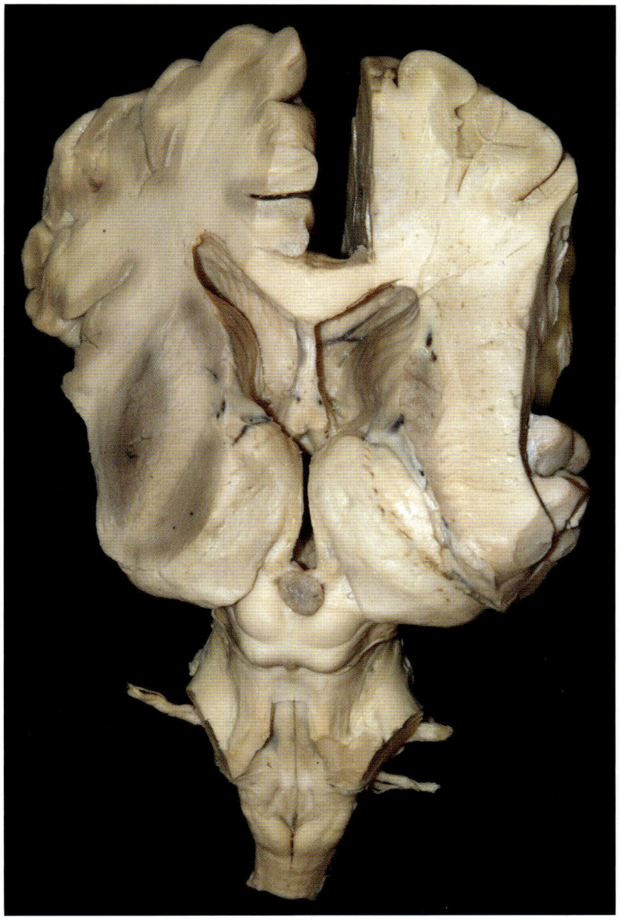

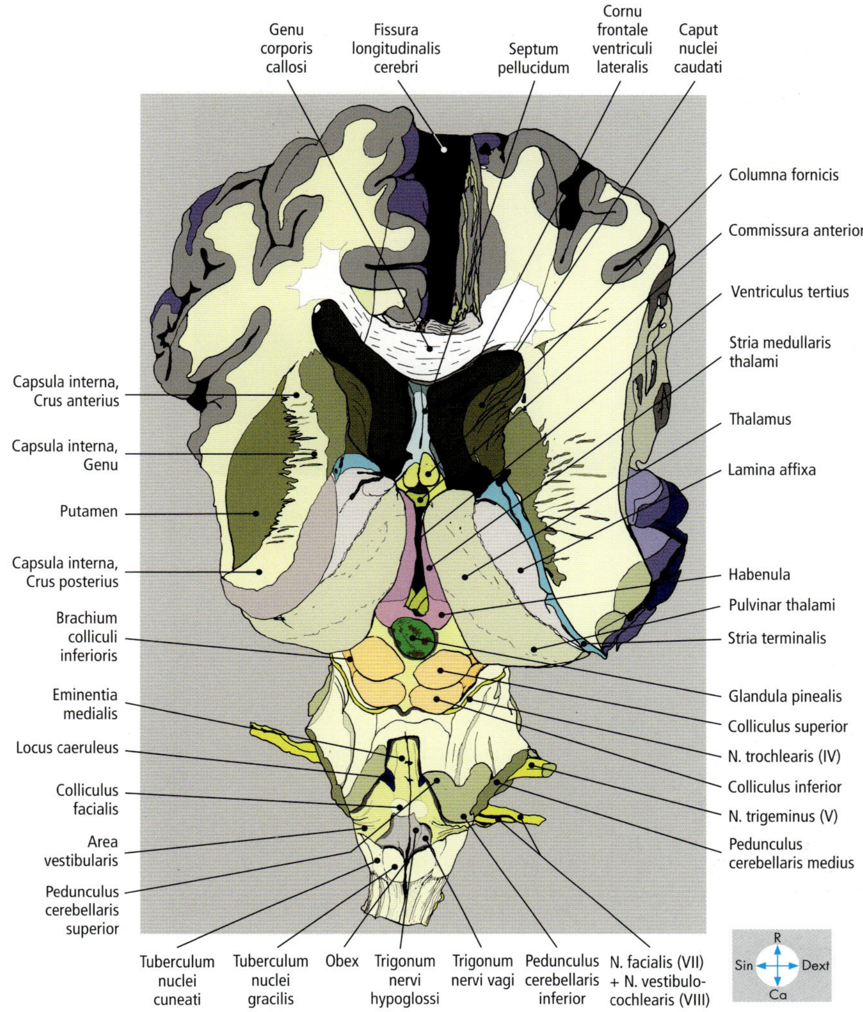

Abb. 8.10 Ventrikelpräparation; 6. Schritt; Entfernung von Lobus occipitalis, Lobus temporalis und Kleinhirn; Schrägschnitt durch die Capsula interna (links).

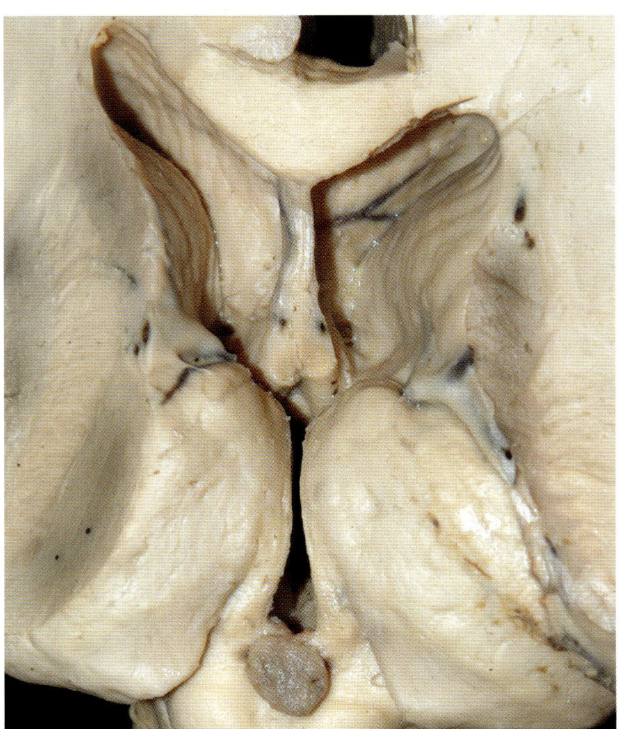

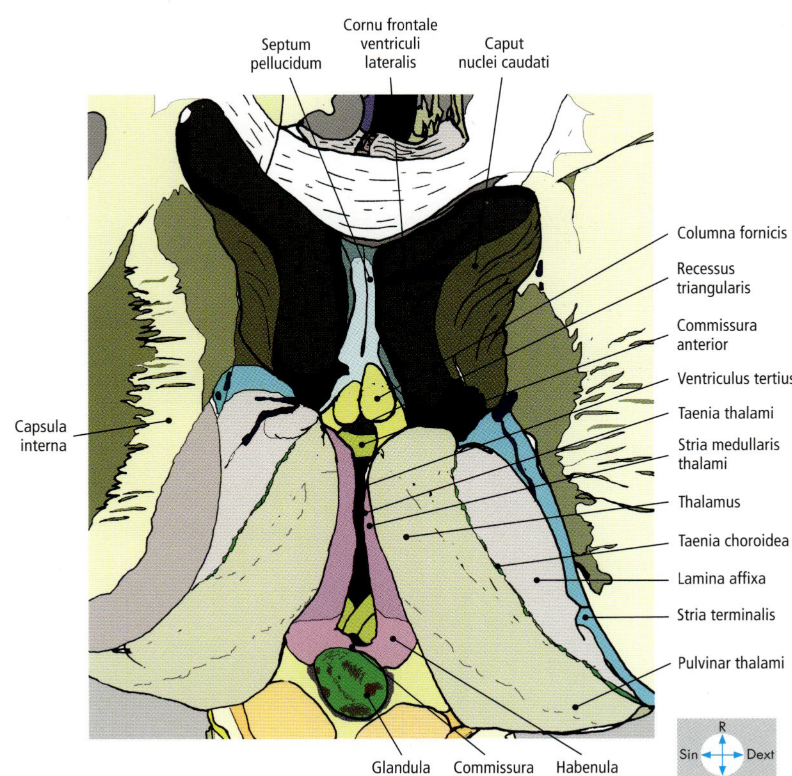

Abb. 8.11 Ventrikelpräparation; 6. Schritt; Detail.

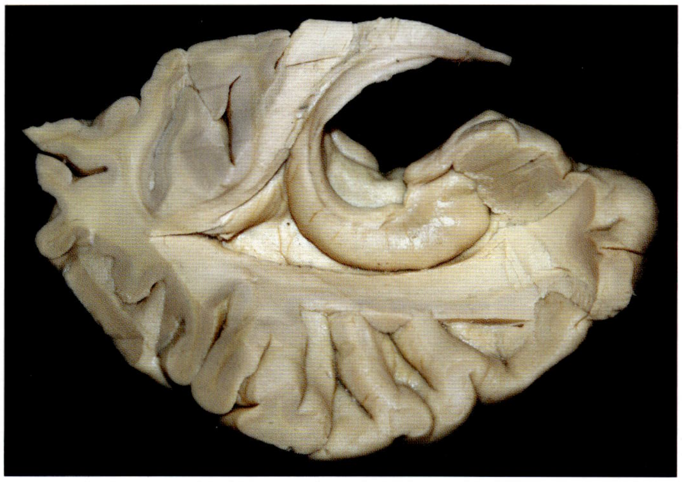

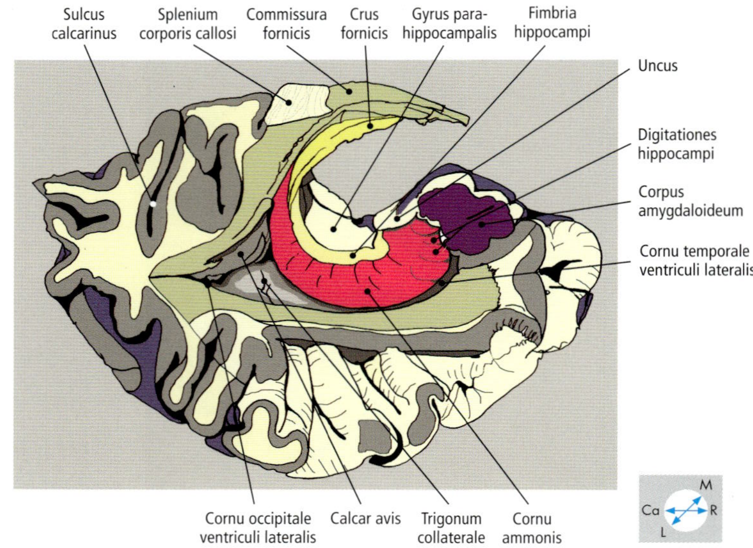

Abb. 8.12 Ventrikelpräparation; 6. Schritt; Cornu temporale; Ansicht von lateral.

Ventrikelsystem

Das Ventrikelpräparat erlaubt eine räumliche Rekonstruktion des Ventrikelsystems (Abb. 8.13). Es besteht aus vier miteinander kommunizierenden Kammern: aus den beiden Seitenventrikeln (*Ventriculi laterales*), dem III. Ventrikel (*Ventriculus tertius*) und dem IV. Ventrikel (*Ventriculus quartus*).

Die beiden Seitenventrikel ziehen in die Lappen des Großhirns und sind über die Foramina interventricularia (Monroi) mit dem III. Ventrikel verbunden. Der III. Ventrikel hängt über den Aqueductus mesencephali mit dem IV. Ventrikel zusammen. Aus dem IV. Ventrikel kann der Liquor über zwei laterale Öffnungen (Aperturae laterales) und eine in der Mittellinie gelegene Öffnung (Apertura mediana) in den Subarachnoidalraum abfließen. Am einzelnen Ventrikel unterscheidet man Horn (Cornu), Abschnitt (Pars) und nischenartige Vertiefung (Recessus):

- Seitenventrikel (Ventriculus lateralis): Cornu frontale, Pars centralis, Cornu temporale, Cornu occipitale
- III. Ventrikel (Ventriculus tertius): Recessus suprapinealis, Recessus pinealis, Recessus infundibularis, Recessus supraopticus, Recessus triangularis
- IV. Ventrikel (Ventriculus quartus): Recessus lateralis.

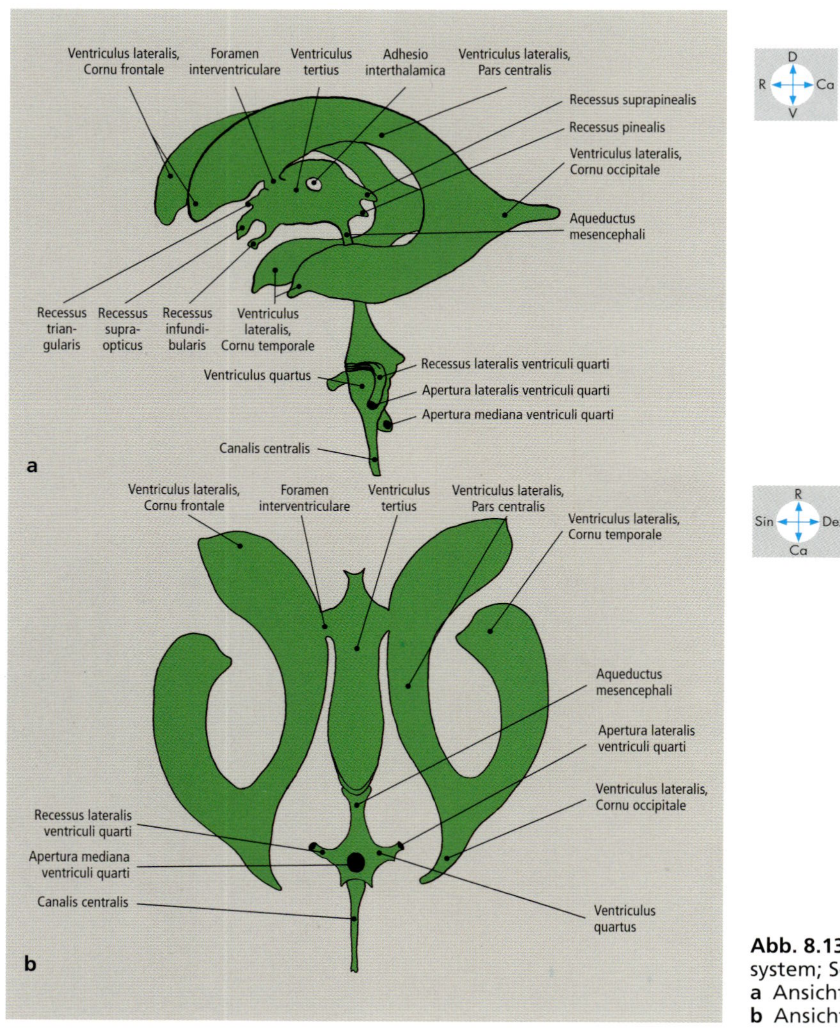

Abb. 8.13 Ventrikelsystem; Schema.
a Ansicht von lateral
b Ansicht von dorsal

Plexus choroideus und Tela choroidea

Der Plexus choroideus bildet das Hirnwasser (*Liquor cerebrospinalis*). Er besteht aus Gefäßschlingen der Pia mater, die während der Entwicklung des Gehirns aus bindegewebigen Häuten (*Tela choroidea*) in die Hirnbläschen eingewachsen sind.

Während der Entwicklung folgt der Plexus choroideus der Rotation der beiden Hemisphären. Er wird auf diese Weise von der Pars centralis bis in das Cornu temporale der Seitenventrikel ausgezogen. Die rotierenden Hemisphären überlagern dabei auch das Zwischenhirn und bedecken das Dach des III. Ventrikels mit der dort befindlichen Tela choroidea ventriculi tertii.

Die Tela choroidea steht auch im erwachsenen Gehirn in kontinuierlicher Verbindung mit der Pia mater der äußeren Hirnoberfläche. Über diese bindegewebigen Brücken erreichen die Arterien den Plexus choroideus (A. choroidea anterior, Rr. choroidei posteriores; s. Kap. 3).

Man unterscheidet:

- Tela choroidea ventriculi tertii mit dem Plexus choroideus der Seitenventrikel und des III. Ventrikels
- Tela choroidea ventriculi quarti mit dem Plexus choroideus des IV. Ventrikels.

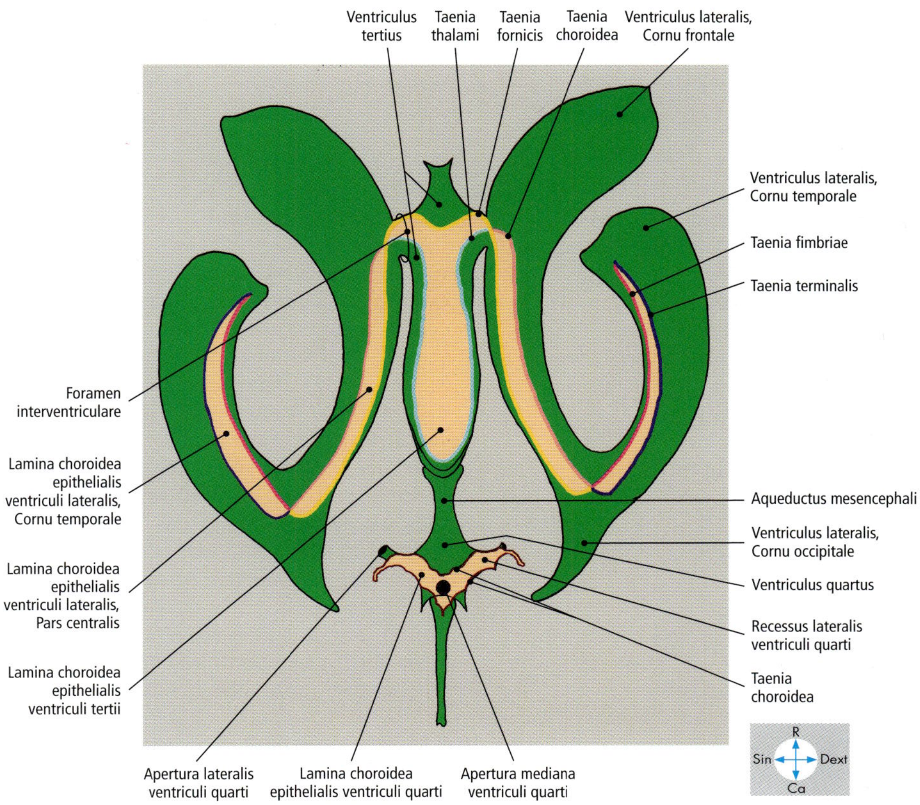

Abb. 8.14 Anheftungsstellen des Plexus choroideus; Schema; Ansicht von dorsal.

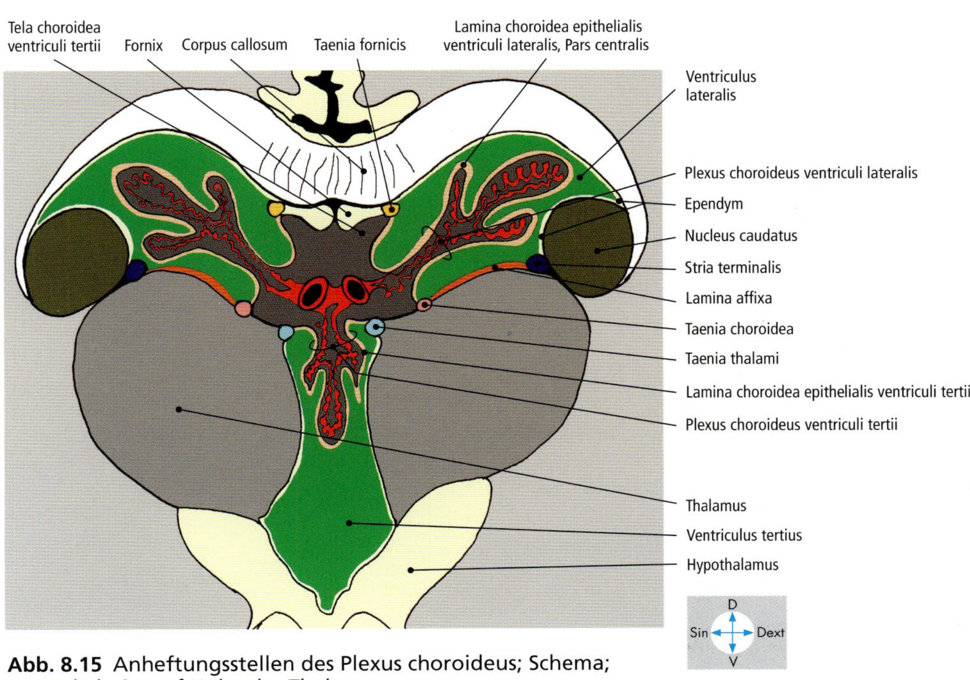

Abb. 8.15 Anheftungsstellen des Plexus choroideus; Schema; Frontalschnitt auf Höhe des Thalamus.

Tela choroidea ventriculi tertii

Die Tela choroidea ventriculi tertii bildet das Dach des III. Ventrikels (Abb. 8.5). Sie steht über die Fissura transversa cerebri mit der Pia mater in Verbindung. An ihrem seitlichen Rand befinden sich die Gefäßzotten des Plexus choroideus der Seitenventrikel, in ihrem mittleren Bereich bildet sie die Zotten des Plexus choroideus des III. Ventrikels. Bei der Ventrikelpräparation reißen Plexus choroideus und Tela choroidea ab. Hierbei handelt es sich im Bereich der Seitenventrikel um die Befestigung des Plexus choroideus am Fornix (Taenia fornicis) und an der Lamina affixa (Taenia choroidea), im Bereich des III. Ventrikels um die Befestigung am Thalamus (Taenia thalami). Insgesamt entstehen bei der Präparation sechs Abrissstellen (Abb. 8.14 + 8.15). Anhand der räumlichen Ausdehnung dieser Abrissstellen lässt sich der Verlauf des Plexus choroideus auch dreidimensional verstehen.

Tela choroidea ventriculi quarti

Die Tela choroidea des IV. Ventrikels findet sich nur im Bereich des hinteren Daches der Rautengrube (Velum medullare inferius). Sie entstand durch die Anlagerung des Kleinhirns an die Medulla oblongata und steht in kontinuierlicher Verbindung mit der Pia mater des Kleinhirns und des verlängerten Markes. Der Plexus choroideus senkt sich von der Tela choroidea in die Vela medullaria inferiora ein und quillt bis in die Öffnungen des IV. Ventrikels vor. Dort bildet er knäuelartige Enden, die im Bereich der Aperturae laterales als „Bochdalek-Blumenkörbchen“ bezeichnet werden (s. Kap. 7).

Merke

Plexus choroideus
Der Plexus choroideus ist nicht überall im Ventrikelsystem zu finden. Er lässt sich in folgenden Abschnitten des Ventrikelsystems nachweisen:
- I./II. Ventrikel: Pars centralis, Cornu temporale
- III. Ventrikel: Dach
- IV. Ventrikel: kaudales Dach der Rautengrube.

Lernhinweis

Innere Liquorräume
1. Orientierung und Übersicht: Zur Orientierung und Übersicht wiederholen wir den einführenden Abschnitt über das Liquorsystem (s. Kap. 2, Allgemeines – Aufbau des Liquorsystems).
2. Ausdehnung der inneren Liquorräume: Einen Eindruck von den *Oberflächen* und der Ausdehnung der inneren Liquorräume (Ventrikelsystem) erhalten wir, indem wir die Ventrikelpräparate (Abb. 8.1–8.12) studieren. Die *randbildenden Strukturen* der Ventrikel lassen sich jedoch auf den Frontal- und Horizontalschnittserien besser erkennen (s. Kap. 5). Wir empfehlen daher, die Ventrikelpräparate und die Schnittserien durch das Gehirn gemeinsam zu betrachten und miteinander zu vergleichen. Beim Erlernen des Ventrikelsystems helfen uns die schematische Darstellung der inneren Liquorräume (Abb. 8.13) und die Tabelle zu den randbildenden Strukturen (Tab. 5.4).
3. Hippocampus: Die Ausdehnung und Lage des Hippocampus im Cornu temporale lassen sich mit einem Ventrikelpräparat besonders gut demonstrieren (Abb. 8.12). Um unser räumliches Bild vom Hippocampus und dessen Nachbarschaftsbeziehungen abzurunden, vergleichen wir das Ventrikelpräparat mit der Ansicht des Lobus limbicus von medial (Abb. 4.7–4.9) und den Frontalschnittserien (s. Kap. 5). Auf diesen Präparaten sind Teile der Hippocampusformation aus einer anderen Perspektive bzw. im Schnitt erkennbar.
4. Plexus choroideus: Die Abrisslinien (Tänien) des Plexus choroideus zeigen dessen räumliche Ausdehnung im Ventrikelsystem. Zum Lernen nutzen wir die schematische Darstellung der Tänien (Abb. 8.14 + 8.15) und die Zusammenfassung der Lage des Plexus choroideus im Ventrikelsystem (s. Merke Plexus choroideus).

Prüfungsfragen

Die korrekten Antworten findet man auf S. 130.

1. Welche Aussage trifft zu?
Die Innenräume der embryonalen Hirnbläschen werden zu den inneren Liquorräumen des adulten Gehirns. Die Zuordnung der Hirnbläschen zu den Liquorräumen des Erwachsenen ist wie folgt:
a) Rhombencephalon – Cisterna cerebellomedullaris
b) Mesencephalon – IV. Ventrikel
c) Telencephalon – Seitenventrikel
d) Diencephalon – Aqueductus cerebri
e) Metencephalon – III. Ventrikel

2. Welche Aussage trifft zu?
a) Die Lamina affixa überzieht als dünnes Häutchen das Putamen.
b) Die Lamina terminalis begrenzt die Seitenventrikel nach rostral.
c) Die Lamina affixa bildet sich aus dem Diencephalon-Bläschen.
d) In der Tela choroidea ventriculi tertii liegen die Vv. externae cerebri.
e) Die Tela choroidea ventriculi tertii steht mit dem Plexus choroideus der Seitenventrikel in Verbindung.

3. Welche Aussage trifft zu?
a) Nach Entfernung des Plexus choroideus der Seitenventrikel entstehen zwei Abrisslinien: Taenia fornicis und Taenia thalami.
b) Die Tela choroidea ventriculi tertii steht über die Fissura transversa cerebri mit der Pia mater an der Hirnoberfläche in Verbindung.
c) Der Plexus choroideus des III. Ventrikels ist im Bereich der Taenia choroidea befestigt.
d) Die Taenia choroidea liegt am medialen Rand der Lamina terminalis.
e) Der Plexus choroideus des IV. Ventrikels ist an den Taeniae choroideae befestigt.

4. Welche Aussage trifft <u>nicht</u> zu?
Plexus choroideus lässt sich in folgenden Abschnitten des Ventrikelsystems nachweisen:
a) Ventriculus lateralis, Pars centralis
b) Ventriculus lateralis, Pars temporalis
c) Ventriculus quartus, Velum medullare superius
d) Ventriculus tertius
e) Apertura lateralis ventriculi quarti

5. Welche Aussage trifft <u>nicht</u> zu?
Zum III. Ventrikel gehören:
a) Recessus lateralis
b) Recessus opticus
c) Recessus infundibularis
d) Recessus triangulairs
e) Recessus pinealis

6. Welche Aussage trifft <u>nicht</u> zu?
Die innere Oberfläche des Ventriculus lateralis bilden:
a) Nucleus caudatus
b) Septum pellucidum
c) Lamina affixa
d) Pulvinar
e) Corpus callosum

7. Welche Aussage trifft <u>nicht</u> zu?
Der Hippocampus
a) liegt im Cornu temporale des Seitenventrikels.
b) ist mit dem Fornix verbunden.
c) liegt anterior des Corpus amygdaloideum.
d) hat topografische Beziehungen zum Plexus choroideus.
e) wird arteriell u. a. von der A. choroidea anterior versorgt.

8. Welche Aussage trifft <u>nicht</u> zu?
a) Die Striae longitudinales laterales et mediales liegen dem Balken von dorsal an.
b) Das Indusium griseum steht mit dem Hippocampus in Verbindung.
c) Die Forceps minor besteht aus den rostralen Balkenfasern.
d) Die Stria terminalis verläuft zwischen Nucleus caudatus und Thalamus.
e) Die Stria terminalis verbindet den Nucleus caudatus mit dem Hippocampus.

9. Welche Aussage trifft zu?
Der Liquor fließt
a) vom Seitenventrikel durch den Aqueductus mesencephali über das Foramen interventriculare in den III. Ventrikel.
b) vom III. Ventrikel durch den Aqueductus mesencephali in den IV. Ventrikel und über die Apertura mediana in das Spatium subarachnoideum.
c) vom Seitenventrikel durch die Aperturae laterales in den III. Ventrikel und durch den Aqueductus mesencephali in den IV. Ventrikel.
d) vom Seitenventrikel durch das Foramen interventriculare in den IV. Ventrikel und durch den Aqueductus mesencephali in das Spatium subarachnoideum.
e) vom III. Ventrikel durch den Aqueductus mesencephali in den Seitenventrikel und über die Foramina laterales in das Spatium subarachnoideum.

10. Welche Aussage trifft <u>nicht</u> zu?
a) Das Cornu occipitale des Seitenventrikels liegt medial des Calcar avis.
b) Das Calcar avis im Cornu occipitale entsteht durch die Einsenkung des Sulcus calcarinus.
c) Im Sulcus calcarinus enden Fasern der Radiatio optica.
d) Die Sehstrahlung zieht durch die laterale Wand des Cornu occipitale.
e) Die Lamina tecti bildet den Boden des Cornu occipitale.

9 Fasern des Zentralnervensystems

Basiswissen

Fasern des ZNS
- Unterscheidung von Fasern und Bahnen, Aussagekraft von Faserpräparaten
- Unterscheidung von drei Fasertypen
- Faserpräparate: orientierende Kenntnisse zu den wichtigsten Faserbündeln

Allgemeines

Zwischen dem Kortex und den tiefer gelegenen Kerngebieten grauer Substanz liegt das Marklager, die weiße Substanz (*Substantia alba*). Diese besteht im Wesentlichen aus den langen Fortsätzen der Nervenzellen (*Axone*) und aus den sie umhüllenden *Gliazellen* (s. Lehrbücher der Histologie). Axone mit gleichem Ziel lagern sich häufig in Bündeln (*Fasciculi*) zusammen. Diese Bündel sind makroskopisch mit Hilfe eines besonderen Präparationsverfahrens – der Faserpräparationstechnik – darstellbar. Mit Hilfe dieser Methode können drei Typen von Fasern unterschieden werden (Abb. 9.1):

- **Kommissurenfasern** verbinden die beiden Hemisphären miteinander (z. B. Fasern vom Lobus frontalis dexter zum Lobus frontalis sinister).
- **Assoziationsfasern** verbinden verschiedene Bereiche des Kortex derselben Hemisphäre miteinander (z. B. Fasern vom Lobus frontalis zum Lobus occipitalis derselben Hemisphäre).
- **Projektionsfasern** verbinden den Kortex mit anderen Teilen des Gehirns oder mit dem Rückenmark.

Kommissurenfasern verbinden die kortikalen Bereiche beider Hemisphären miteinander (Abb. 9.1). Zu beachten ist, dass der Begriff „Kommissurenfasern" von einigen Autoren ausschließlich für Fasern verwendet wird, die identische Kortexareale beider Hemisphären miteinander verbinden (z. B. kommissurale Verbindungen zwischen Gyrus fron-

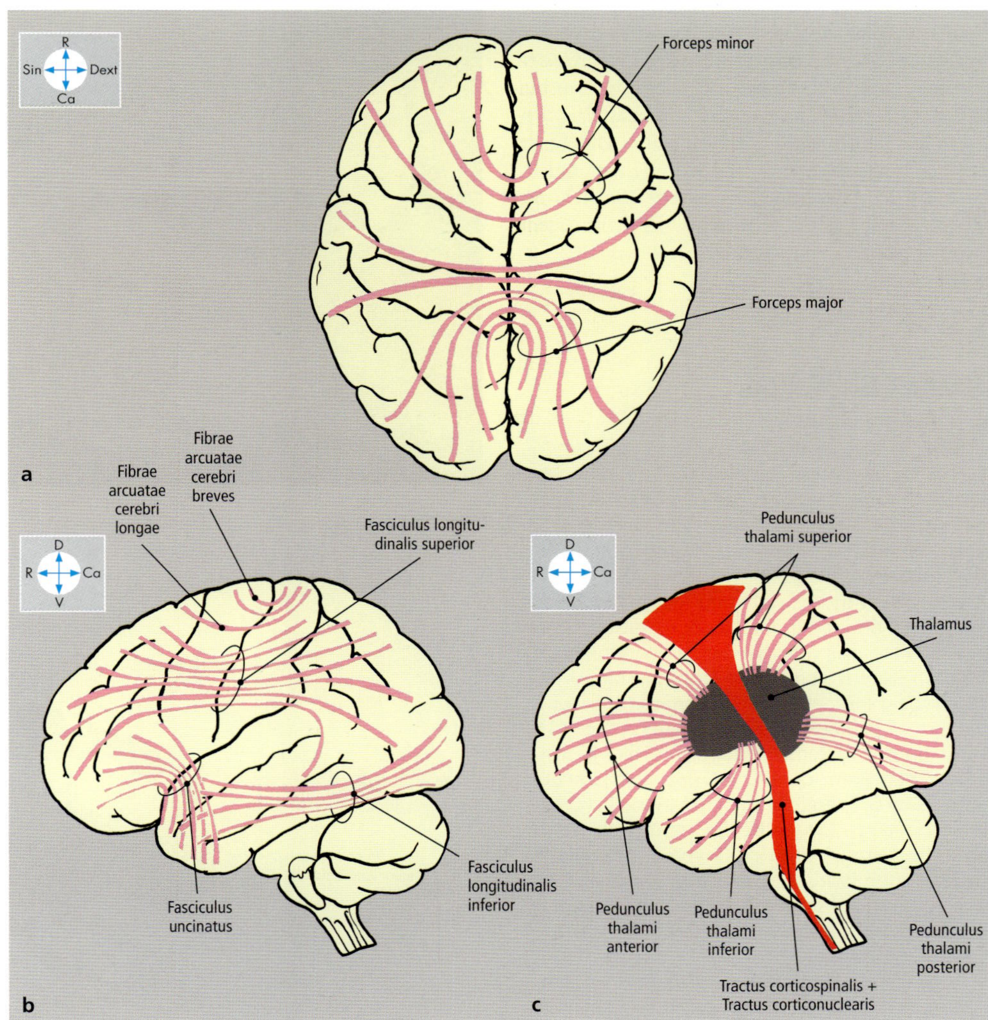

Abb. 9.1 Faserverläufe des Endhirns; Übersicht.
a Kommissurenfasern
b Assoziationsfasern
c Projektionsfasern

<talis superior dexter und Gyrus frontalis superior sinister). Im Bereich des Endhirns findet man für jeden der drei phylogenetischen Anteile des Endhirns eine makroskopisch identifizierbare Kreuzungsstelle in der Mittellinie (Kommissur): Corpus callosum (Neocortex), Commissura fornicis (Archicortex), Commissura anterior (Paleocortex). Die Kommissurenbahnen des Vorderhirns sind in Tab. 5.1 zusammengefasst.

Assoziationsfasern verbinden die verschiedenen kortikalen Bereiche einer Hemisphäre miteinander und sind Grundlage des assoziativen und integrativen Denkens. Man unterscheidet kurze und lange Assoziationsfasern. Die kurzen Assoziationsfasern ziehen von einer Windung zur benachbarten (*Fibrae arcuatae cerebri breves*) oder zur übernächsten Windung (*Fibrae arcuatae cerebri longae*). Die langen Assoziationsfasern verbinden die Lappen des Gehirns miteinander. Man unterscheidet drei Bündel: *Fasciculus longitudinalis superior* zwischen Stirn- und Hinterhauptslappen, *Fasciculus longitudinalis inferior* zwischen Hinterhaupts- und Schläfenlappen und *Fasciculus uncinatus* zwischen Stirn- und Schläfenlappen (Abb. 9.1).

Projektionsfasern verbinden den Kortex mit anderen Bereichen des Gehirns (Abb. 9.1). Sowohl auf- als auch absteigende Fasern durchqueren hierbei die Capsula interna. Die aufsteigenden Fasern zum Kortex treten nach ihrem Durchtritt durch die Capsula interna fächerartig auseinander; die absteigenden Fasern aus dem Kortex lagern sich zum Durchtritt durch die Capsula interna fächerförmig zusammen. Diese Art der Anordnung der Fasern, die sich mit Hilfe der Faserpräparationstechnik sichtbar machen lässt, hat Ähnlichkeit mit einem Strahlenkranz (*Corona radiata*).

Merke

Fasern und Bahnen

In diesem Kapitel wird der Begriff „Fasern" in einem klassischen makroskopischen Sinne verwendet. Man versteht darunter Faserbündel des Gehirns, die sich mit Hilfe der Faserpräparation – einer klassischen anatomischen Präparationstechnik – makroskopisch darstellen lassen. Diese Faserbündel enthalten eine Mischung afferenter und efferenter Axone, die sich an einem Faserpräparat weder erkennen noch trennen lassen. Von diesen präparierbaren Faserbündeln grenzt man die anatomisch und funktionell definierten „Bahnen" ab (s. Kap. 11). Diese Bahnensysteme wurden mit Hilfe besonderer Techniken identifiziert und sind sowohl auf zellulärer Ebene als auch funktionell charakterisiert. Hierzu trugen Beobachtungen an Patienten mit Krankheiten des Nervensystems, die Übertragung von tierexperimentellen Befunden auf den Menschen sowie die Untersuchung des menschlichen Gehirns mittels bildgebender Verfahren bei.

Auch wenn Faserpräparate die einzelnen Bahnen nicht darstellen können, so sind sie doch die einzigen Anschauungsobjekte, mit denen man den Verlauf der großen Bahnensysteme (s. Kap. 11) verdeutlichen kann. Auf diese Weise gewinnt man ein räumliches Bild vom Verlauf der Bahnen des menschlichen Gehirns.

Betrachtet man gezielt die aufsteigenden Projektionsfasern, die vom Thalamus zum Kortex ziehen, so lassen sich diese in einzelne Stiele (Pedunculi thalami) unterteilen. Die Gesamtheit der vom Thalamus aufsteigenden Fasern wird unter dem Begriff „Stabkranz des Thalamus" (*Radiatio thalami*) zusammengefasst. Sucht man hingegen die absteigenden Projektionsfasern auf, die vom Kortex zu tiefer gelegenen Hirnregionen ziehen, so bilden diese lange Bündel, die bis in den Hirnstamm und das Rückenmark zu verfolgen sind (Abb. 9.1). Die Faserbündel des Gehirns enthalten anatomisch und funktionell definierte Bahnensysteme (s. Merke Fasern und Bahnen).

Klinik

Darstellung von Faserbündeln im menschlichen Gehirn

Die Darstellung von Faserbündeln im menschlichen Gehirn gelingt heute auch am lebenden Menschen. Mit Hilfe der Diffusions-Tensor-Magnetresonanztomografie (DT-MRT) können sehr kleine Unterschiede in der Diffusionsbewegung von Wassermolekülen gemessen werden. Da die Diffusionsbewegung des Wassers von der Ausrichtung der Nervenfaserbündel abhängt, können Faserverläufe im Gehirn erfasst und dreidimensional berechnet werden. Durch den Abgleich der DT-MRT-Datensätze mit den neuroanatomischen und neurophysiologischen Kenntnissen zu den zentralen Bahnensystemen lassen sich Aussagen über Bahnenverbindungen im Gehirn von lebenden Menschen machen.

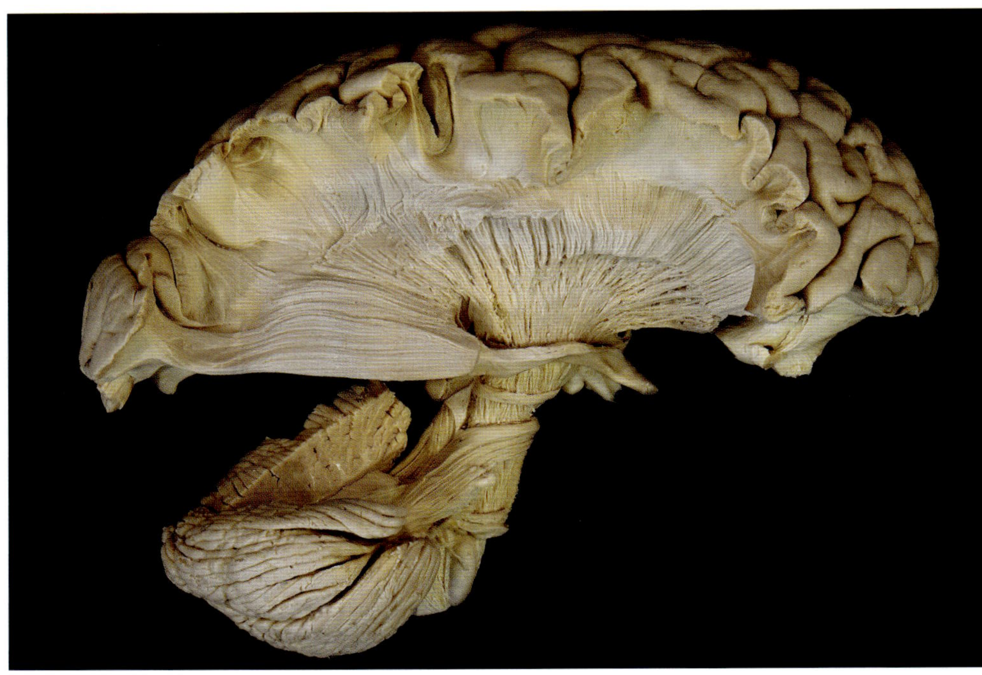

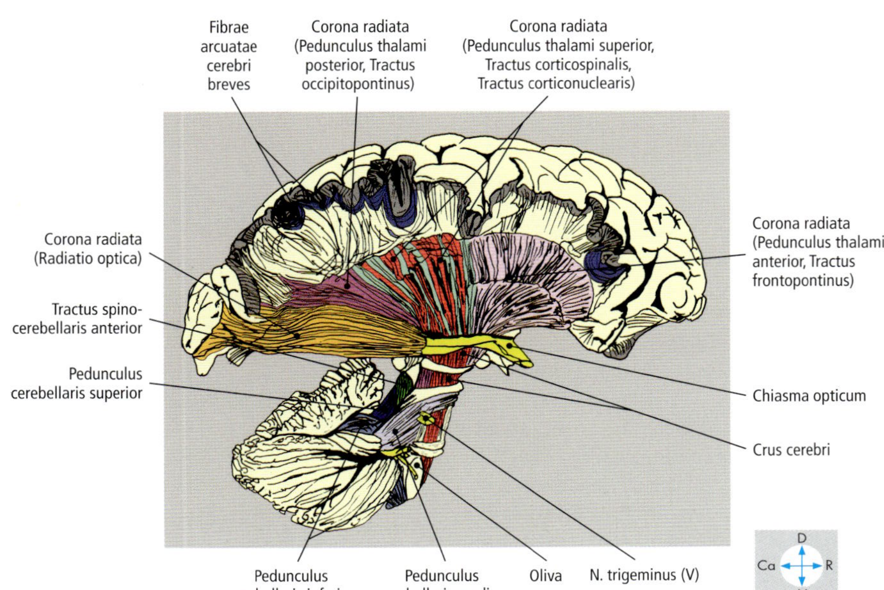

Abb. 9.2 Faserpräparat des Gehirns; Ansicht von lateral.

Faserpräparate

Die Faserpräparation ist eine klassische anatomische Präparationstechnik. Sie basiert darauf, dass sich die weiße Substanz mechanisch leichter entlang der Faserrichtung trennen lässt als quer zur Faserrichtung. Risslinien innerhalb des Gewebes entstehen daher bei gezielter und kontrollierter mechanischer Kraftanwendung fast ausschließlich entlang den Faserverläufen. Man kennt ähnliche Situationen aus den anatomischen Kursen, z. B. bei der Muskelpräparation – aber auch aus dem Alltagsleben, wenn man Werkstoffe wie Holz oder Stein (Schieferplatte) bearbeitet.

Bei der Faserpräparation entfernt man zunächst mit leichtem Druck auf das Gehirn den Kortex und eine oberflächliche Schicht weißer Substanz. Durch vorsichtige Präparation in die Tiefe können bald die ersten Faserbündel dargestellt werden. Hat man die richtige Schicht erreicht, werden die zusammenliegenden Faserbündel sehr vorsichtig auseinandergedrängt und einzeln dargestellt. Auf diese Weise erhält man einen Eindruck von der Faserausrichtung und vom Faserverlauf des menschlichen Gehirns.

Faserpräparat des Gehirns: Präparation von lateral

Zur Herstellung dieser Faserpräparate (Abb. 9.2 – 9.4) wurde die laterale Kortexoberfläche entfernt. Im ersten Präparat (Abb. 9.2 + 9.3) wurden die Fasern der Corona radiata in ihrem Verlauf bis in den Hirnstamm und das Kleinhirn dargestellt. Hierzu wurden Putamen und Globus pallidus entfernt. In einem zweiten Präparat (Abb. 9.4) wurde das Putamen erhalten, und die Bündel der Corona radiata wurden gefasert.

Betrachtet man das erste Präparat (Abb. 9.2 + 9.3), erkennt man unterhalb des Kortex die kurzen Assoziationsfasern (*Fibrae arcuatae cerebri breves*), die zwei benachbarte Windungen miteinander verbinden. Zur Mitte hin folgen die fächerförmig angeordneten Fasern der *Corona radiata*, die von afferenten und efferenten Fasern des Kortex gebildet wird. Im vorderen Abschnitt der Corona radiata liegen der vordere Thalamusstiel (Pedunculus thalami anterior) und der *Tractus frontopontinus*.

Im oberen Abschnitt der Corona radiata befinden sich der obere Thalamusstiel (Pedunculus thalami superior) und die absteigenden Fasern der Willkürmotorik (*Tractus corticospinalis* und *Tractus cortico-*

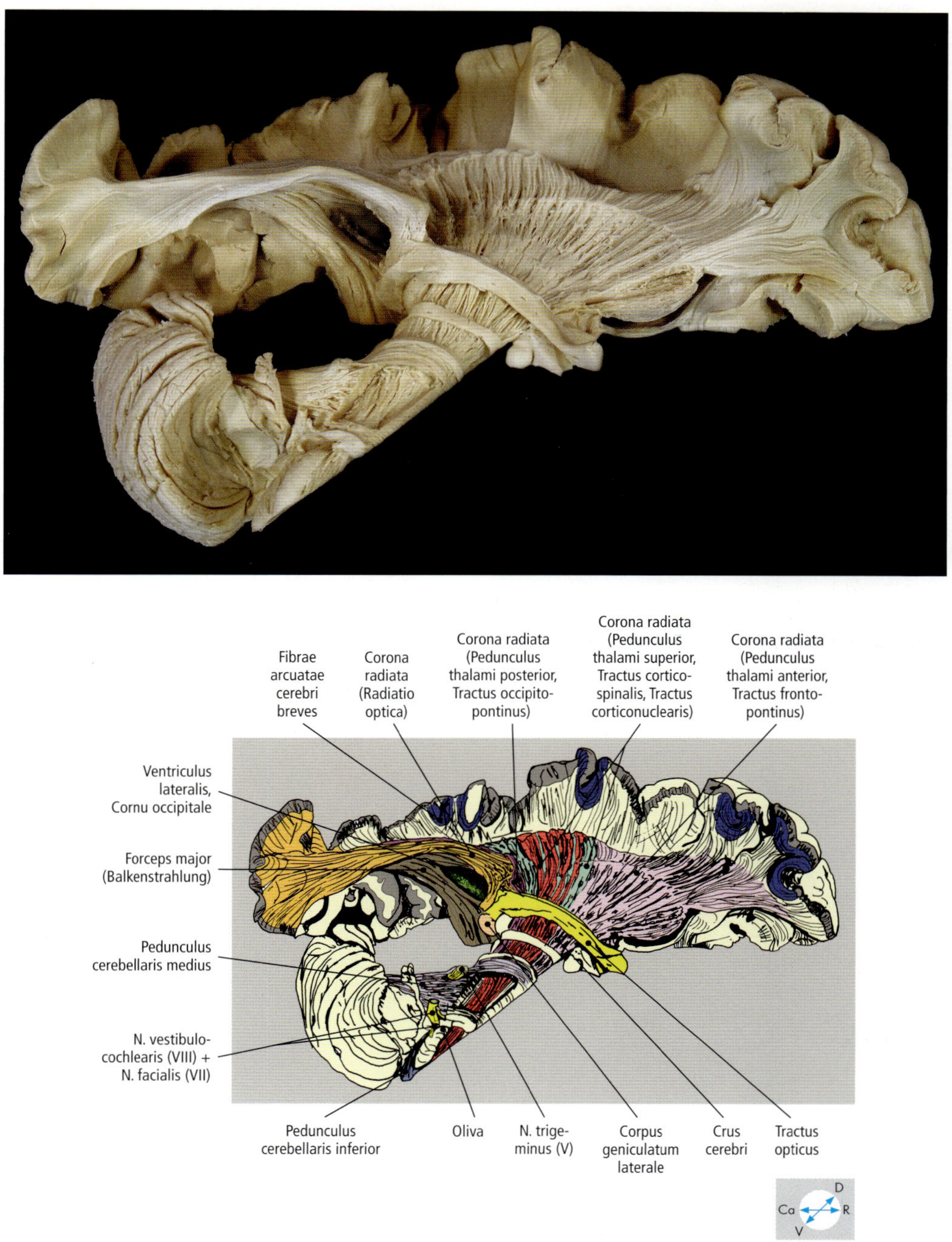

Abb. 9.3 Faserpräparat des Gehirns; Ansicht von laterobasal.

nuclearis). Im hinteren Abschnitt liegen der hintere Thalamusstiel (Pedunculus thalami posterior) und der *Tractus occipitopontinus*. An diese Fasern schließt sich basal die Sehstrahlung (*Radiatio optica*) an. Die absteigenden motorischen Projektionsfasern kann man bis in den Hirnstamm verfolgen. Sie durchqueren die Hirnschenkel (Crura cerebri) sowie den Pons und bilden schließlich die Pyramide (Pyramis).

Im Pons verlassen die kortikopontinen Fasern das motorische Faserbündel und erreichen über den mittleren Kleinhirnstiel (Pedunculus cerebellaris medius) als *Tractus pontocerebellaris* das Kleinhirn. Über den unteren Kleinhirnstiel (Pedunculus cerebellaris inferior), der ebenfalls gefasert ist, erreichen der *Tractus vestibulocerebellaris*, der *Tractus spinocerebellaris posterior*, der *Tractus cuneocerebellaris* und kleinere Bahnensysteme das Kleinhirn. Über den oberen Kleinhirnstiel (Pedunculus cerebellaris superior) erreicht der *Tractus spinocerebellaris anterior* das Kleinhirn. Über diesen Stiel verlassen auch die meisten Efferenzen das Kleinhirn und erreichen schließlich den Thalamus und den Nucleus ruber des Mittelhirns (zu den Kleinhirnbahnen s. Kap. 7 + 11).

Im zweiten Präparat (Abb. 9.4) wurde das Putamen erhalten. Auch hier erkennt man unter der Rinde die kurzen Assoziationsfasern (*Fibrae arcuatae cerebri breves*). Nach innen folgen die radiären Fasern der *Corona radiata*. Diese enthält in ihren vorderen und hinteren Bereichen die Thalamusstiele und die kortikopontinen Bahnensysteme. Im oberen und mittleren Bereich liegen der obere Thalamusstiel und die absteigenden Bahnen des pyramidalen Systems (*Tractus corticospinalis* und *Tractus corticonuclearis*). Basalwärts erkennt man die Fasern der Sehstrahlung (*Radiatio optica*).

Faserpräparat des Gehirns: Präparation von medial

Ein mediansagittal geschnittenes Gehirn wurde von medial gefasert (Abb. 9.5). Die Balkenstrahlung und einige wichtige Fasern im Bereich der Mittellinie konnten dargestellt werden. Man erkennt unterhalb der Rinde die kurzen assoziativen Fasern (*Fibrae arcuatae cerebri breves et longae*) und darunter die Fasern der Corona radiata. Die am weitesten medial und die zentral gelegenen Fasern dieses Präparates gehören zur Balkenstrahlung, die im Bereich des Genu corporis callosi die kleine Gabel (*Forceps minor*) und im Bereich des Splenium corporis callosi die große Gabel (*Forceps major*) bildet. Unterhalb des Balkens ist der Fornix dargestellt, dessen Säule (Columna fornicis) freigelegt ist. Von den Corpora mammillaria steigt das Vicq-d'Azyr-Bündel auf, welches den *Fasciculus mammillothalamicus* enthält. Diese Bahn wird dem Papez-Kreis (Schaltkreis des limbischen Systems) zugerechnet. Einige dieser Faserbahnen sind bei höherer Vergrößerung (Abb. 9.6) deutlicher zu erkennen.

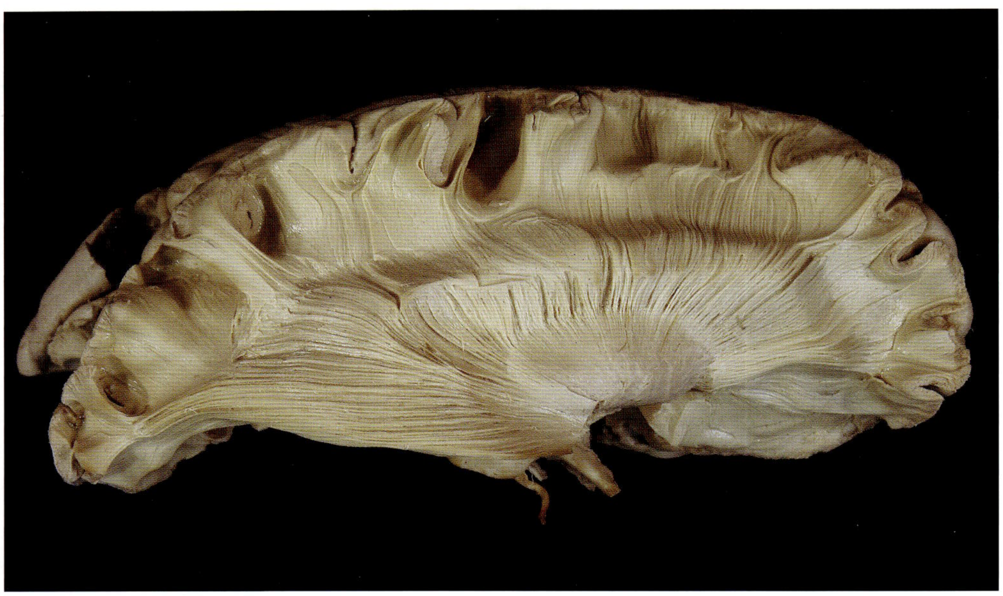

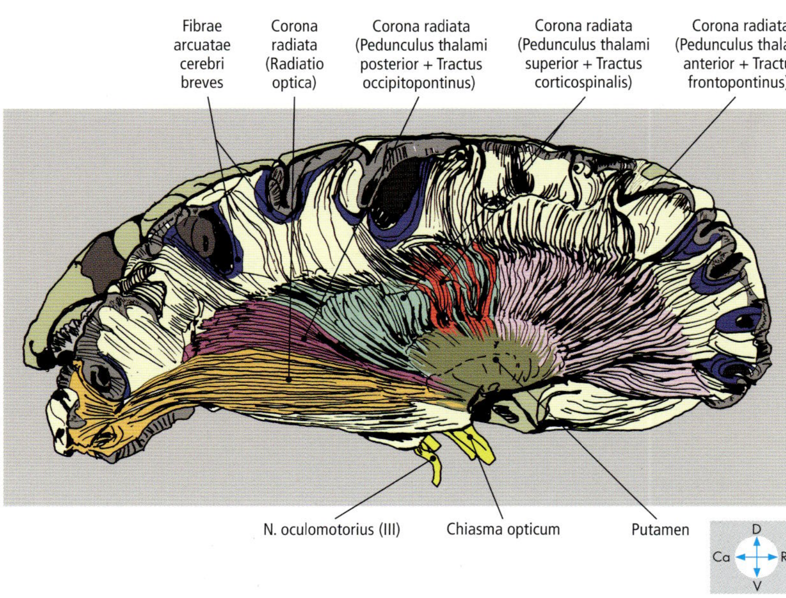

Abb. 9.4 Faserpräparat des Endhirns; Ansicht von lateral.

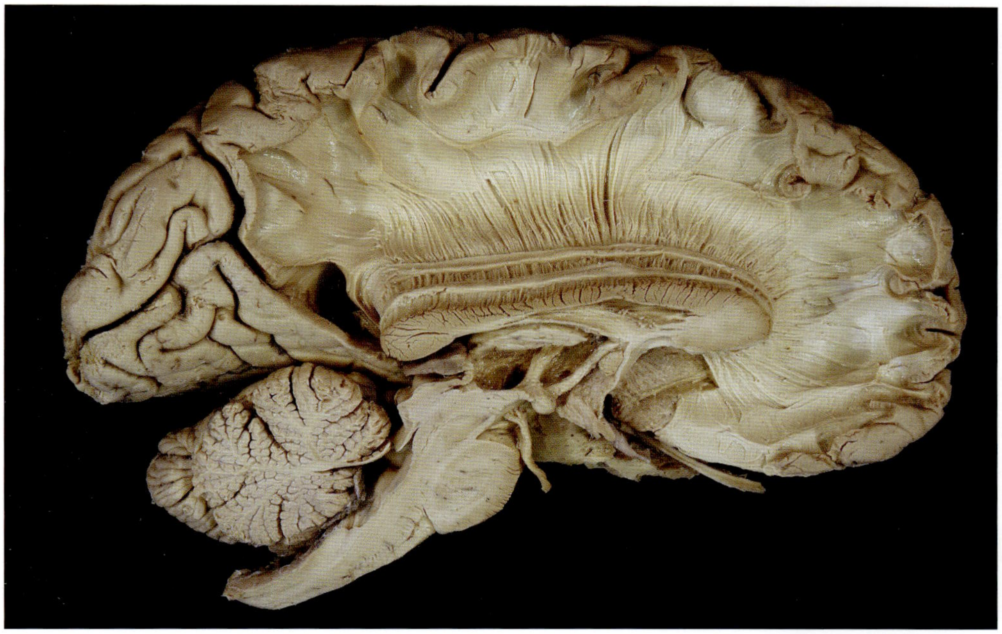

Abb. 9.5 Faserpräparat des Gehirns; Ansicht von medial.

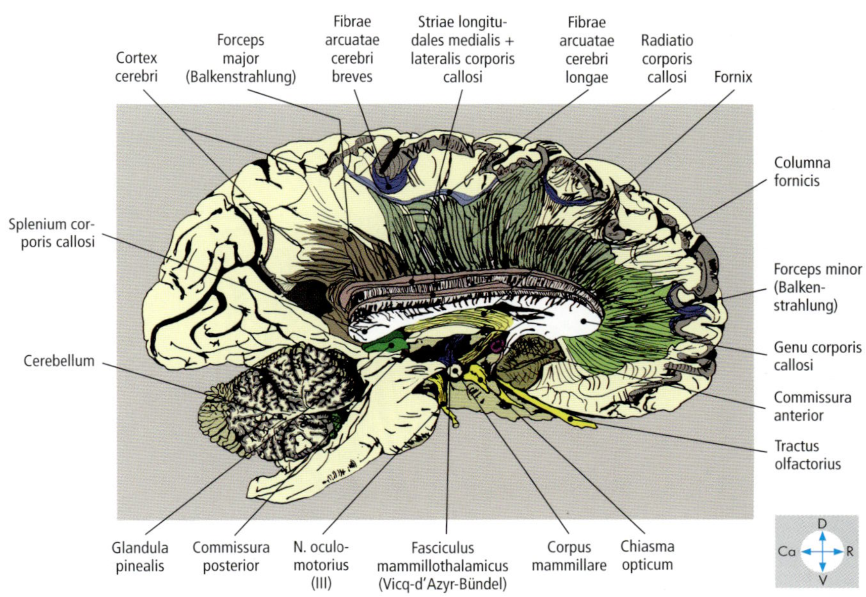

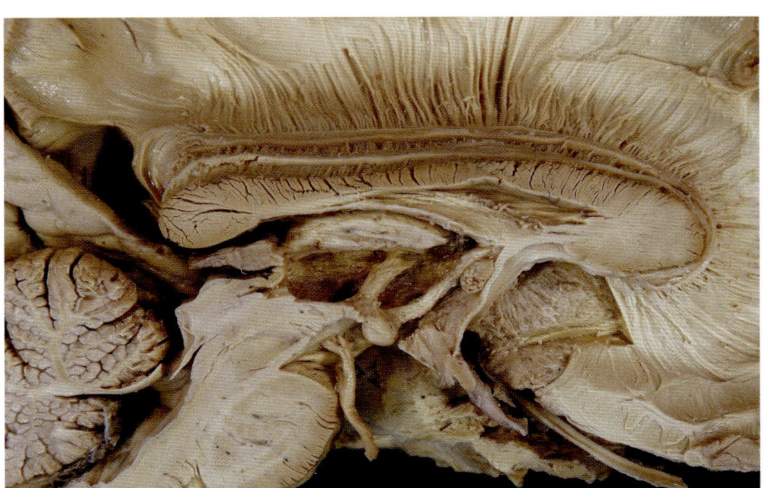

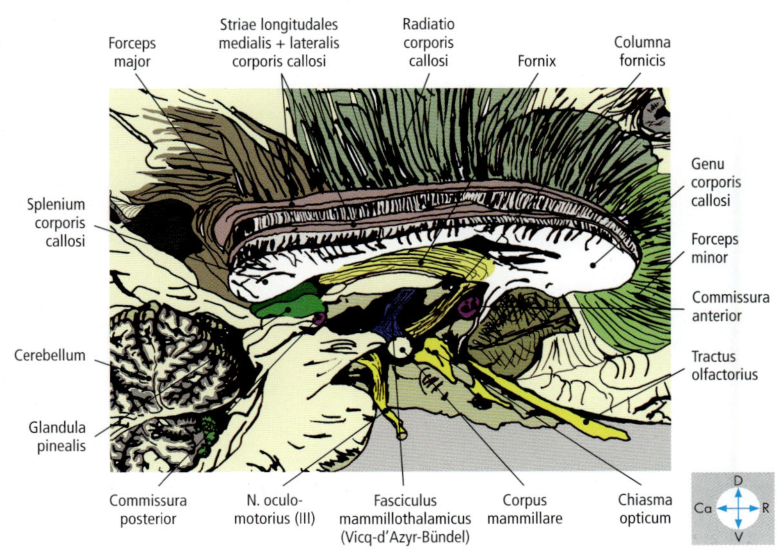

Abb. 9.6 Faserpräparat des Gehirns; Ansicht von medial; Detail.

Faserpräparat des Gehirns: Präparation von basal

Die Faserung des Gehirns von basal erlaubt die Darstellung der basalen Kommissurenfasern und der Sehbahn (Abb. 9.7). Bei diesem Präparat wurden große Teile des Stirnlappens, des Hinterhauptslappens und fast der gesamte Schläfenlappen entfernt, um die Faserverläufe hervorzuheben. Sichtbar ist im vorderen Bereich die Commissura anterior, die „Kommissur des Paleocortex". Sie verbindet die entwicklungsgeschichtlich alten Teile der Riechrinde miteinander. Im hinteren Teil des Präparates erkennt man den hinteren Anteil der Balkenstrahlung (Forceps major). Diese wurde im Rahmen der Ventrikelpräparation auch von dorsal präpariert (s. Kap. 8).

Die **Sehbahn** ist auf diesem Präparat fast vollständig zu verfolgen. Im mittleren Bereich befinden sich die Reste der Sehnerven (*Nn. optici*), die sich zur Sehnervenkreuzung (*Chiasma opticum*) vereinigen. Von dort zieht die Sehbahn (*Tractus opticus*) zum äußeren Kniehöcker (Corpus geniculatum laterale). Die Fasern der Sehbahn werden im Corpus geniculatum laterale verschaltet (s. Kap. 11, Sehbahn und Pupillenreflex) und erreichen als Sehstrahlung (*Radiatio optica*) die primäre Sehrinde im Gebiet des Sulcus calcarinus. Die Sehstrahlung nimmt einen eigentümlich gewundenen, aber sehr charakteristischen Verlauf: Sie wendet sich zunächst vom Corpus geniculatum laterale nach vorn und biegt im Genu temporale wieder nach hinten um. Auf diese Weise lagert sie sich den Faserbündeln des Crus posterius capsulae internae an (Abb. 5.18) und gelangt in den Lobus occipitalis. Dort biegen einige der Fasern erneut nach anterior um, um die vorderen Abschnitte der Sehrinde zu erreichen. Diese Biegung wird als Genu occipitale der Sehstrahlung bezeichnet.

Faserpräparat des Kleinhirns

Zur Darstellung der Faserverläufe in den Kleinhirnstielen wurde ein Kleinhirnpräparat gefasert (Abb. 9.8). Man erkennt den Hirnstamm mit Pons und Medulla oblongata. Im ventralen Anteil der Medulla oblongata liegen Olive (lateral) und Pyramide (medial). Dorsal des Hirnstamms sieht man das Kleinhirn mit Lobus cerebelli anterior, Fissura prima und Lobus cerebelli posterior (s. Kap. 7). Der Pedunculus cerebellaris inferior verbindet das Kleinhirn mit der Medulla oblongata. Über ihn erreichen *Tractus vestibulocerebellaris, Tractus spinocerebellaris posterior, Tractus cuneocerebellaris* und weitere kleinere Bahnensysteme das Kleinhirn. Der Pedunculus cerebellaris medius verbindet das Kleinhirn mit dem Pons. Über diese Verbindung erreichen die kortikopontinen Fasern nach Umschaltung im Pons das Kleinhirn. Schließlich ver-

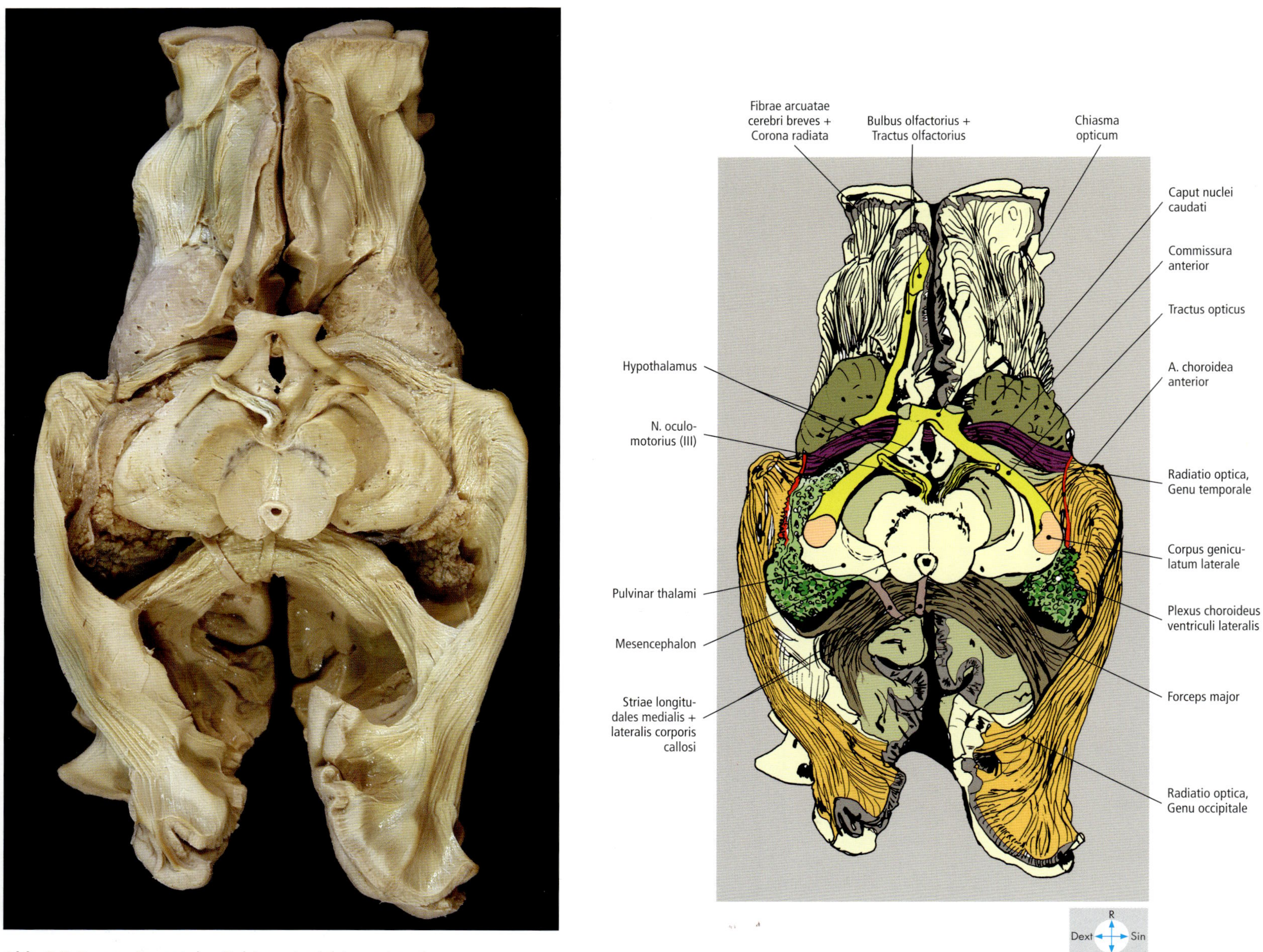

Abb. 9.7 Faserpräparat des Gehirns; Ansicht von basal.

bindet der obere Kleinhirnstiel (Pedunculus cerebellaris superior) das Kleinhirn mit dem Mittelhirn. Über diese Brücke zum Hirnstamm verlaufen der Tractus spinocerebellaris anterior und die Efferenzen des Kleinhirns zum Thalamus und zum Nucleus ruber (s. Kap. 7 + 11, Kleinhirnbahnen: Tractus spinocerebellares, Tractus cuneocerebellaris).

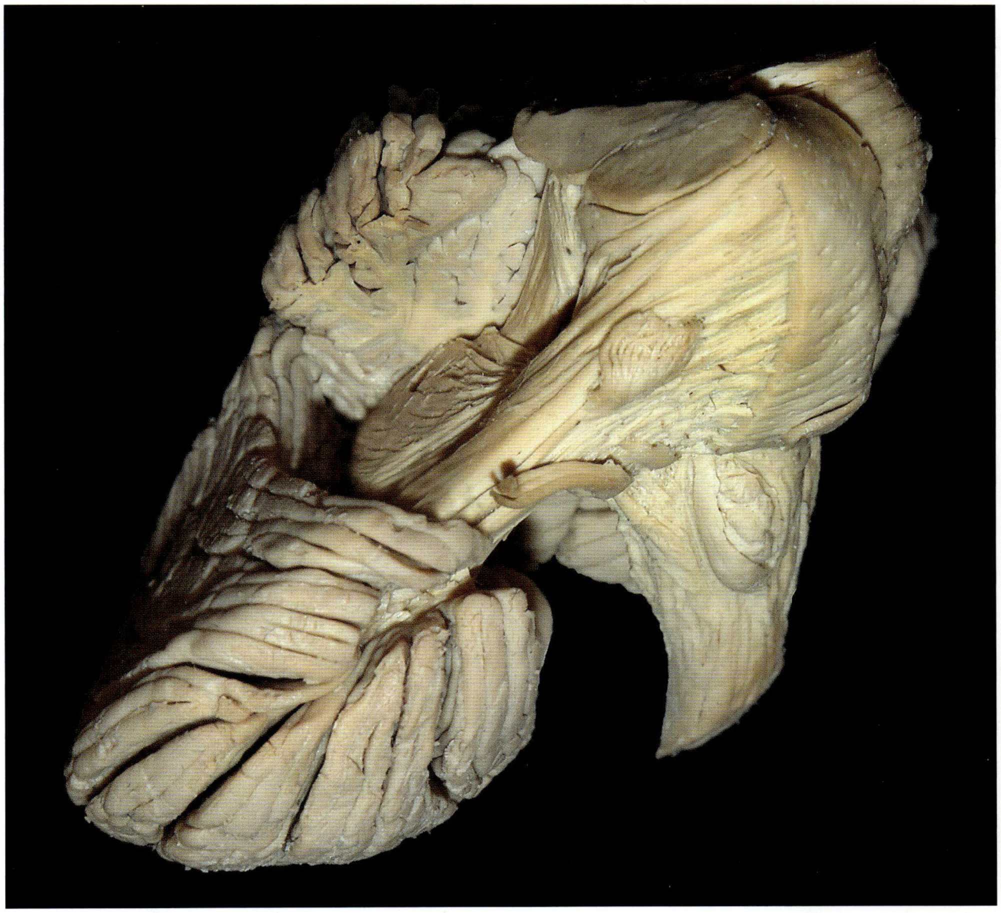

Abb. 9.8 Faserpräparat des Kleinhirns.

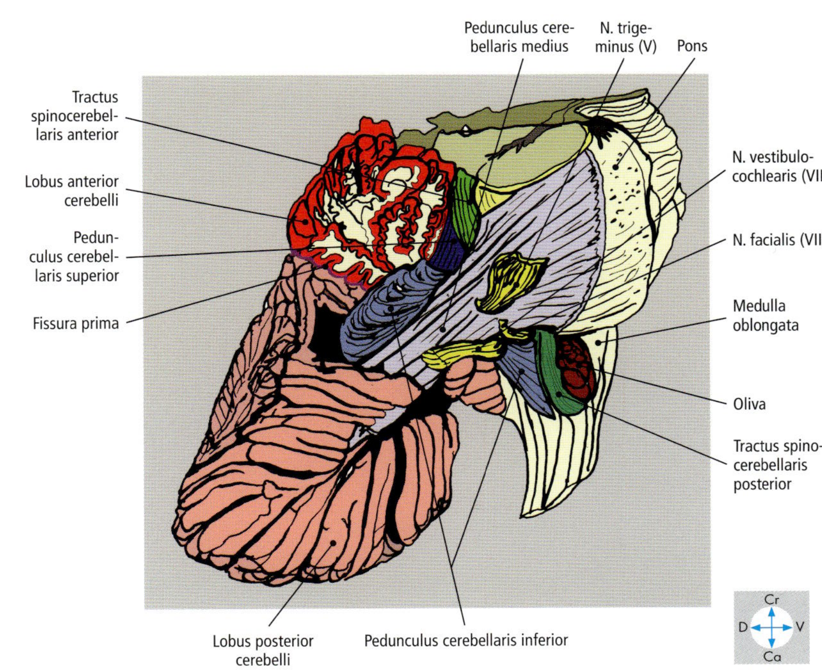

Klinik

Multiple Sklerose (Encephalomyelitis disseminata)

Die Axone der Nervenzellen senden Informationen über lange Distanzen innerhalb des Nervensystems. Die Übertragungsgeschwindigkeit der Axone hängt dabei entscheidend von deren Markscheide (Myelinscheide) ab, die von spezialisierten Gliazellen gebildet wird. Eine Schädigung der Axone oder eine Schädigung der Markscheiden muss zu einer Beeinträchtigung der Funktion des Nervensystems führen.

Eine relativ häufige (60–100 Erkrankte pro 100 000 Einwohner) Krankheit des Nervensystems, bei der die Markscheiden der Nervenzellen vom körpereigenen Abwehrsystem angegriffen werden, ist die „multiple Sklerose" (MS). Bei dieser Erkrankung treten verteilt (disseminiert) Entzündungsherde im Nervensystem auf, weshalb sie auch den Namen „Encephalomyelitis disseminata" trägt. Die Patienten können aufgrund der Verteilung der Schädigungen (Läsionen) eine Vielzahl von neurologischen Symptomen entwickeln, die das gesamte Nervensystem betreffen können. Besonders charakteristisch – aber allein für die Diagnose nicht hinreichend – sind eine Entzündung des Sehnervs (*Neuritis nervi optici*), Störungen der Augenbewegungen mit begleitendem *Nystagmus*, eine abgehackte (*skandierende*) *Sprache*, *spastische Lähmungen* und Koordinationsstörungen (*Ataxie*). Die Krankheit kann in ihrer Ausprägung und in ihrem zeitlichen Verlauf sehr stark variieren.

Für die Diagnose wird Liquor entnommen und auf entzündliche Veränderungen untersucht; bildgebende Verfahren werden zum Nachweis der Läsionen im Nervensystem eingesetzt; Leitungsstörungen werden mit Hilfe elektrophysiologischer Techniken nachgewiesen. Therapeutisch wird versucht, die Entzündungsprozesse zu beeinflussen.

Lernhinweis

Fasern des ZNS

1. Allgemeines: Für das Verständnis der in diesem Kapitel (Fasern des ZNS) und in Kapitel 11 (Bahnen des ZNS) erörterten Zusammenhänge ist es wichtig, zwischen präparierbaren Faserbündeln und funktionell definierten Bahnen zu unterscheiden (s. Merke Fasern und Bahnen).
2. Faserbündel (Fasciculi): Wir unterscheiden und kennen die Bedeutung der drei Fasertypen (Abb. 9.1) und erlernen ihre Bezeichnungen mit Hilfe von Abb. 9.1.
3. Faserpräparate: Die Faserpräparate sind die einzigen anatomischen Anschauungsobjekte, mit denen wir den Verlauf von zentralen Bahnensystemen illustrieren und veranschaulichen können. Es empfiehlt sich daher, auf diese Präparate beim Lernen der Bahnen des ZNS (s. Kap. 11) zurückzugreifen, um eine räumliche Vorstellung von ihrem Verlauf zu erhalten.

Prüfungsfragen

Die korrekten Antworten findet man auf S. 130.

1. Welche Aussage trifft zu?

a) Kommissurenfasern verbinden verschiedene Bereiche des Kortex derselben Hemisphäre miteinander.
b) Projektionsfasern verbinden die beiden Endhirnhemisphären miteinander.
c) Assoziationsfasern verbinden den Kortex mit dem Rückenmark.
d) Fasern, die durch das Corpus callosum ziehen, sind überwiegend Kommissurenfasern.
e) Assoziationsfasern verbinden das Kleinhirn mit dem Mittelhirn.

2. Welche Aussage trifft <u>nicht</u> zu?

Kortikale Assoziationsfasern sind:
a) Fibrae arcuatae cerebri breves
b) Fasciculus cuneatus
c) Fasciculus uncinatus
d) Fasciculus longitudinalis superior
e) Fasciculus longitudinalis inferior

3. Welche Aussage trifft zu?

a) „Corona radiata" bezeichnet nur die vom Thalamus zum Kortex aufsteigenden Fasern.
b) Unter „Radiatio thalami" versteht man Fasern, welche vom Thalamus zum Hirnstamm ziehen.
c) Fibrae arcuatae cerebri longae verbinden zwei benachbarte Windungen (Gyri) miteinander.
d) Der Pedunculus thalami anterior enthält Fasern, die vom Thalamus zur frontalen Rinde ziehen.
e) Die Radiatio optica zieht vom Corpus geniculatum mediale zum Sulcus calcarinus.

4. Welche Aussage trifft <u>nicht</u> zu?

Zur Sehbahn gehören:
a) Corpus geniculatum mediale
b) N. opticus
c) Tractus opticus
d) Chiasma opticum
e) Radiatio optica

5. Welche Aussage trifft <u>nicht</u> zu?

a) Im oberen Bereich der Corona radiata liegt der Tractus corticonuclearis.
b) Im vorderen Bereich der Corona radiata liegt der Tractus occipitopontinus.
c) Im hinteren Abschnitt der Corona radiata liegt der Pedunculus thalami posterior.
d) Durch den Pedunculus cerebellaris medius zieht der Tractus pontocerebellaris.
e) Durch den Pedunculus cerebellaris superior zieht der Tractus spinocerebellaris anterior.

10 Rückenmark

Basiswissen

Rückenmark
- Aufgaben des Rückenmarks
- Lage des Rückenmarks im Wirbelkanal; Rückenmarkshäute
- Gliederung des Rückenmarks in Abschnitte und Segmente; Verlauf der Wurzelfasern, Lage der Spinalganglien und Wurzelfasern in Relation zur Wirbelsäule
- Bildung eines Spinalnervs; Reflexbögen; radikuläre Innervation des Körpers
- Gefäßversorgung des Rückenmarks

Allgemeines

Das Rückenmark (Medulla spinalis) verbindet die Körperperipherie mit dem Gehirn. Dabei dient es zum einen der Weiterleitung von Informationen aus der Peripherie zum Gehirn (*afferente* Informationen) und vom Gehirn zurück zur Peripherie (*efferente* Informationen); zum anderen bildet es die Grundlage für Eigen- und Fremdreflexe im Bereich der Extremitäten und des Rumpfes. Es erfüllt somit Verbindungsaufgaben (*Verbindungsapparat des Rückenmarks*), aber auch eigene Aufgaben im Rahmen der Sensomotorik (*Eigenapparat des Rückenmarks*).

Übersicht über das Rückenmark

Makroskopisch ist das Rückenmark ein weißlicher Strang von ca. 1 cm Durchmesser und 45 cm Länge (Abb. 10.1). Es liegt im Wirbelkanal (Canalis vertebralis) der Wirbelsäule und ist von Hirnhäuten überzogen. Es ist – ebenso wie das Gehirn – von einem äußeren Liquorraum umgeben, der es vor Verletzungen schützt. Das Rückenmark beginnt kranial im Anschluss an die Medulla oblongata des Gehirns (Abb. 2.7) und reicht nach kaudal bis etwa zur Höhe des 1. oder 2. Lendenwirbelkörpers (LWK). An seinem

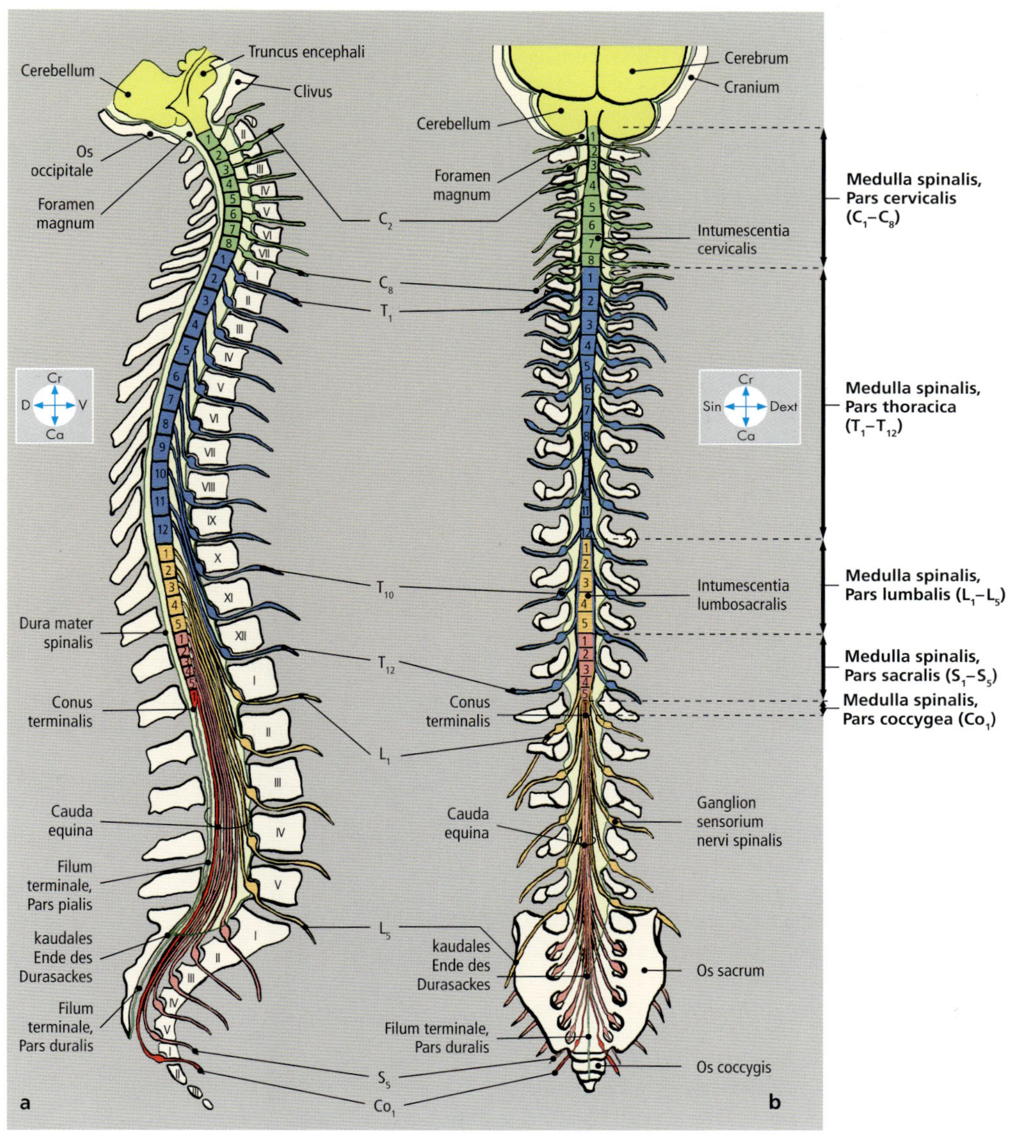

Abb. 10.1 Rückenmark und Spinalnerven; schematische Übersicht.
a Ansicht von lateral; Mediansagittalschnitt
b Ansicht von dorsal

unteren Ende spitzt es sich zum Markkegel (*Conus medullaris*) zu, der mit einem dünnen, nervenzellfreien Endfaden (Filum terminale) am kaudalen Ende des Wirbelkanals befestigt ist. An der Oberfläche des Rückenmarks erkennen wir längs verlaufende Furchen, die es in zwei symmetrische Hälften teilen: Fissura mediana anterior und Sulcus medianus posterior.

Aus dem Rückenmark treten auf jeder Seite zwei Reihen dünner Wurzelfäden (Fila radicularia) ein bzw. aus. Mehrere dieser Fasern lagern sich zusammen und bilden je eine Wurzel (Radix). Man unterscheidet eine vordere Wurzel (*Radix anterior*), die aus dem ventralen Teil des Rückenmarks austritt und motorische Fasern enthält, von einer hinteren Wurzel (*Radix posterior*), die aus dem dorsalen Teil des Rückenmarks austritt und aus sensorischen Fasern besteht. Die vorderen und hinteren Wurzeln gleicher Höhe ziehen gemeinsam zu einem Zwischenwirbelloch (Foramen intervertebrale) eines Wirbels und bilden dort einen Spinalnerv (N. spinalis). In die Hinterwurzeln sind auf Höhe des Foramen intervertebrale die Spinalganglien eingegliedert.

Untergliederung des Rückenmarks

Die Bündelung der Wurzelfäden zu Wurzeln ermöglicht es, Abschnitte des Rückenmarks den Spinalnerven zuzuordnen (Abb. 10.1). Somit besitzt das Rückenmark für alle praktischen medizinischen Belange eine **segmentale Gliederung**, auch wenn diese an der Oberfläche des Rückenmarks nicht sichtbar ist. Entsprechend den Austrittsstellen an der Wirbelsäule unterscheidet man fünf Abschnitte mit insgesamt 31 Rückenmarkssegmenten und Spinalnerven:

- Pars cervicalis: 8 Zervikalsegmente (C1 – C8)
- Pars thoracalis: 12 Thorakalsegmente (T1 – T12)
- Pars lumbalis: 5 Lumbalsegmente (L1 – L5)
- Pars sacralis: 5 Sakralsegmente (S1 – S5)
- Pars coccygea: 1 – 2 Kokzygealsegmente (Co1 – 2).

Betrachtet man das Rückenmark von kranial nach kaudal, fällt darüber hinaus auf, dass sich die Stärke des Rückenmarks verändert. So ist das Rückenmark im Hals- und im Lumbosakralbereich verdickt, weshalb man an diesen Stellen von einer zervikalen Anschwellung (*Intumescentia cervicalis*) sowie von einer lumbosakralen Anschwellung (*Intumescentia lumbosacralis*) spricht. Diese Verdickungen entstehen im Gebiet der Rückenmarkssegmente für die Extremitäten, weil dort besonders viele Nervenzellen und Nervenfasern für die neurale Steuerung benötigt werden.

Rückenmark und Wirbelsäule

Von praktischer Bedeutung ist das Verhältnis von Rückenmark und Wirbelsäule (s. Klinik Lumbalpunktion und Klinik Bandscheibenvorfall). Man erkennt anhand von Abb. 10.1, dass das Rückenmark zwar im Canalis vertebralis der Wirbelsäule liegt, diesen an seinem unteren Ende aber nicht ausfüllt. Diese anatomische Situation lässt sich entwicklungsgeschichtlich erklären: Während der Entwicklung liegen Rückenmark und Wirbelsäule auf gleicher Höhe, und auch die Spinalganglien kommen in den Foramina intervertebralia auf gleicher Segmenthöhe zu liegen. In der Folgezeit wächst die Wirbelsäule schneller als das Rückenmark und schiebt sich am Rückenmark vorbei. Es kommt dadurch scheinbar zu einem „Aufstieg" (Aszensus) des Rückenmarks. Beim Erwachsenen liegt das Ende des Rückenmarks, der *Conus medullaris*, auf Höhe der LWK I – II.

Im Gegensatz zum Rückenmark können die Spinalganglien und die Spinalnerven ihre Lage nicht mehr verändern. Sie verbleiben während des Aszensus auf Höhe der Foramina intervertebralia; es kommt zu einer Verlängerung der Wurzelfäden. Diese ist unterhalb des Conus medullaris besonders stark ausgeprägt. Dort bilden die Wurzelfäden den sog. Pferdeschweif (*Cauda equina*). Die Projektion der Rückenmarksabschnitte auf die Wirbelsäule ist in Tab. 10.1 zusammengefasst.

Tab. 10.1 Projektionen auf die Wirbelsäule.

Nervensystem	Wirbelsäule
Segment C8	Halswirbelkörper (HWK) VII
Segment T12	Brustwirbelkörper (BWK) IX
Conus medullaris	Lendenwirbelkörper (LWK) I – II
Wurzelfasern	im Wirbelkanal lateral und kaudal des Rückenmarks
Cauda equina	unterhalb des Conus medullaris
Spinalganglien	auf Höhe der Foramina intervertebralia
Spinalnerven	auf Höhe der Foramina intervertebralia

Rückenmarkshäute

Das Rückenmark ist – ähnlich wie das Gehirn – von bindegewebigen Häuten umgeben (s. Kap. 2). Man unterscheidet eine harte Rückenmarkshaut (*Pachymeninx [Dura mater spinalis]*) und zwei Anteile der weichen Rückenmarkshaut (*Leptomeninx*): *Arachnoidea mater spinalis* und *Pia mater spinalis* (Abb. 10.2). Die harte Haut des Rückenmarks ist in zwei Blätter unterteilt. Das äußere Blatt bildet das Periost des Wirbelkanals, das innere Blatt umgibt das Rückenmark. Zwischen beiden Blättern liegt der mit Fett und Venen gefüllte Epiduralraum (*Spatium epidurale*). Das Fett und die Venen des Epiduralraums sind ein verschiebbares und rasch anpassungsfähiges Polster für den Durasack, der bei allen Bewegungen der Wirbelsäule und des Körpers mitbewegt wird. Dem inneren Durablatt liegt die Arachnoidea mater spinalis dicht an. Sie begrenzt den mit Liquor cerebrospinalis gefüllten Subarachnoidalraum (*Spatium subarachnoideum*).

Der Subarachnoidalraum wird von den Wurzelfäden des Rückenmarks durchzogen. Er erstreckt sich mit der Dura mater spinalis und der Arachnoidea bis in die Foramina intervertebralia und umgibt auch die Spinalganglien. Unterhalb des Conus medullaris bildet der Subarachnoidalraum die lumbale Zisterne (*Cisterna lumbalis*). Die Arachnoidea ist über feine bindegewebige Brücken mit der Pia mater verbunden. Die Pia mater liegt dem Rückenmark unmittelbar auf. Von der Pia mater zieht von beiden Seiten eine Bindegewebsplatte zur Dura und setzt an ihr mit kleinen Zacken an. Diese Bindegewebsplatte wird da-

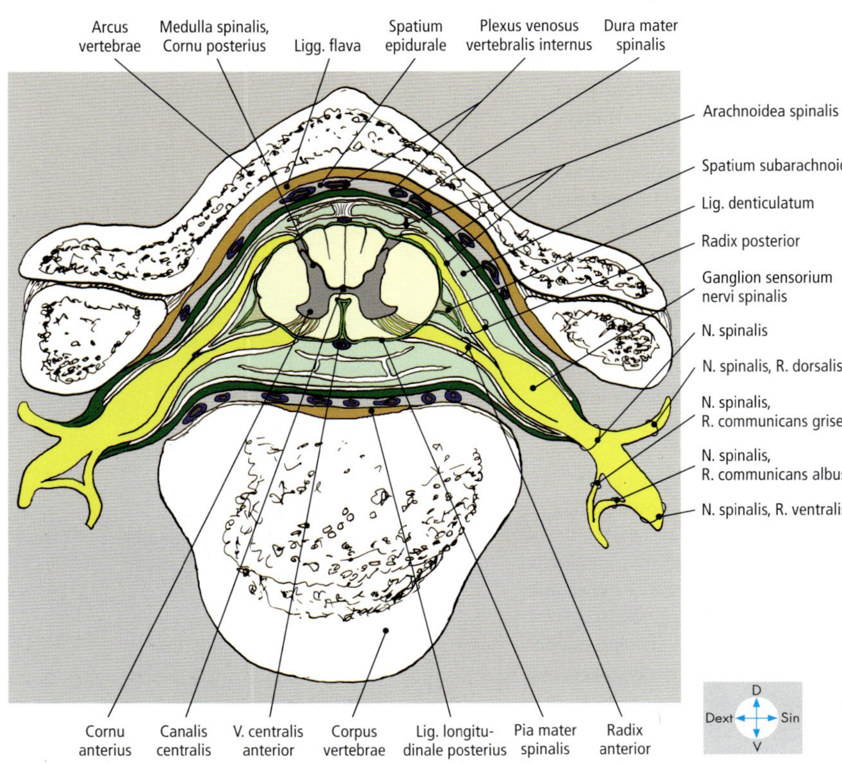

Abb. 10.2 Rückenmarkshäute; schematischer Querschnitt durch die Wirbelsäule.

Klinik

Lumbalpunktion
Unterhalb von LWK II enthält der Durasack kein Rückenmark mehr. Hier liegen in der Cisterna lumbalis nur noch die von Liquor cerebrospinalis umgebenen Fäden der Cauda equina. Der Arzt sticht mit einer Punktionsnadel zwischen den Fortsätzen der unteren Lendenwirbel ein, durchsticht den Durasack und gewinnt aus der Cisterna lumbalis den Liquor. Die Fäden der Cauda equina werden dabei nicht verletzt, sondern von der Nadel auseinandergedrängt.

her als „gezähneltes" Band (*Lig. denticulatum*) bezeichnet. Es dient zur Befestigung des im Liquor schwimmenden Rückenmarks.

Graue und weiße Substanz

Das Rückenmark besteht aus grauer und weißer Substanz. Die *graue Substanz* enthält insbesondere die Somata der Nervenzellen und umgibt den Zentralkanal des Rückenmarks (Canalis centralis). Die *weiße Substanz* liegt oberflächlich und enthält Nervenfasern (Axone) und Gliazellen.

Auf Querschnitten des Rückenmarks (Abb. 10.3) erkennt man die charakteristische „Schmetterlingsfigur" der grauen Substanz. Man unterteilt diese in drei Hörner oder – wenn man die graue Substanz räumlich betrachtet – in drei Säulen. Diese drei Säulen sind funktionell unterschiedlich spezialisiert (Tab. 10.2): Die „Vordersäule" (*Columna anterior*) enthält motorische Vorderhornzellen, die mit ihren Axonen die Muskelaktivität regulieren können; die „Hintersäule"(*Columna posterior)* hingegen führt sensorische Nervenzellen, die periphere Afferenzen von den Spinalganglienzellen erhalten; in der „Seitensäule" (*Columna intermedia*) liegen viszeromotorische Nervenzellen, die der Steuerung der inneren Organe dienen.

Die weiße Substanz umgibt die graue Substanz des Rückenmarks. Man unterscheidet aufgrund ihrer Lage zur grauen Substanz drei Stränge: *Hinterstrang*, Seitenstrang und Vorderstrang (Abb. 10.3 + Tab. 10.3). Da Vorder- und Seitenstrang nicht eindeutig zu trennen sind, werden diese oft als *Vorderseitenstrang* zusammengefasst.

Die weiße Substanz enthält afferente und efferente Wurzelfasern sowie Leitungsbahnen. Die Leitungsbahnen lassen sich nochmals in zwei Gruppen unterteilen: zum einen in Bahnen, die innerhalb des Rückenmarks mehrere Segmente miteinander verbinden (Eigenapparat des Rückenmarks [*Fasciculi proprii*]). Diese Bahnen bilden die Grundlage von Fremdreflexen, wie z. B. des Bauchhautreflexes oder von Schutzreflexen. Sie liegen um die graue Substanz des Rückenmarks herum und finden sich auch als kleine Bündel innerhalb der Hinterstränge. Zum anderen in Bahnen, die zum Gehirn aufsteigen (Verbindungsapparat des Rückenmarks). Diese Bahnen kreuzen teilweise auf Rückenmarksebene. Die kreuzenden Fasern liegen ventral der grauen Substanz und werden als weiße Kommissur (*Commissura alba*) bezeichnet (Tab. 10.3).

Die spinalen Reflexe und ihre Bahnen werden in den beiden folgenden Abschnitten abgehandelt. Die Bahnen des Verbindungsapparates und ihre Lage innerhalb des Rückenmarks werden in Kap. 11 beschrieben.

Tab. 10.2 Graue Substanz des Rückenmarks.

Lage	Funktion
Cornu anterius, Columna anterior	somatomotorische Funktion
Cornu laterale (nur T1 – L2), Columna intermedia	viszeromotorische Funktion (Sympathikus)
Cornu posterius, Columna posterior	somato- und viszerosensorische Funktion

Tab. 10.3 Lage der weißen Substanz des Rückenmarks.

Weiße Substanz	Lage
Funiculus posterior	zwischen Hinterhorn und Septum dorsale
Funiculus lateralis	zwischen Hinterhorn und Vorderhorn
Funiculus anterior	zwischen Vorderhorn und Fissura anterior
Eigenapparat	„Grundbündel" (Fasciculi proprii) um die graue Substanz; kleinere Bündel in den Hintersträngen
Kreuzung des Verbindungsapparates	Faserkreuzung im Rückenmark, vor der Commissura grisea

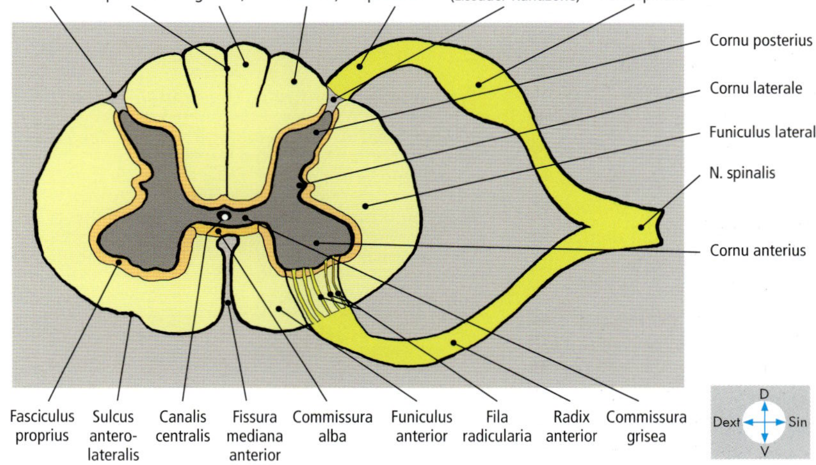

Abb. 10.3 Schematischer Querschnitt durch das Rückenmark; thorakal.

Spinalnerv

Auf Höhe der Foramina intervertebralia vereinigen sich die Vorder- und Hinterwurzeln und bilden die Spinalnerven (*Nn. spinales*; Abb. 10.4). Die Spinalnerven verzweigen sich nach etwa 1 cm in vier Hauptäste: R. ventralis, R. dorsalis, R. communicans albus und R. meningeus.

Betrachtet man die Spinalnerven auf der Ebene der Nervenfasern, so findet man in ihnen verschiedene Nervenfaserarten (*gemischter Nerv*; Tab. 10.4): Über die Vorderwurzel erreichen somatomotorische und viszeromotorische Fasern die Spinalnerven, aus den Spinalganglienzellen erhalten sie somatosensorische und viszerosensorische Fasern. Die viszeromotorischen Fasern nehmen einen besonderen Verlauf. Sie gelangen über den R. communicans albus zum Grenzstrang (*Truncus sympathicus*). Dort werden sie in einem vegetativen (sympathischen) Ganglion umgeschaltet und über den R. communicans griseus zum Spinalnerv zurückgeführt. Vor der Umschaltung werden die viszeromotorischen Fasern als „präganglionär" bezeichnet, nach ihrer Umschaltung bezeichnet man sie als „postganglionäre" viszeromotorische Fasern.

Die Spinalnerven und Spinalganglien gehören zum PNS. Dies wirft die Frage auf, wo genau das ZNS endet und wo das PNS beginnt. Die Grenze zwischen ZNS und PNS kann nicht durch die Nervenfasern bestimmt werden, da sowohl die motorischen als auch die sensorischen Nervenfasern vom ZNS in das PNS und umgekehrt ziehen können (Abb. 10.4). Nur mikroskopisch ist diese Grenze zwischen PNS und ZNS zu erfassen. Sie liegt im Bereich der Aus- bzw. Eintrittsstelle der Wurzeln am Rückenmark und ist als die Stelle definiert, an welcher die zentrale Hüllglia der Nervenfasern (*Oligodendroglia*) von peripherer Hüllglia (*Schwann-Zellen*) abgelöst wird.

Merke

Spinale und kraniale Ganglien
Betrachtet man den Aufbau eines Spinalnervs (Abb. 10.4), so gibt es einen wichtigen Unterschied in Bezug auf den motorischen sowie den sensorischen Schenkel: Während die Ursprungszellen der motorischen Efferenzen im Rückenmark auf Segmenthöhe liegen (Vorderhornzellen, viszeromotorische Zelle im Seitenhorn), befinden sich die Ursprungszellen der sensorischen Afferenzen außerhalb des Rückenmarks in den Spinalganglien (1. Neuron der sensorischen Bahnen). Diese wiederum liegen auf Höhe der Foramina intervertebralia der einzelnen Wirbel.

Für die Hirnnerven gilt: Diese sind ebenfalls periphere Nerven und analog den Spinalnerven aufgebaut. Genau wie bei den Spinalnerven liegen die Ursprungszellen der motorischen Efferenzen der Hirnnerven im Hirnstamm (s. Kap. 6), während die Ursprungszellen der sensorischen Afferenzen der Hirnnerven außerhalb des Hirnsstamms in kranialen Ganglien liegen. Ein Beispiel hierfür ist der N. trigeminus, dessen sensorische Afferenzen überwiegend dem Ganglion trigeminale entstammen (s. Kap. 6 + 11).

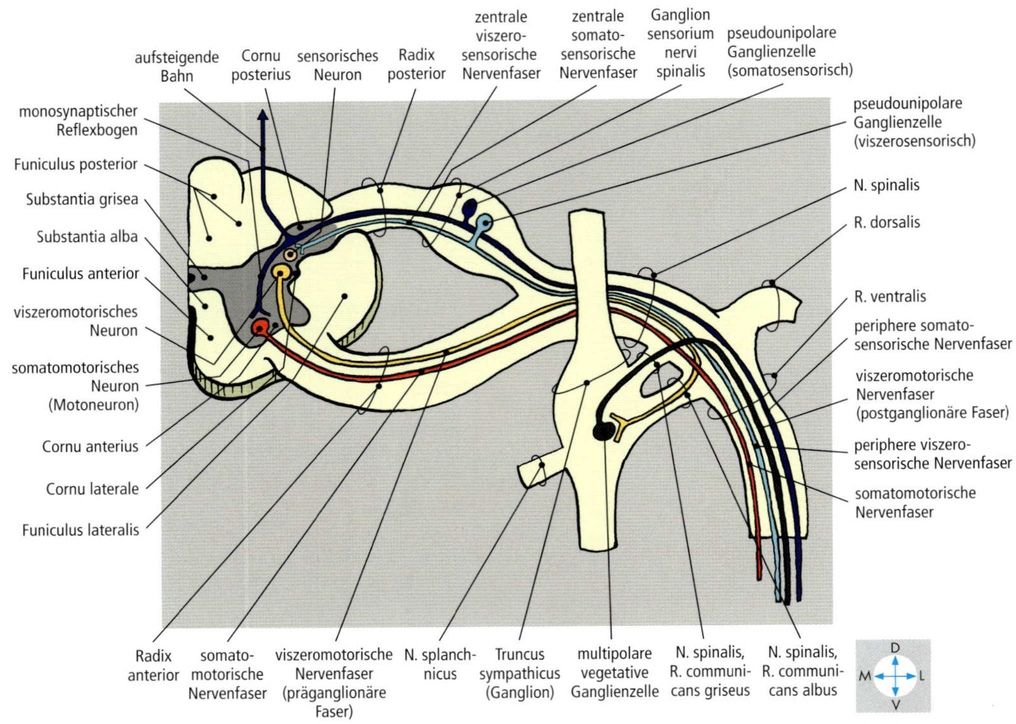

Abb. 10.4 Spinalnerv; schematischer Aufbau; vereinfacht.

Reflexbögen

Das Rückenmark regelt unwillkürliche Bewegungen der Extremitäten und des Rumpfes. Diese unwillkürlichen Bewegungen bezeichnet man als *spinale Reflexe*. Diese Reflexe sind sehr schnell und dienen der unwillkürlichen Steuerung der Motorik (Beispiel: aufrechter Stand) sowie dem Schutz des Körpers (Beispiel: Fluchtreflex). Grundlage der Reflexe sind Verschaltungen auf Rückenmarksebene. Man unterscheidet Eigen- und Fremdreflexe (s. Lehrbücher der Anatomie und Physiologie).

Im Fall der **Eigenreflexe** (Muskeldehnungsreflexe) wird der Reiz in dem Muskel wahrgenommen, der schließlich kontrahiert. Die Verschaltung erfolgt auf sensorischer Seite (*afferenter* Schenkel des Reflexbogens) über die Spinalganglienzelle (Abb. 10.4). Diese erreicht mit ihrem zentralen Fortsatz ein α-Motoneuron im Vorderhorn des Rückenmarks und aktiviert dieses. Das α-Motoneuron löst eine Kontraktion im *selben* Muskel aus (*efferenter* Schenkel des Reflexbogens).

Im Fall der **Fremdreflexe** (Bauchhautreflex, Schutzreflexe) sind der Ort der Reizwahrnehmung und der Ort der Reaktion *nicht* identisch. So wird z. B. beim Bestreichen der Haut der Fußsohle (Fußsohlenreflex, Fluchtreflex) eine Kontraktion der Beuger des Beines ausgelöst. Der „Ort der Reizentstehung“ ist somit die Haut, der „Ort der Reaktion“ ist die Muskelgruppe der Beinbeuger. Die Verschaltung erfolgt auf sensorischer Seite über die Spinalganglienzelle, die mit ihrem zentralen Fortsatz ihr eigenes Segment, aber auch andere Rückenmarkssegmente erreichen kann. Dort erregt diese Interneurone, die schließlich die sensorische Erregung auf die motorischen Vorderhornzellen in verschiedenen Segmenten verschalten.

Tab. 10.4 Nervenfasern der Spinalnerven.

Nervenfaser	Lage der Zelle	Funktion
somatomotorische Faser	Vorderhornzelle	quergestreifte Muskulatur
viszeromotorische Faser	Seitenhornzelle	glatte Muskulatur; vegetatives Nervensystem
viszerosensorische Faser	Spinalganglienzelle	Viszerosensorik; vegetative Reflexe
somatosensorische Faser	Spinalganglienzelle	Afferenzen zum Rückenmark; Reflexe

Merke

Eigenreflexe sind monosynaptisch, werden immer ausgelöst („unbedingter Reflex“) und ermüden nicht.

Fremdreflexe sind polysynaptisch, können von zentralen Bahnen beeinflusst werden („bedingter Reflex“) und sind ermüdbar.

Radikuläre Innervation

Die Entstehung eines Spinalnervs (Abb. 10.4) zeigt, dass jedem Rückenmarkssegment genau ein Spinalnerv zugeordnet ist. Ebenso sind jedem Rückenmarkssegment auch die Muskeln und Hautareale, die von diesem Spinalnerv innerviert werden und die Reflexbögen, die über diesen Spinalnerven verlaufen, zugeteilt. Umgekehrt muss ein Ausfall eines Rückenmarkssegments oder eines Spinalnervs Ausfälle *bestimmter* Muskeln bzw. sensorische Störungen in *bestimmten* Hautarealen und den Ausfall *bestimmter* Reflexe nach sich ziehen. Somit kann der Arzt durch die Überprüfung der Muskelfunktion (Motorik), die Überprüfung der Tast- und Schmerzempfindung der Haut (Sensorik) und durch die Überprüfung von Reflexen (Sensorik und Motorik) die Funktion einzelner Rückenmarkssegmente prüfen.

Die sensorischen Gebiete, die einem Rückenmarkssegment – und damit auch dem zugehörigen Spinalnerv – zuzurechnen sind, bezeichnet man als *Dermatome* (Abb. 10.5). Da die Innervation der Dermatome durch genau ein Spinalganglion mit der entsprechenden Hinterwurzel erfolgt, spricht man von einer „radikulären Innervation“ und stellt diese der „peripheren Innervation“ der Haut durch einzelne Nerven gegenüber (Beispiel: periphere Innervation des medialen Unterarms durch den N. cutaneus antebrachii medialis; radikuläre Innervation durch das Segment T1).

Die Muskeln, die einem Spinalnerv zuzuordnen sind, sind schwieriger zu bestimmen. Hier tragen aufgrund der Verschmelzung der Myotome während der Entwicklung mehrere Rückenmarkssegmente zur Innervation eines Muskels bei. Dennoch kennt man sog. Leitmuskeln, die vom Ausfall eines Rückenmarkssegmentes besonders betroffen sind. Ähnlich verhält es sich mit den Reflexbögen. Auch hier gibt es zumeist ein Segment, dessen Ausfall zu einer besonders starken Beeinträchtigung der Reflexantwort führt. In der praktischen Medizin sind diese Zusammenhänge von großer Bedeutung. Daher werden die wichtigsten Segmente, ihre Dermatome, Leitmuskeln und Reflexe in Tab. 10.5 zusammengefasst.

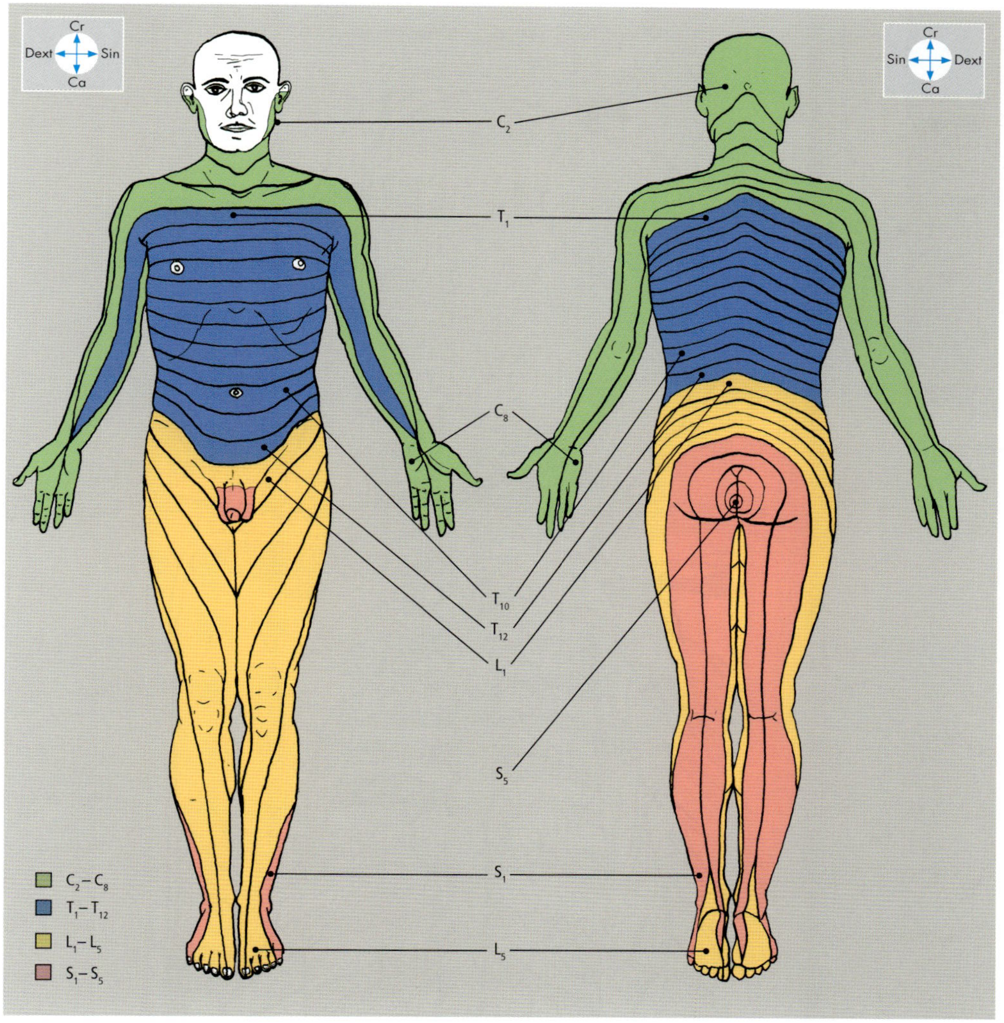

Abb. 10.5 Dermatome; radikuläre sensorische Innervation.

Klinik

Bandscheibenvorfall
Ein sehr häufiges und wichtiges Krankheitsbild ist der sog. Bandscheibenvorfall. Bei dieser Erkrankung durchbricht der weiche Kern einer Bandscheibe (*Nucleus pulposus*) den Faserring (*Anulus fibrosus*), der die Bandscheibe umgibt. Drückt der „vorgefallene" Nucleus pulposus auf die in seiner Nähe liegenden Wurzelfäden, kann es zu sensorischen und motorischen Ausfällen in diesem Segment kommen (Wurzelkompressionssyndrom; Tab. 10.5).

Bandscheibenvorfälle treten am häufigsten im Bereich der lumbalen Wirbelsäule auf (zehnfach häufiger lumbal als zervikal). Lumbal sind wiederum am häufigsten die Bandscheiben zwischen LWK IV und V sowie zwischen LWK V und dem Os sacrum betroffen. Zervikal findet man Bandscheibenvorfälle meist zwischen HWK V und VI sowie zwischen HWK VI und VII. Ein lateral austretender Anulus pulposus erfasst meist nur Wurzelfasern eines Segments; ein weiter medial austretender Anulus pulposus kann Fasern mehrerer Segmente und im Zervikalbereich u. U. auch das Rückenmark schädigen.

Patienten mit einem Bandscheibenvorfall klagen über „Rückenschmerzen" und Schmerzen beim Aufrichten des Rumpfes oder beim Anheben des gestreckten Beines. Diese Symptome werden begleitet von sensorischen Ausfällen im betroffenen Dermatom und von einer Abschwächung des dazugehörigen Reflexes im Vergleich zur gesunden Seite. Motorische Ausfälle können, müssen aber nicht auftreten. Die Diagnose „Bandscheibenvorfall" wird mit Hilfe bildgebender Verfahren (CT, MRT) gesichert. Der Arzt empfiehlt dem Patienten die weitere Behandlung (konservativ/operativ) in Abhängigkeit von dessen Beschwerdebild und dem Ausmaß der neurologischen Symptomatik.

Tab. 10.5 Klinisch wichtige Rückenmarkssegmente und ihre Dermatome, Leitmuskeln und Reflexbögen.

Segment	Dermatom	Leitmuskel	Reflexausfall bei Schädigung des Segments
C5	lateraler Oberarm	M. deltoideus	Bizepssehnenreflex, Radiusperiostreflex
C6	lateraler Unterarm, Daumen	M. biceps brachii	Bizepssehnenreflex
C7	2. – 4. Finger	M. triceps brachii	Trizepssehnenreflex
C8	Kleinfinger	kleine Handmuskeln	Knipsreflex
L3	Knie (medial)	M. quadriceps femoris	Patellarsehnenreflex
L4	Innenknöchel	M. quadriceps femoris, M. tibialis anterior	Patellarsehnenreflex
L5	Großzehe	Extensoren des Unterschenkels	Tibialis-posterior-Reflex
S1	„Generalstreifen" (lateral verlaufender Streifen)	Flexoren des Unterschenkels	Achillessehnenreflex
S1 – 5	„Reithosengebiet"	Glutealmuskulatur	Achillessehnenreflex

Das Rückenmark und seine Häute in situ

Zur Darstellung des Rückenmarks als Ganzes wird der Wirbelkanal (*Canalis vertebralis*) eröffnet. Hierzu wird zunächst die autochthone Rückenmuskulatur entfernt, und die Wirbelsäule wird freigelegt. Anschließend werden die Wirbelbögen (*Laminae arcus vertebrae*) beiderseits durchtrennt, und der dazwischenliegende Teil der Wirbelsäule wird abgehoben (Abb. 10.6). Zusätzlich werden die oberen und unteren *Procc. articulares* der Wirbelkörper entfernt, um die *Foramina intervertebralia* zu eröffnen und die dort liegenden *Nn. spinales* darzustellen.

Am Präparat erkennt man in Kontinuität mit der harten Hirnhaut (Dura mater) des Gehirns den langen Durasack des Rückenmarks. Dieser erstreckt sich vom Foramen magnum bis zum Kreuzbein (Os sacrum). Am kaudalen Ende umhüllt er den Endfaden (*Filum terminale*), den er bis zu seiner Anheftungsstelle am Ende des Wirbelkanals umgibt. Der Durasack weist in regelmäßigen Abständen Aussackungen auf, in denen sich die Wurzeln der Spinalnerven sowie die Spinalganglien befinden (Abb. 10.7 + 10.8). Die Durataschen begleiten die Wurzelfasern bis zu ih-

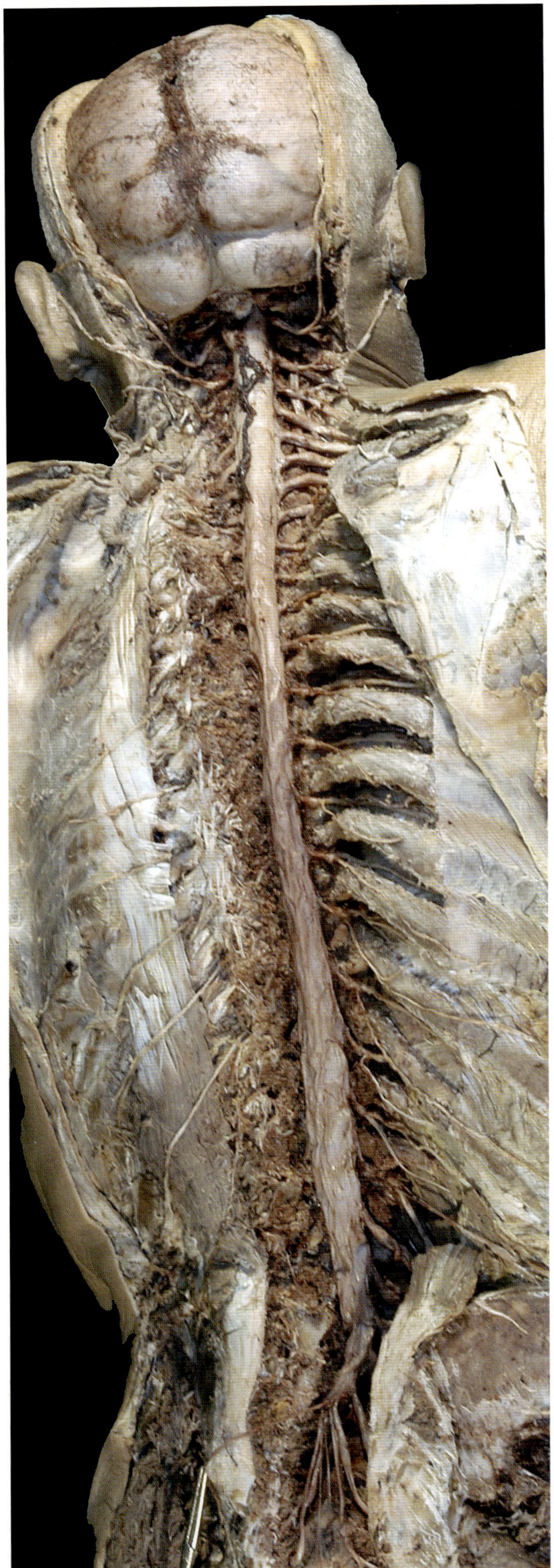

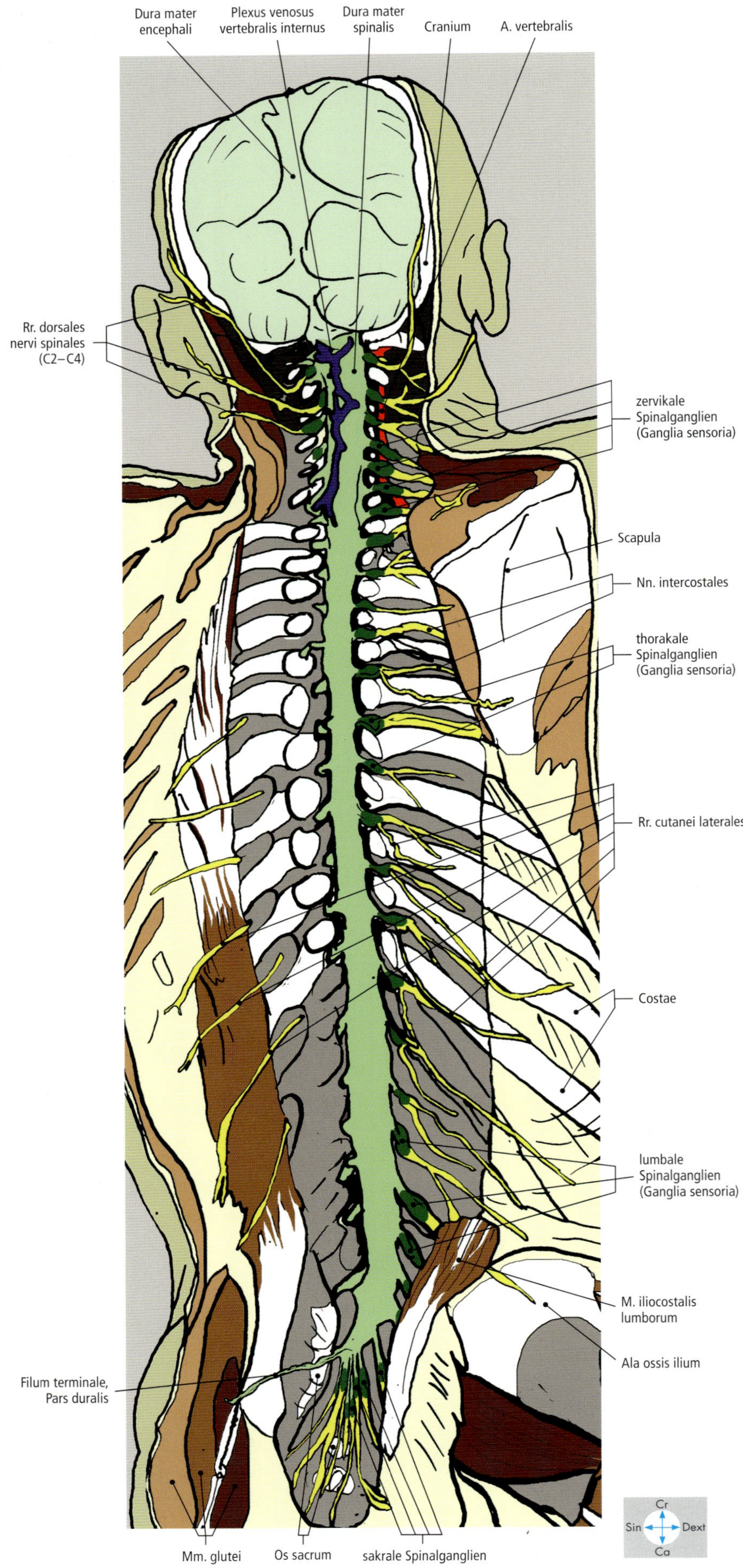

Abb. 10.6 Rückenmark in situ; Übersicht; Darstellung des Durasackes.

rer Vereinigung zum Spinalnerv und gehen schließlich in die bindegewebigen Hülle der Spinalnerven (Epineurium) über.

Nach Fensterung der harten Rückenmarkshaut im zervikalen (Abb. 10.7) und lumbosakralen (Abb. 10.8) Bereich des Durasackes blickt man von dorsal auf das von weicher Rückenmarkshaut (*Leptomeninx*) umgebene Rückenmark und die Wurzelfäden. Am weitesten außen sieht man die gefensterte Dura mater spinalis. Die Spinngewebshaut (*Arachnoidea mater spinalis*) hat noch an manchen Stellen direkten Kontakt mit der Dura mater und zieht als dünnes Häutchen über die Wurzelfäden hinweg. Dem Rückenmark liegt die Pia mater spinalis unmittelbar auf. Innerhalb der weichen Rückenmarkshaut kann man die dorsalen Rückenmarksgefäße (*Aa. spinales posteriores*) entdecken.

Im zervikalen Bereich (Abb. 10.7) findet man innerhalb des Durasackes überall Rückenmark. Aus dem Rückenmark treten beiderseits zwei Reihen von Wurzelfäden aus bzw. ein, die sich zu Wurzeln bündeln. Diese Wurzeln verlaufen in Höhe des oberen Zervikalmarkes annähernd horizontal zu den Foramina intervertebralia der Halswirbelkörper. In den Foramina intervertebralia liegen in Fortsetzung der Hinterwurzeln die Spinalganglien. Aus dem Zusammenschluss der Vorder- und Hinterwurzel eines Rückenmarkssegments entsteht ein Spinalnerv mit seinen Ästen. Im unteren Zervikalmarkbereich verlaufen die Wurzeln schräg nach unten. Sie müssen ungefähr eine Wirbelkörperhöhe überwinden, um das dem Rückenmarkssegment entsprechende Foramen intervertebrale zu erreichen. An diesem Präparat wurde darüber hinaus die A. vertebralis freigelegt, die durch die Foramina transversaria der Zervikalwirbel zieht. Vor dem ersten Rippenköpfchen erkennt man das *Ganglion stellatum* des sympathischen Grenzstrangs.

Im lumbosakralen Bereich (Abb. 10.8) findet man nur im oberen Teil des Durasackes Rückenmark. Dieses läuft im Conus medullaris spitz zu und endet etwa auf Höhe von LWK II. Vom Conus medullaris an lässt sich der Endfaden (*Filum terminale*) verfolgen. Unterhalb des Conus medullaris gibt es lediglich Wurzelfäden, die durch die lumbale Zisterne des Subarachnoidalraums (*Cisterna lumbalis*) ziehen. Zusammen werden sie als „Pferdeschwanz" (*Cauda equina*) bezeichnet. Im Unterschied zum Zervikalmark müssen die Wurzelfäden des Lumbosakralmarks mehrere Wirbelkörperhöhen überwinden, um ihre jeweiligen Foramina intervertebralia zu erreichen. Dort liegen die den Rückenmarkssegmenten entsprechenden Spinalganglien und die jeweiligen Spinalnerven.

Klinik

Meningismus

Bei Bewegungen der Wirbelsäule sind das Rückenmark und seine Häute Zug- und Druckkräften ausgesetzt. Die Beugung von Wirbelsäule und Kopf führt zur Spannung (Dehnung) von Wurzeln, Häuten und Mark, während eine Streckung der Wirbelsäule zu einer Entspannung der Strukturen führt.

Diese Zusammenhänge sind für die Diagnose einer bakteriellen oder viralen Hirnhautentzündung (Meningitis) wichtig. Sind die Hirnhäute entzündet, so löst jede Beugung der Wirbelsäule oder des Kopfes (Dehnung der entzündeten Meningen) beim Patienten starke Schmerzen und eine reflektorische Anspannung der Rückenmuskulatur aus („Meningismus"). Die betroffenen Patienten klagen typischerweise über *Kopfschmerzen,* und man kann den Befund einer *Nackensteifigkeit* erheben. Bei der Untersuchung am liegenden Patienten kann die Beugung des gestreckten Beines Rückenschmerzen und eine unwillkürliche Beugebewegung des anderen Beines auslösen. In Extremfällen führt die Anspannung der Rückenmuskulatur sogar zu einer dauernden Überstreckung des Körpers und Kopfes (*Opisthotonus*).

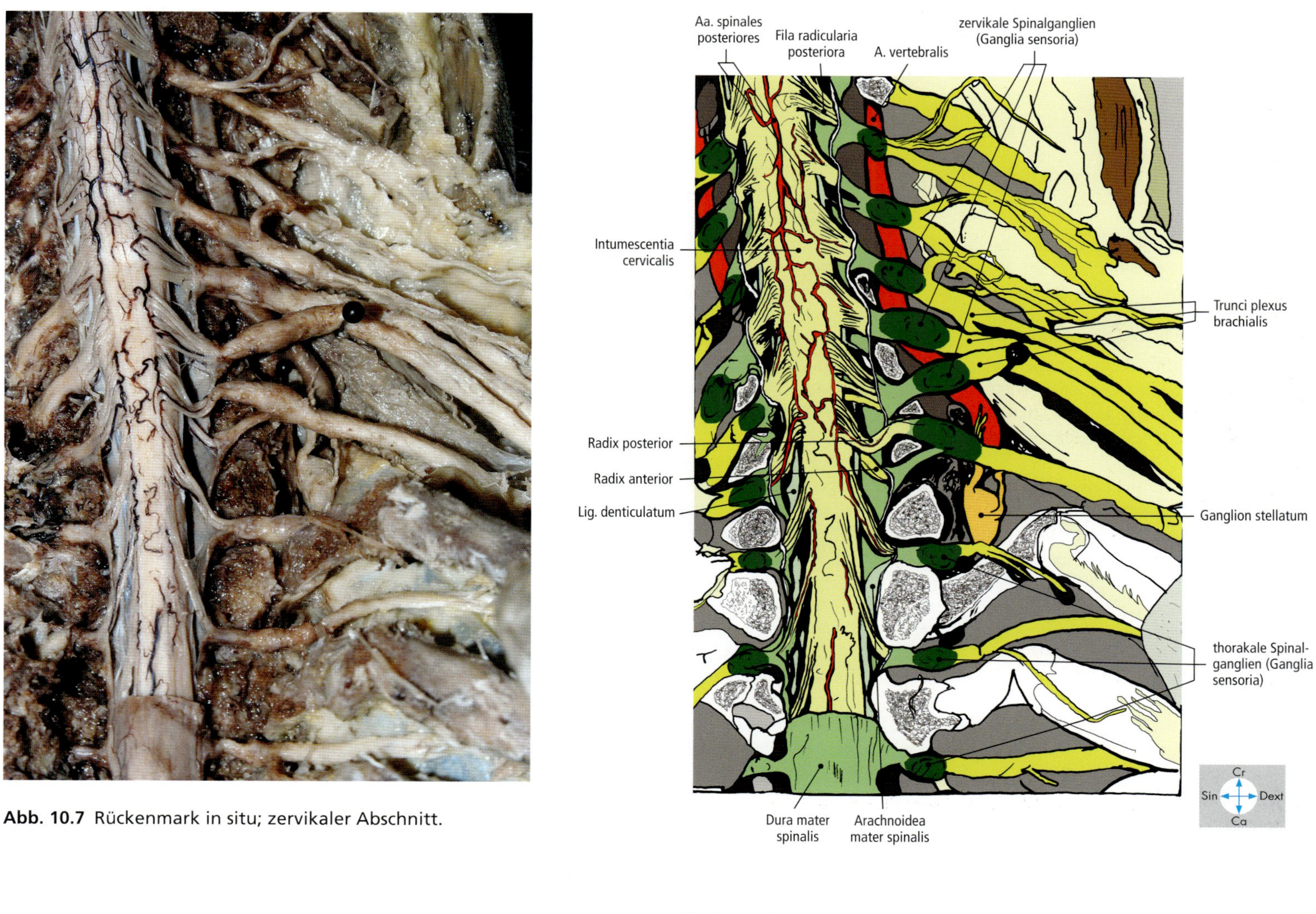

Abb. 10.7 Rückenmark in situ; zervikaler Abschnitt.

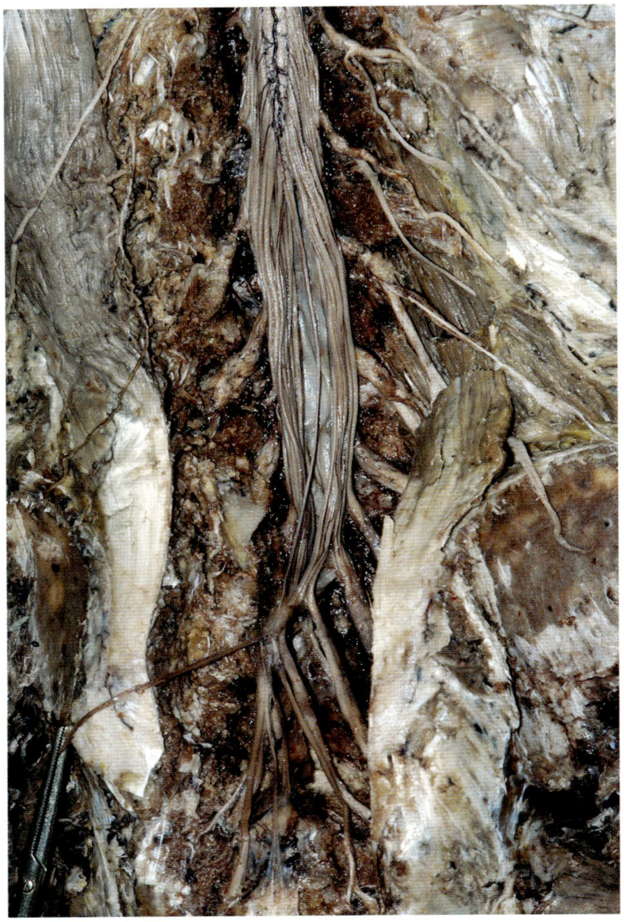

Abb. **10.8** Rückenmark in situ; lumbosakraler Abschnitt.

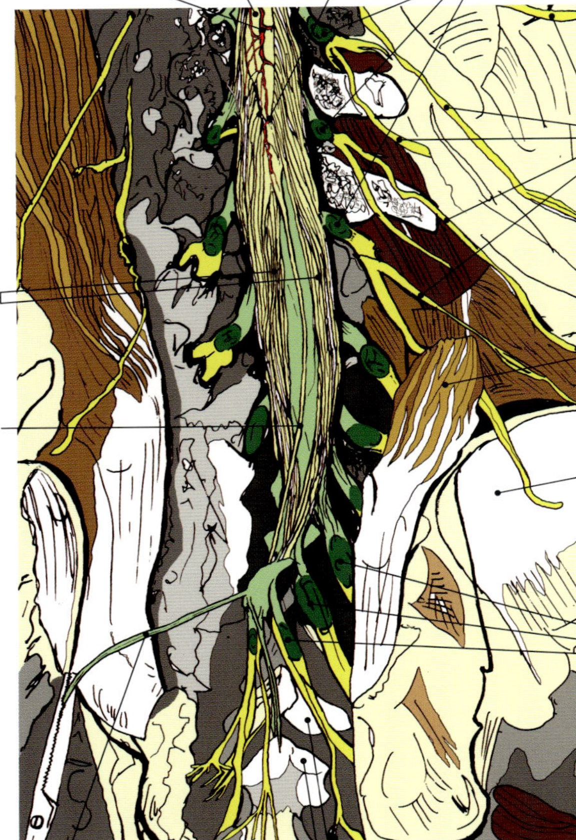

Querschnitte durch das Rückenmark

Nach der Präparation des Rückenmarks, der Spinalganglien und der Spinalnerven in situ werden Schnitte durch die Pars cervicalis, Pars thoracalis, Pars lumbalis und Pars sacralis des Rückenmarks (Abb. 10.9 + 10.10) gelegt. Die graue und die weiße Substanz werden identifiziert und auf den verschiedenen Schnitthöhen miteinander verglichen. Derartige Querschnitte können ohne (Abb. 10.9) oder mit begleitenden Rückenmarkshäuten angefertigt werden (Abb. 10.10).

In Abb. 10.9 sieht man einen **Querschnitt durch das zervikale Rückenmark**. Die Rückenmarkshäute wurden entfernt. Man sucht zunächst die in der Mitte liegende tiefe vordere Furche (Fissura mediana anterior) auf und identifiziert die ventrale und dorsale Seite des Querschnitts. Danach betrachtet man die im querovalen Schnitt zentral liegende *Schmetterlingsfigur der „grauen Substanz"*. An dieser erkennt man beidseits ein Hinterhorn (*Cornu posterius*) sowie ein Vorderhorn (*Cornu anterius*). Dazwischen liegt eine Brücke aus grauer Substanz (Commissura grisea) mit dem an diesem Präparat weitgehend verklebten Zentralkanal.

Um die Schmetterlingsfigur herum liegt die „weiße Substanz" (*Substantia alba*). Man findet die beiden Hinterstränge (*Funiculi posteriores*) zwischen den Hinterhörnern und dem in der Mitte gelegenen Septum medianum posterius. Die Hinterstränge werden im zervikalen Mark nochmals in jeweils zwei Bündel – Fasciculus gracilis und Fasciculus cuneatus – unterteilt. Zwischen Hinterhorn und Vorderhorn sieht man den Seitenstrang (*Funiculus lateralis*), der mit dem zwischen Vorderhorn und Fissura anterior liegenden Vorderstrang (*Funiculus anterior*) zum *Vorderseitenstrang* zusammengefasst wird. Schließlich betrachtet man die Oberfläche des Rückenmarksquerschnitts. Dort fallen neben der Fissura mediana anterior noch einige weitere Vertiefungen auf: Im Bereich des Austritts der Vorderwurzelfäden findet man den Sulcus anterolateralis; im Gebiet der Eintrittsstelle der Hinterwurzelfäden liegt der Sulcus posterolateralis; in der Mitte zwischen den Hintersträngen liegt der Sulcus medianus posterior, von dem sich das Septum medianum posterius in die Tiefe einsenkt.

In Abb. 10.10 sieht man **Querschnitte durch das thorakale, lumbale und sakrale Rückenmark**. Diese Rückenmarksquerschnitte sind noch von ihren Häuten umgeben. Man erkennt von außen nach innen Dura mater spinalis, Arachnoidea mater spinalis und Pia mater spinalis. Der Subarachnoidalraum wird von zahlreichen Wurzelfäden durchzogen. Innerhalb der weichen Hirnhäute liegen auch die das Rückenmark versorgenden Arterien, die *A. spinalis anterior* und die *Aa. spinales posteriores*. Der innere Aufbau der drei Rückenmarksquerschnitte entspricht im Prinzip dem des zervikalen Marks. Im thorakalen Mark kann man allerdings noch schemenhaft ein Seitenhorn (Cornu laterale) erkennen.

Beim Vergleich dieser vier Querschnitte kann man beobachten, dass sowohl der Durchmesser als auch die relative Größe der grauen und weißen Substanz zwischen den verschiedenen Rückenmarksabschnitten schwanken. So ist die weiße Substanz zervikal (Abb. 10.9) am stärksten ausgeprägt. Dies ist verständlich, da sich zum einen von kaudal nach kranial immer mehr aufsteigende sensorische Bahnen dem Rückenmark anlagern und zum anderen die motorischen Bahnen von zervikal nach sakral hin weniger werden. Die graue Substanz ist hingegen in den oberen zervikalen Segmenten und im thorakalen Bereich schlank und verdickt sich im Bereich der Anschwellungen des Rückenmarks (*Intumescentia cervicalis* und *Intumescentia lumbosacralis*). Ein Seitenhorn ist im thorakalen Mark und im oberen Lendenmark (T1 – L2) zu finden. Dort liegen die präganglionären viszeromotorischen Nervenzellen des Sympathikus.

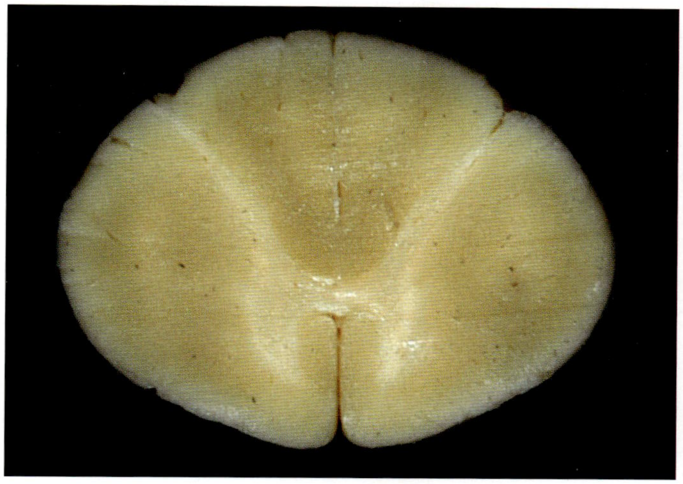

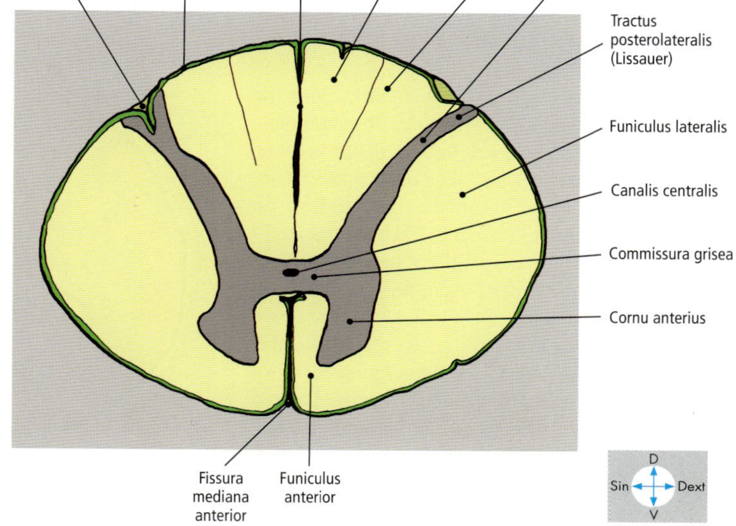

Abb. 10.9 Querschnitt durch das Rückenmark; Pars cervicalis.

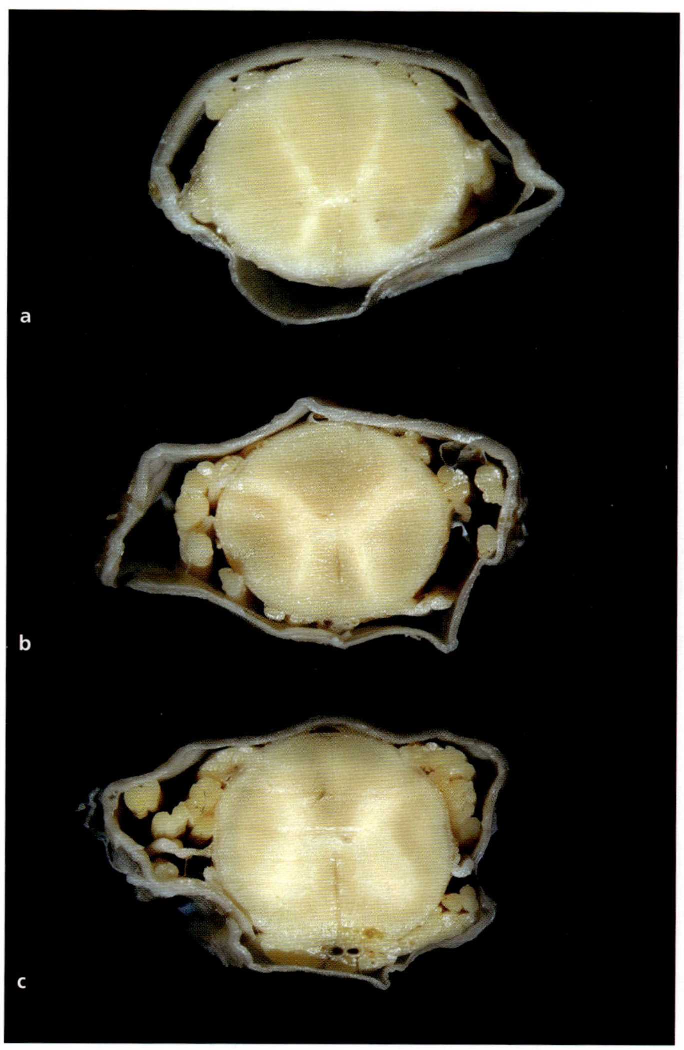

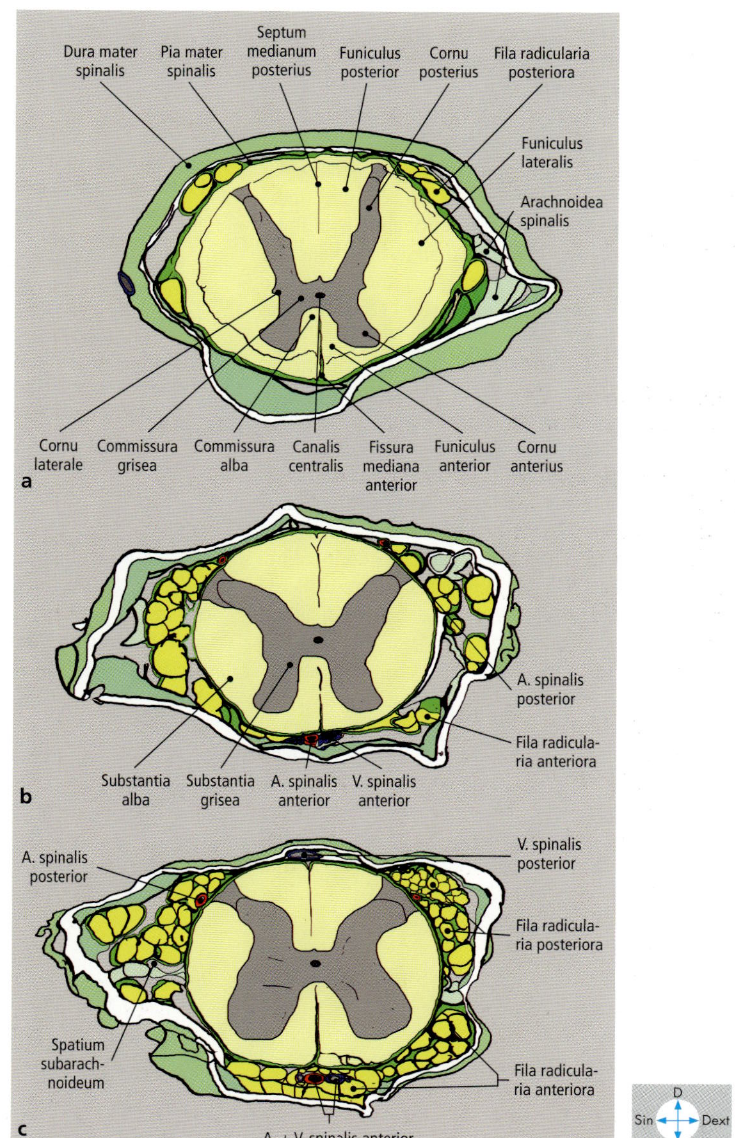

Abb. 10.10 Querschnitte durch das Rückenmark.
a Pars thoracalis
b Pars lumbalis
c Pars sacralis

Gefäße des Rückenmarks

Die **arterielle Versorgung** des Rückenmarks erfolgt durch Äste der A. vertebralis und variable segmentale Arterien der Aorta.

Der zervikale Bereich des Rückenmarks wird im Wesentlichen von den *Aa. vertebrales* übernommen. Diese geben nach dorsal zwei *Aa. spinales posteriores* ab, die an der dorsalen Oberfläche des Rückenmarks nach kaudal ziehen und sowohl die Hinterstränge als auch die Hinterhörner versorgen. Nach ventral zweigen die Aa. vertebrales ebenfalls je einen Ast ab, welcher sich mit dem Ast der Gegenseite zur unpaaren A. spinalis anterior vereinigt. Die *A. spinalis anterior* zieht vor der Fissura spinalis anterior nach kaudal und ist mit ihren Ästen für die Versorgung der Vorderhörner, der Basis der Hinterhörner und eines großen Teils des Vorderseitenstrangs zuständig. Zwischen der A. spinalis anterior und den Aa. spinales posteriores bilden sich zahlreiche Verbindungen aus, die das gesamte Rückenmark ringartig umgeben. Dieser Gefäßkranz (*Vasocorona*) ist für die Randzone des Vorderseitenstrangs zuständig (Abb. 10.11).

Die drei Rückenmarksarterien erhalten Zufluss aus segmentalen Arterien der Aorta. Dies können im Halsbereich Abgänge aus der A. subclavia sein; im Rumpfbereich sind es die *Aa. intercostales* und die *Aa. lumbales*. Kleinere Äste dieser Gefäße, die Wurzelarterien (*Aa. radiculares*), ziehen durch die Foramina intervertebralia und erreichen das Rückenmark. Die Höhen, in denen die Aa. radiculares das Rückenmark erreichen, sind variabel. Häufig findet man in Höhe der Intumescentia lumbalis ein kräftiges Gefäß, das zwischen T12 und L3 an das Rückenmark herantritt. Dieses Gefäß bezeichnet man aufgrund seines Kalibers als große Wurzelarterie (*A. radicularis magna*).

Die **venösen Gefäße** bilden ein Netzwerk um das Rückenmark. Über die *Vv. radiculares* stehen sie mit dem venösen Plexus im Epiduralspalt, dem Plexus venosus vertebralis internus, in Verbindung. Dieser fließt in den Plexus venosus vertebralis externus und über die Vv. intervertebrales in die untere Hohlvene (*V. cava inferior*). Die Rückenmarksvenen spielen darüber hinaus eine Rolle für die Liquorzirkulation: Arachnoidalzotten in den Wurzeltaschen resorbieren den Liquor und geben diesen an die Vv. radiculares ab.

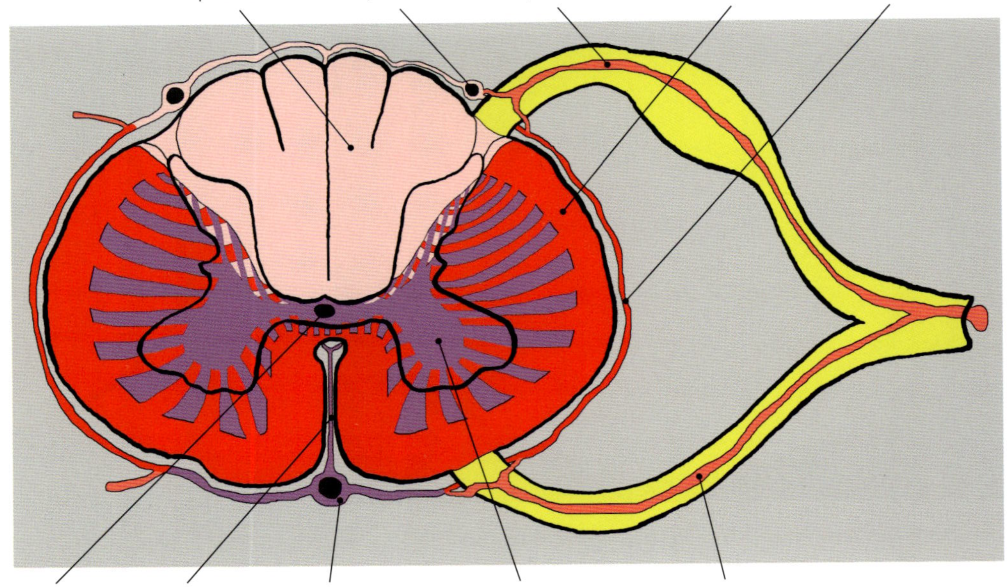

Abb. 10.11 Rückenmarksarterien und ihre Versorgungsgebiete.

Lernhinweis

Rückenmark

1. Orientierung und Übersicht: Wir orientieren uns und lernen zunächst den makroskopischen Aufbau des Rückenmarks, seiner Häute und eines Rückenmarksquerschnitts. Hierfür ist es hilfreich, einen Rückenmarksquerschnitt aus dem Gedächtnis aufzuzeichnen und an ihm die wichtigsten äußeren und inneren Strukturen zu benennen (Tab. 10.2 + 10.3).

2. Verhältnis von Rückenmark zu Wirbelsäule: Von großer praktischer Bedeutung ist das Verhältnis des Rückenmarks, der Spinalganglien und der Spinalnerven zur Höhe der Wirbel. Um uns diese Zusammenhänge dauerhaft zu merken, skizzieren wir eine längs geschnittene Wirbelsäule und zeichnen in diese aus dem Gedächtnis ein segmentiertes Rückenmark, die Wurzelfäden und die Spinalganglien in den jeweils richtigen Höhen ein. Hierbei hilft uns Tab. 10.1.

3. Spinalnerven und radikuläre Innervation: Ebenso wichtig sind der Aufbau eines Spinalnervs und das daraus resultierende Verständnis der radikulären Innervation des Körpers. Wir skizzieren zunächst einen idealisierten Querschnitt des Rückenmarks und zeichnen in diesen die Verläufe der verschiedenen Fasern und den Bahnverlauf eines Eigenreflexes ein (Abb. 10.4).

Die Eigenreflexprüfung dient zur Überprüfung einzelner Rückenmarkssegmente. Für die Zuordnung von Reflexen und Rückenmarkssegmenten ist Tab. 10.5 nützlich.

4. Gefäßversorgung: Die Gefäßversorgung des Rückenmarks prägen wir uns am leichtesten ein, indem wir die Versorgungsgebiete der Gefäße in einen Querschnitt des Rückenmarks einzeichnen (Abb. 10.11).

5. Bahnen des Rückenmarks: Die Bahnen des Rückenmarks erlernen wir mit Hilfe der „Steckbriefmethode" (s. Kap. 11).

Prüfungsfragen

Die korrekten Antworten findet man auf S. 130.

1. Welche Aussage trifft <u>nicht</u> zu?
Das Rückenmark
a) liegt im Canalis vertebralis.
b) ist ca. 45 cm lang und hat einen Durchmesser von ca. 1 cm.
c) hat sein kaudales Ende etwa auf Höhe des 1. bis 2. Lendenwirbelkörpers.
d) Das kaudale Ende des Rückenmarks wird als „Cauda equina" bezeichnet.
e) Das Filum terminale zieht zum kaudalen Ende des Wirbelkanals.

2. Welche Aussage trifft zu?
a) Die Radix anterior zieht dorsal aus dem Rückenmark.
b) In der Radix posterior verlaufen motorische Fasern.
c) Die Fila radicularia ziehen zu den Foramina transversaria der Wirbel.
d) Spinalganglien und Spinalnerven liegen beim Erwachsenen etwa auf Höhe desselben Wirbelkörpers.
e) Spinalnerven entstehen etwa 1 cm nach Austritt der Fila radicularia aus den Rückenmarkssegmenten.

3. Welche Aussage trifft <u>nicht</u> zu?
Das Rückenmark besteht aus:
a) 7 Zervikalsegmenten
b) 5 Lumbalsegmenten
c) im Regelfall 31 – 32 Segmenten
d) 5 Sakralsegmenten
e) 12 Thorakalsegmenten

4. Welche Aussage trifft zu?
Beim Erwachsenen gilt:
a) Die Intumescentia lumbosacralis liegt auf Höhe des Übergangs zwischen Lendenwirbelsäule und Kreuzbein (Os sacrum).
b) Das Rückenmarkssegement T12 liegt auf Höhe des zwölften Brustwirbelkörpers (BWK XII).
c) Auf Höhe des dritten Brustwirbelkörpers (BWK III) liegt die Cauda equina.
d) Die Spinalnerven ziehen durch den Canalis vertebralis.
e) Das Rückenmarkssegment C2 liegt in etwa auf Höhe des zweiten Halswirbelkörpers (HWK II).

5. Welche Aussage trifft <u>nicht</u> zu?
a) Die Pachymeninx spinalis besteht aus zwei voneinander getrennten Blättern.
b) Das Spatium epidurale enthält Fettgewebe und Venen.
c) Ligamenta denticulata ziehen von der Pia mater spinalis zur Dura mater spinalis.
d) Bei einer Lumbalpunktion wird Liquor aus der Cisterna basalis entnommen.
e) Die Fila radicularia durchqueren das Spatium subarachnoideum.

6. Welche Aussage trifft <u>nicht</u> zu?
a) Die Columna intermedia ist auf Höhe der Rückenmarkssegmente T1 bis L2 nachweisbar.
b) In der Columna anterior liegen somatomotorische Neurone.
c) In der Columna intermedia liegen überwiegend somatosensorische Neurone.
d) Im Spinalganglion liegen pseudounipolare Ganglienzellen.
e) Den Rückenmarkssegmenten ist jeweils ein Spinalganglion zugeordnet. Im Segment C1 kann das Spinalganglion allerdings nur rudimentär angelegt sein.

7. Welche Aussage trifft zu?
a) Fasciculi proprii verbinden das Rückenmark mit dem Gehirn.
b) Fasciculi proprii dienen überwiegend der Vermittlung von Eigenreflexen.
c) Als Leitungsapparat des Rückenmarks werden Fasern bezeichnet, die Nervenzellen verschiedener Rückenmarkssegmente miteinander verbinden.
d) In der Commissura alba kreuzen Faserbahnen auf Rückenmarksebene.
e) Die Hinterstrangbahnen liegen zwischen Columna anterior und Columna posterior.

8. Welche Aussage trifft <u>nicht</u> zu?
a) Spinalnerven sind gemischte Nerven.
b) Die somatosensorischen Fasern der Spinalnerven werden von Spinalganglienzellen gebildet.
c) Spinalnerven und Hirnnerven sind periphere Nerven und analog aufgebaut.
d) Eigenreflexe ermüden schnell.
e) Fremdreflexe können von zentralen Bahnen beeinflusst werden.

9. Welche Aussage trifft zu?
Rückenmarkssegmente und Dermatome lassen sich wie folgt zuordnen:
a) C8 – Unterarm (lateral), Daumen
b) S1 – Knie (medial)
c) C5 – Kleinfinger
d) L4 – Außenknöchel
e) L5 – Großzehe

10. Welche Aussage trifft <u>nicht</u> zu?
a) Die A. spinalis anterior versorgt die Vorderhörner des Rückenmarks.
b) Die A. radicularis magna zieht auf Höhe der Intumescentia cervicalis an das Rückenmark heran.
c) Die Vasocorona versorgt die Randzone des Vorderseitenstrangs des Rückenmarks.
d) Die Aa. spinales posteriores entstehen im Regelfall aus den Aa. vertebrales.
e) Die A. spinalis anterior liegt in der Nähe der Fissura spinalis anterior.

11 Bahnen des Zentralnervensystems

Basiswissen

Bahnen des ZNS
- Begriff der Sensomotorik: sensorische und motorische Bahnen arbeiten „Hand in Hand"
- Wichtigste motorische Bahnen: pyramidales System, basales motorisches System, Kleinhirn-Schaltkreise
- Wichtigste sensorische Bahnen: Hinterstrangbahnen, Tractus spinothalamicus, Kleinhirnbahnen, Trigeminussystem, Sehbahn, Hörbahn

Allgemeines

Das Nervensystem ermöglicht es dem Körper, rasch auf Veränderungen in der Umgebung und im Körperinneren zu reagieren. Um diese Eigenschaft des Nervensystems zu verstehen, sind grundlegende Kenntnisse über afferente (aus der Peripherie zum Zentralnervensystem hinführende) und efferente (vom Zentralnervensystem in die Peripherie ziehende) Verbindungen der Nervenzellen erforderlich.

Wie bereits in Kap. 1 ausgeführt, gliedert man das Nervensystem in ZNS und PNS und unterscheidet innerhalb dieser Systeme einen somatischen und einen vegetativen Anteil. Im Rahmen dieses Buches werden die Bahnen des *somatischen ZNS*, die in den neuroanatomischen Kursen üblicherweise abgehandelt werden, besprochen. In Bezug auf Details zum vegetativen Nervensystem und zum PNS wird auf die ausführlichen Lehrbücher der Anatomie und Neuroanatomie verwiesen.

Ein vereinfachtes **Modell der Sensomotorik** soll es zunächst erleichtern, die Steuerungsprozesse von Bewegungen in ihrer Gesamtheit zu verstehen. Anschließend betrachtet man nacheinander die wichtigsten motorischen Bahnen und Subsysteme sowie die wichtigsten sensorischen Bahnen. Bei Letzteren unterscheidet man die allgemein-sensorischen Bahnen aus der Körperperipherie von den speziell-sensorischen Bahnen der Sinnesorgane Auge und Ohr.

Modell der Sensomotorik

Die Bewegungen (Motorik) des Körpers können aus funktioneller Sicht in *willkürliche* und *unwillkürliche* Bewegungen unterteilt werden. Während die willkürliche Motorik der bewussten Kontrolle unterworfen ist (Beispiel: Fangen eines Balles), läuft die unwillkürliche Motorik ohne Kontrolle des Bewusstseins ab. Beispielhaft für die unwillkürliche Motorik des Körpers sind reflektorische Bewegungen (Fremd- und Eigenreflexe auf der Ebene des Hirnstamms und Rückenmarks).

An jeder Bewegung sind *motorische* und *sensorische* Bahnen beteiligt. Dies wird besonders deutlich, wenn man einen monosynaptischen Eigenreflex des Rückenmarks betrachtet, z. B. den Patellarsehnenreflex (PSR; s. Kap. 10): Beim PSR kommt es nur dann zu einer Anspannung des M. quadriceps, wenn nach dem Schlag mit dem Reflexhammer auf die Patellarsehne die Informationen über die Dehnung des Muskels in das Rückenmark gelangen (afferenter „sensorischer" Schenkel des Reflexbogens). Diese Informationen werden im Rückenmark über eine Synapse auf das α-Motoneuron übertragen. Das α-Motoneuron wird aktiviert und löst über sein Axon die Anspannung des M. quadriceps aus (efferenter „motorischer" Schenkel des Reflexbogens). Ganz offensichtlich kann der Reflex nur ablaufen, wenn sowohl der sensorische Schenkel (Wahrnehmung der Muskeldehnung) als auch der motorische Schenkel (Steuerung der Muskelkontraktion) des Reflexbogens intakt sind. Daraus folgt: Motorische und sensorische Bereiche des Nervensystems müssen „Hand in Hand" arbeiten, um Bewegungen zu steuern. Dies wird durch den Begriff „Sensomotorik" verdeutlicht.

Das **Modell der Sensomotorik** (Abb. 11.1) trägt zum Verständnis dieser Zusammenhänge auf der Ebene der Willkürmotorik bei: Bewegungen werden zunächst im Bereich des assoziativen Kortex geplant (z. B. „Ich möchte einen Ball fangen"). Zur Ausführung dieser Planungen werden konkrete Bewegungsanweisungen an die Muskeln benötigt (z. B. „Welcher Muskel? Wie stark? Wann?"). Um diese Bewegungsanweisungen zu erstellen, nutzt das Gehirn vorhandene Bewegungsprogramme des Kleinhirns (Koordination der Bewegung mehrerer Muskeln) und des basalen motorischen Systems (Bewegungsgeschwindigkeit, Kraft, Start von Bewegungsabläufen).

Ergebnis dieser Verarbeitungen ist eine Abfolge von Befehlen an die beteiligten Muskeln, die der primäre motorische Kortex sammelt und an die α-Motoneurone („Endstrecke der Motorik") des Hirnstamms und des Rückenmarks zur Ausführung übermittelt. Diese motorische „Ausführungsanweisung" wird zusätzlich in Kopie an das Kleinhirn geschickt („Efferenzkopie"). Die Sensorik (Somatosensorik, aber auch die Sinnesorgane) registriert die tatsächlich durchgeführten Bewegungen und wirkt über das Rückenmark (Reflexe), das Kleinhirn und den Kortex zurück auf die motorischen Bereiche. Das Gehirn kann dadurch die Planung mit der tatsächlich durchgeführten Bewegung vergleichen. Sollte eine Bewegung nicht erfolgreich sein (z. B. „Ein geworfener Ball wird nicht gefangen"), können die nachfolgenden Bewegungen verändert und dem gewünschten Ziel („Ball fangen") angepasst werden.

Das abgebildete Modell dient im Wesentlichen dazu, das System als Ganzes verständlich zu machen. Für die ärztliche Tätigkeit (und zum Lernen) ist diese modellhafte Betrachtung jedoch zu wenig detailliert, da neurologische Krankheiten oftmals nur Teile des Systems – z. B. bestimmte motorische oder sensorische Bahnen – betreffen. Um diese Störungen zu erkennen, muss der Arzt gezielt einzelne Bahnen untersuchen. Aufgrund dieser praktischen Überlegungen gliedert man die Sensomotorik in motorische (efferente) und sensorische (afferente) Bahnen (Tab. 11.1).

Motorische Bahnen

Traditionell unterscheidet man bei der Beschreibung der motorischen Bahnen das *pyramidale System* und das *extrapyramidal(motorisch)e System*. Zum pyramidalen System zählt man den Tractus corticospinalis und den Tractus corticonuclearis, zum extrapyramidal(motorisch)en System alle anderen Bahnen und Kerngebiete der Motorik („extrapyramidal[motorisch]es System im weiteren Sinn"). Das basale motorische System (s. Kap. 5) wird im Rahmen dieser Systematik als „extrapyramidal(motorisch)es System im engeren Sinn" bezeichnet.

Für die Unterscheidung des pyramidalen und des extrapyramidal(motorisch)en Systems gibt es stammesgeschichtliche und funktionelle Gründe. Das pyramidale System besteht aus stammesgeschichtlich jüngeren Bahnen, die insbesondere der schnellen und bewussten Steuerung der Feinmotorik der distalen Extremitäten dienen. Ein Beispiel hierfür ist das Drücken eines „Startknopfes" mit dem Finger.

Im Vergleich dazu besteht das extrapyramidal(motorisch)e System aus stammesgeschichtlich älteren Bahnen. Diese nehmen indirekt und auf langsameren Wegen Einfluss auf die Motorik und wirken überwiegend auf die proximale Körpermuskulatur. Sie steuern während einer bewussten Bewegung eine Vielzahl von unbewussten Mitbewegungen des Körpers und ermöglichen dadurch erst die gezielte willkürliche Bewegung. So werden z.B. beim willkürlichen Drücken des „Startknopfes" die Körperhaltung, der Tonus der proximalen Körpermuskulatur sowie das Halten des Armes über dem „Startknopf" überwiegend von den extrapyramidal(motorisch)en Bahnen gesteuert. Die wichtigsten Unterschiede zwischen beiden Systemen sind in Tab. 11.2 zusammengefasst.

Pyramidales System: Tractus corticospinalis und Tractus corticonuclearis

Der Tractus corticospinalis verbindet den primären motorischen Kortex mit dem Rückenmark. Auf seinem Weg bildet er die Pyramiden der Medulla oblongata und wird deshalb „Pyramidenbahn" genannt. Der Tractus corticonuclearis verbindet den primären motorischen Kortex mit den motorischen Kerngebieten des Hirnstamms. Er entspricht in funktioneller Hinsicht dem Tractus corticospinalis, endet aber oberhalb der Pyramiden. Da der Begriff „Pyramidenbahn" im klinischen Alltagsgebrauch unscharf für beide Bahnen verwendet wird, werden diese hier unter dem Begriff „pyramidales System" zusammengefasst.

Die Pyramidenbahn kann im Rahmen von neurologischen Krankheiten (Beispiel: Durchblutungsstörungen im Bereich der Hirnrinde) geschädigt werden. Der Arzt prüft die Pyramidenbahn durch die Untersuchung der groben Kraft (z.B. Ausstrecken der beiden Arme vor dem Körper, Händedruck), der Feinmotorik (Fingerspiel) und durch den Nachweis von sog. Pyramidenbahnzeichen. Als eindrucksvolles Beispiel dient der Babinski-Reflex: Nach Bestreichen des lateralen Fußrandes werden die Streckung der großen Zehe und die Beugung der kleinen Zehe ausgelöst. Es handelt sich um einen frühkindlichen Reflex, der kurz nach der Geburt von der Pyramidenbahn unterdrückt wird. Fällt die Pyramidenbahn aus, kann dieser wieder nachweisbar sein.

Die Verschaltung der beiden Bahnen des pyramidalen Systems, ihr Verlauf innerhalb des ZNS und ihre klinische Prüfung sind in Abb. 11.2 und in Tab. 11.3 (Tractus corticospinalis) sowie in Tab. 11.4 (Tractus corticonuclearis) zusammengefasst.

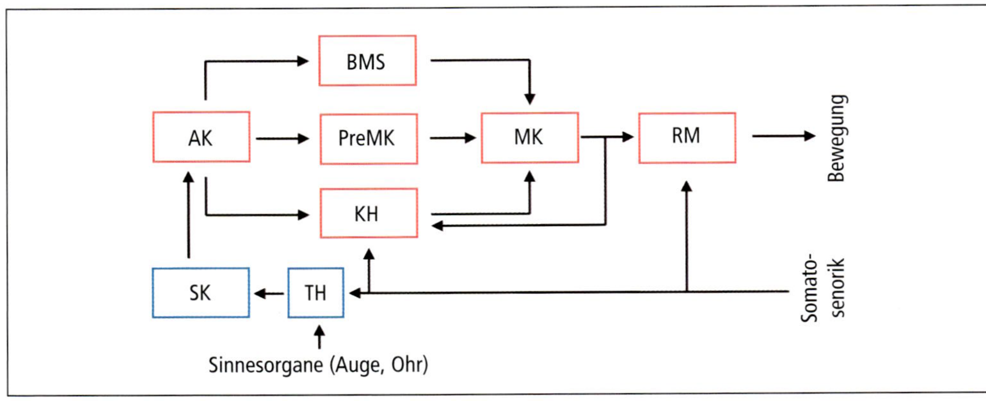

Abb. 11.1 Einfaches Modell der Sensomotorik.
AK = Assoziationskortex
BMS = basales motorisches System
KH = Kleinhirn
MK = Motorkortex
PreMK = Premotorkortex
RM = Rückenmark
SK = sensorischer Kortex
TH = Thalamus

Tab. 11.1 Wichtige Bahnensysteme des ZNS.

Motorische Bahnen	Pyramidales System: • Tractus corticospinalis • Tractus corticonuclearis Extrapyramidales System: • basales motorisches System („extrapyramidal[motorisch]es System im engeren Sinn") • Kleinhirn und andere motorische Gebiete („extrapyramidal[motorisch]es System im weiteren Sinn")
Allgemein-sensorische Bahnen	Rumpf und Extremitäten: • Hinterstrangbahnen (Fasciculus gracilis, Fasciculus cuneatus) • Vorderseitenstrangbahnen (Tractus spinothalamicus) • Kleinhirnbahnen (Tractus spinocerebellaris anterior; Tractus spinocerebellaris posterior; Tractus cuneocerebellaris) Kopf: • Trigeminussystem
Speziell-sensorische Bahnen	• Sehbahn • Hörbahn

Tab. 11.2 Pyramidales und extrapyramidal(motorisch)es System.

	Pyramidales System	Extrapyramidal(motorisch)es System
Phylogenetisch	jünger	älter
Geschwindigkeit und Verschaltung	schnell; wenige Schaltstationen beteiligt (mono- oder oligosynaptisch)	langsam; viele Schaltstationen beteiligt (multisynaptisch)
Steuerung	bewusste Bewegungen	unbewusste Mitbewegungen
Muskeln	überwiegend distale Extremitäten	überwiegend proximale Extremitäten
Bewegung	schnelle und kurze Muskelkontraktionen	Muskeltonus, Körperhaltung, Koordination von Muskelgruppen, Glättung von Bewegungen, zeitliche Koordination, Unterstützung willkürlicher Bewegungen

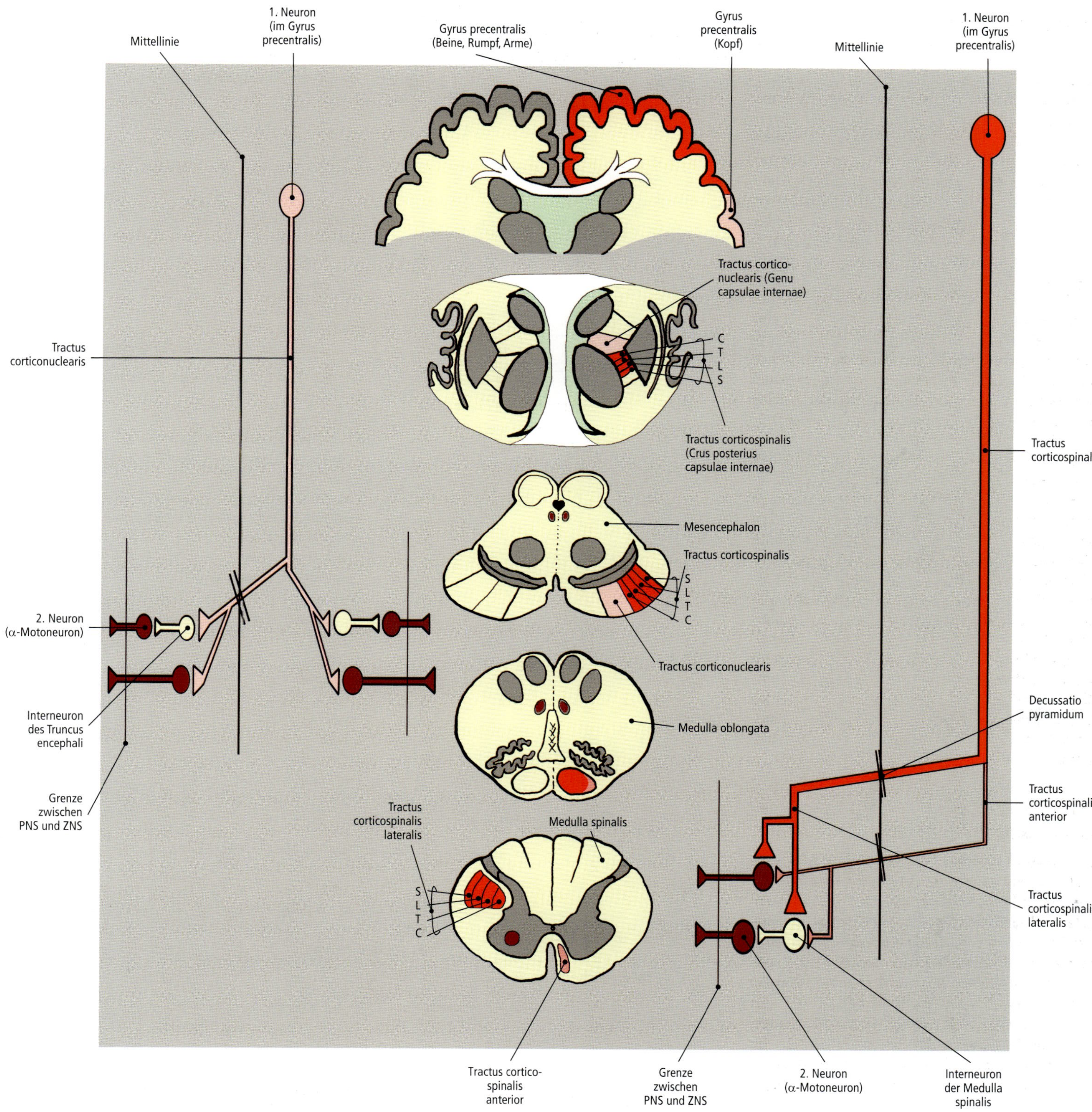

Abb. 11.2 Pyramidales System.

Tab. 11.3 Tractus corticospinalis (Abb. 11.2).

Steckbrief	Tractus corticospinalis
Funktion	Steuerung der Feinmotorik der distalen Extremitäten
Verschaltung • Ursprungszellen (1. Neuron)	• 80% Motorkortex, 20% sensorischer Kortex
• Zielzellen (2./3. Neuron)	• Axone aus dem Motorkortex: indirekt über Interneurone (Mehrzahl) oder direkt (3 – 5%) zu den α-Motoneuronen (distale Extremitäten) • Axone aus dem sensorischen Kortex: Interneurone des Hinterhorns
• Kreuzung	• 80% kreuzen in der Decussatio pyramidum (Tractus cortocospinalis lateralis) • 20% verlaufen zunächst ungekreuzt (Tractus corticospinalis anterior); Kreuzung erst auf Höhe des Segments
• Somatotopie	• somatotope Anordnung der Fasern während des gesamten Verlaufs
Verlauf	• Capsula interna (im Crus posterius) • Crura cerebri (lateraler Teil des mittleren Abschnitts) • Decussatio pyramidum • Rückenmark: Vorderseitenstrang
Klinische Prüfung	• Prüfung der Motorik: grobe Kraft, Feinmotorik (Fingerspiel) • Pyramidenbahnzeichen (Hinweis auf Schädigung der Bahn): z. B. Babinski-Reflex

Tab. 11.4 Tractus corticonuclearis (Abb. 11.2).

Steckbrief	Tractus corticonuclearis
Funktion	Steuerung der motorischen Hirnnervenkerne
Verschaltung • Ursprungszellen (1. Neuron)	• Motorkortex (Gebiete des Kopfes)
• Zielzellen (2./3. Neuron)	• indirekt über Interneurone (Mehrzahl) oder direkt (3 – 5%) zu den α-Motoneuronen der Hirnnervenkerne
• Kreuzung	• gekreuzter und ungekreuzter Verlauf, dadurch meist beidseitige Innervation der motorischen Hirnnervenkerne; besonders wichtig für den Arzt sind die ausschließlich gekreuzt innervierten Kerne VI, VII (Mundbereich), XII
Verlauf	• Capsula interna (im Knie [Genu]) • Crura cerebri (medialer Teil des mittleren Abschnitts)
Klinische Prüfung	Prüfung der gekreuzt innervierten motorischen Hirnnerven: • N. abducens (VI) – Funktion: Abduktion des Bulbus oculi – Test: Ist die Augenbewegung nach außen möglich? • N. facialis (VII) – Funktion: Steuerung der mimischen Muskulatur – Test: Grimassen schneiden lassen. Sind sowohl Stirn- als auch Mundbereich intakt? • N. hypoglossus (XII) – Funktion: Zungenmuskulatur – Test: Herausstrecken der Zunge. Bei Lähmung weicht die Zungenspitze zur gelähmten Seite hin ab

Basales motorisches System

Das „basale motorische System" wurde in Kap. 5 eingeführt. Es besteht im Wesentlichen aus den subkortikalen Kernen des Endhirns (*Nucleus caudatus, Putamen*), Kernen des Zwischenhirns (*Globus pallidus, Nucleus subthalamicus*) und der *Substantia nigra* (Pars reticularis) des Mittelhirns. Diese Kerne sind eng miteinander und über den Thalamus mit der Endhirnrinde verbunden (Abb. 11.3).

Für die Praxis ist es wichtig, die Auswirkung des basalen motorischen Systems auf die Motorik zu verstehen. Man kann sich das basale motorische System vereinfacht als ein motorisches Subsystem vorstellen, das als Ganzes die Motorik fördert bzw. hemmt. Fördernde Einflüsse des basalen motorischen Systems führen zu einer Beschleunigung der Bewegung bei gleichzeitiger Verringerung des Muskeltonus, hemmende Einflüsse führen zu einer Verlangsamung der Bewegung bei gleichzeitiger Erhöhung des Muskeltonus. Innerhalb des basalen motorischen Systems werden zwei Schaltkreise unterschieden: Der „direkte Weg" fördert die motorische Aktivität (Abb. 11.3; grün), der „indirekte Weg" hemmt diese (Abb. 11.3; rot). Die dopaminergen Axone der Substantia nigra (Pars compacta) können beide Wege modulieren (Abb. 11.3; gelb).

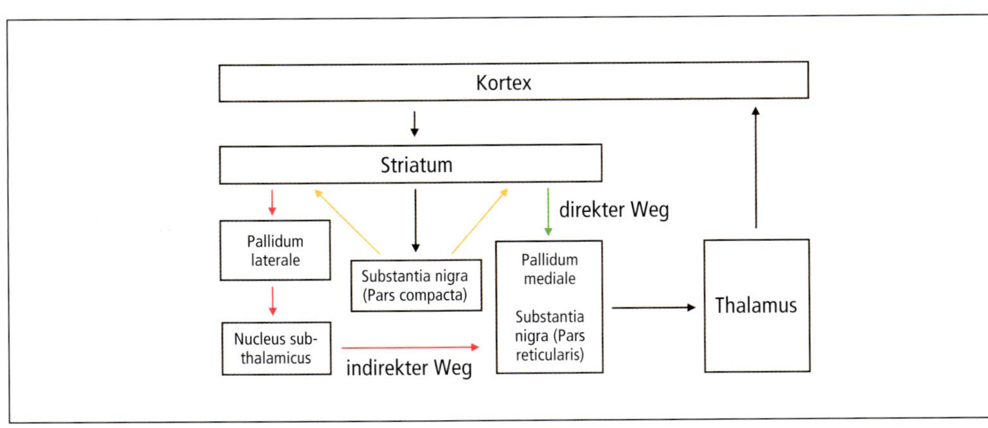

Abb. 11.3 Basales motorisches System; vereinfachter Schaltkreis.

Das basale motorische System kann durch die Schädigung seiner Schaltstellen empfindlich gestört werden (s. Kap. 5, Klinik Schädigung des basalen motorischen Systems). Es kommt in diesen Fällen entweder zu *hypokinetisch-hypertonen* Bewegungsstörungen (Störungen mit Bewegungsarmut und erhöhter Muskelspannung) oder zu *hyperkinetisch-hypotonen* Bewegungsstörungen (Störungen mit schnellen, unwillkürlichen Bewegungen und reduzierter Muskelspannung).

Bei der neurologischen Untersuchung achtet der Arzt gezielt auf Symptome, die auf eine Schädigung des basalen motorischen Systems hindeuten könnten. Der Patient wird beobachtet (Störungen der *Bewegungskinetik, Tremor*); die Muskelspannung in den Extremitäten (*Tonus*) wird untersucht.

Kleinhirn

Das Kleinhirn wird in drei funktionelle Anteile unterteilt:

Das **Vestibulocerebellum** verarbeitet Informationen aus dem Gleichgewichtsorgan und passt mit Hilfe dieser Informationen Bewegungen an die Lage des Körpers an. *Beispiel:* Die Schwerkraft wirkt ständig auf den Körper. Je nachdem, ob man steht oder liegt, sind jedoch unterschiedliche Kräfte erforderlich, um die Schwerkraft zu überwinden. Dies merkt man, wenn man im Stehen oder im Liegen den Arm im Raum bewegt.

Das **Spinocerebellum** erhält Informationen aus dem Bewegungsapparat (Propriozeption) und passt die Bewegungen rasch an Veränderungen an. *Beispiel*: rennen auf einer unebenen Strecke; um nicht hinzufallen, muss man rasch und bei jedem Schritt die Bewegungen an die Unebenheiten des Bodens anpassen.

Das **Pontocerebellum** plant Bewegungsabläufe zusammen mit dem Assoziationskortex. Es erhält Bewegungsentwürfe aus dem Assoziationskortex und stellt erlernte Bewegungsprogramme zur Verfügung. *Beispiel*: Man will den Ball, der gleich geworfen wird, fangen. Das Kleinhirn plant und koordiniert die aufeinanderfolgenden Muskelbewegungen.

Informationen erreichen und verlassen das Kleinhirn über Bahnensysteme. Die *afferenten* Informationen zum Vestibulocerebellum stammen im Wesentlichen aus den Nuclei vestibulares des Hirnstamms (Tractus vestibulocerebellaris). Die *efferenten* Informationen des Vestibulocerebellums erreichen die Nuclei vestibulares direkt, d. h. ohne Umschaltung in den Kleinhirnkernen (Tractus cerebellovestibularis). Über absteigende Bahnen zum Rückenmark (z. B. Tractus vestibulospinalis) können sie die Motorik beeinflussen (Tab. 11.5).

Die *afferenten* Informationen zum Spinocerebellum verlaufen hauptsächlich über den Tractus spinocerebellaris anterior, den Tractus spinocerebellaris posterior und den Tractus cuneocerebellaris. Die *efferenten* Informationen des Spinocerebellums werden in den Kleinhirnkernen (s. Kap. 7) umgeschaltet und erreichen danach Thalamus (Nucleus ventralis anterior), Nucleus ruber und Formatio reticularis. Über zum Rückenmark absteigende Bahnen des extrapyramidal(motorisch)en Systems (z. B. Tractus rubrospinalis, Tractus reticulospinalis) können sie die Motorik beeinflussen (Tab. 11.5).

Die *afferenten* Informationen zum Pontocerebellum stammen aus dem Kortex und erreichen das Kleinhirn nach Umschaltung im Pons als Tractus pontocerebellaris (Abb. 11.4). Vom Pontocerebellum gelangen sie nach Umschaltung in den Kleinhirnkernen und im Thalamus (Nucleus ventralis anterior) wieder zurück zum Kortex (Tab. 11.5)

Die Schädigung des Kleinhirns führt zur Störung der Motorik (s. Kap. 7, Klinik Symptome bei Kleinhirnschädigung). Charakteristisch sind Störungen der Koordination (*Ataxie*) und eine Verringerung des Muskeltonus (*Hypotonie*). Diese neurologischen Ausfallssymptome werden nach einer Kleinhirnschädigung in der *gleichen* Körperhälfte beobachtet.

Allgemein-sensorische Bahnen

Die allgemein-sensorischen Bahnen übermitteln Informationen von Rezeptoren der Körperoberfläche und des Körperinneren an das Gehirn. Hierzu gehören Druck- und Tastempfindung, Vibrationsempfindung, Schmerzempfindung, Temperaturwahrnehmung und Informationen über die Stellung und Lage der Körperteile im Raum. Man unterscheidet:

- **Exterozeption:** Außenwahrnehmung (z. B. Tastempfindung, Temperatur, Schmerz; Rezeptoren im Bereich der Haut)
- **Propriozeption:** Binnenwahrnehmung (z. B. Stellung der Gelenke im Raum; Informationen von Muskelspindeln und von Rezeptoren im Bereich der Gelenke).

Darüber hinaus wird oftmals ein genauer (*epikritischer*) und ein grober (*protopathischer*) Anteil der Sensorik unterschieden. Der epikritische Teil leitet genaue Informationen der Tastempfindung weiter, die es erlauben, Berührungen genau zu lokalisieren und voneinander zu trennen („Zwei-Punkt-Diskrimination"); der protopathische Teil übermittelt grobe Tastinformationen. Die beiden Begriffe werden in der Literatur unterschiedlich verwendet und von einigen Autoren ganz allgemein im Sinne von „fein" und „grob" verwendet.

Im Folgenden werden die wichtigsten allgemein-sensorischen Bahnen zusammengefasst. Man unterscheidet allgemein-sensorische Bahnen für die Extremitäten und den Rumpf von allgemein-sensorischen Bahnen für den Kopfbereich. Während verschiedene Bahnen die sensorischen Qualitäten im Bereich des Rumpfes und der Extremitäten übermitteln (*Hinterstrangbahnen, Vorderseitenstrangbahnen, Kleinhirnbahnen*), werden die gleichen sensorischen Qualitäten im Bereich des Kopfes durch verschiedene Anteile eines einzigen Systems – des *Trigeminussystems* – vermittelt.

Hinterstrangbahnen: Fasciculus gracilis, Fasciculus cuneatus

Die Hinterstrangbahnen (Abb. 11.5 + Tab. 11.6) übermitteln *epikritische* Informationen von der Körperoberfläche (Exterozeption; genaue Tast- und Druckempfindung), Vibrationsempfindung und Informationen aus dem Körperinneren (Propriozeption; genaue Informationen über die Stellung der Extremitäten).

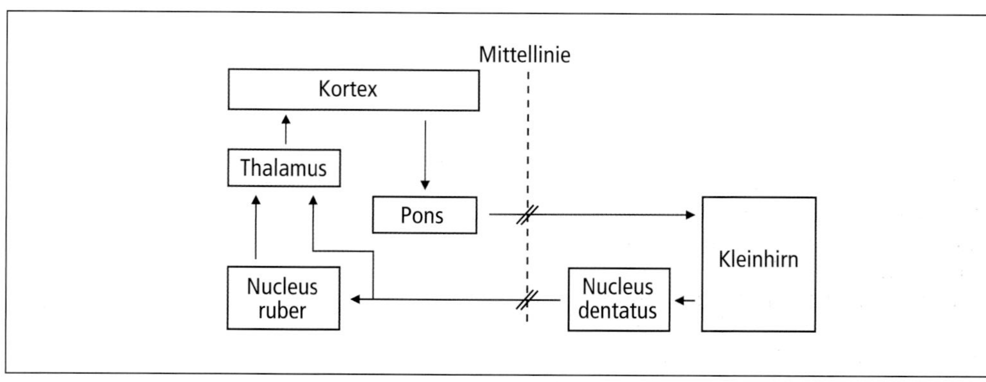

Abb. 11.4 Kleinhirn; Schaltkreis des Pontocerebellums.

Tab. 11.5 Kleinhirnbahnen.

Kleinhirn	Afferenz	Efferenz	Einfluss auf die Motorik
Vestibulocerebellum	Tractus vestibulocerebellaris	*ohne* Umschaltung in den Kleinhirnkernen: • Tractus cerebellovestibularis	• via Tractus vestibulospinalis
Spinocerebellum	Tractus spinocerebellaris anterior Tractus spinocerebellaris posterior Tractus cuneocerebellaris	nach Umschaltung in den Kleinhirnkernen: • Tractus cerebellorubralis • Tractus cerebelloreticularis • Tractus cerebellothalamicus	• via Tractus rubrospinalis • via Tractus reticulospinalis • via motorischen Kortex
Pontocerebellum	Tractus pontocerebellaris	nach Umschaltung in den Kleinhirnkernen: • Tractus cerebellothalamicus	• via motorischen Kortex

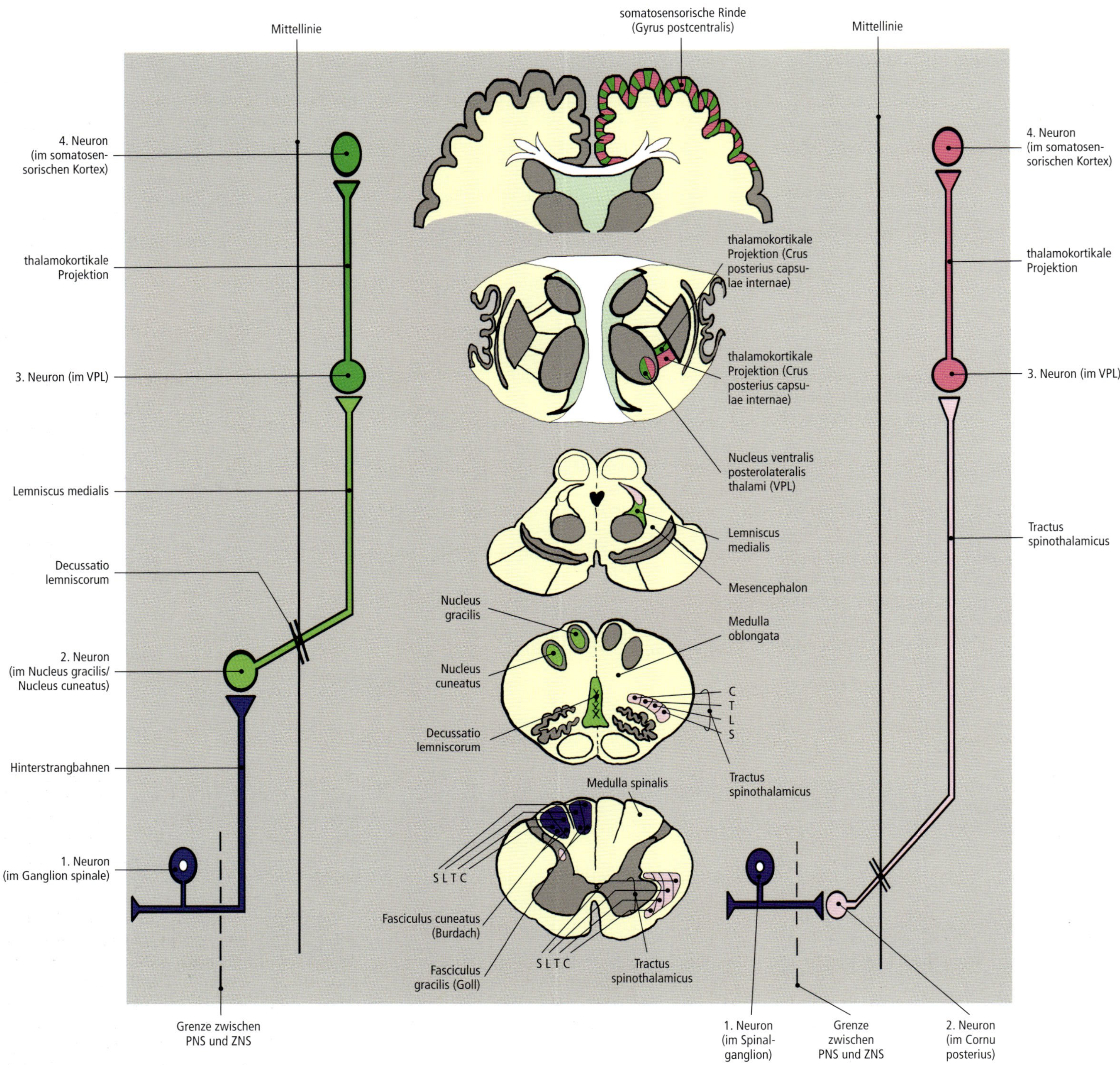

Abb. 11.5 Hinterstrang- und Vorderseitenstrangbahnen.

Die sensorischen Informationen werden von Spinalganglienzellen in das Rückenmark geleitet (1. Neuron). Im Hinterstrang steigen die Axone auf und ordnen sich dabei somatotop an: Fasern mit Informationen aus der unteren Körperhälfte liegen im medialen Anteil (*Fasciculus gracilis*); Fasern mit Informationen aus der oberen Körperhälfte liegen im lateralen Anteil (*Fasciculus cuneatus*). Nach Umschaltung in der Medulla oblongata (2. Neuron: *Nucleus gracilis, Nucleus cuneatus*) kreuzen die Bahnen auf die Gegenseite und bilden die mediale Schleifenbahn (*Lemniscus medialis*) des Hirnstamms. Nach erneuter Umschaltung im Thalamus (3. Neuron: *Nucleus ventralis posterolateralis [VPL-Kern]*) erreichen die Bahnen die sensorische Rinde im Bereich des Gyrus postcentralis (4. Neuron).

Im Rahmen der neurologischen Untersuchung testet der Arzt die Funktion der Hinterstrangbahnen. Es werden beim Patienten die Zwei-Punkt-Diskrimination, das Vibrationsempfinden sowie die Fähigkeit, die Stellung von Körperteilen (z. B. der großen Zehe) im Raum bei geschlossenen Augen wahrzunehmen, geprüft.

Tab. 11.6 Hinterstrangbahnen (Abb. 11.5).

Steckbrief	**Hinterstrangbahnen**
Qualitäten	• Exterozeption: genaue Tast- und Druckwahrnehmung, Vibrationsempfindung • Propriozeption: Informationen zur genauen Stellung der Körperteile im Raum
Verschaltung • Neuronenkette	• 1. Neuron: Spinalganglion • 2. Neuron: – Fasciculus cuneatus (Nucleus cuneatus) – Fasciculus gracilis (Nucleus gracilis) • 3. Neuron: Thalamus (Nucleus ventralis posterolateralis [VPL-Kern]) • 4. Neuron: Gyrus postcentralis
• Kreuzung	• Medulla oblongata
• Somatotopie	• somatotope Anordnung der Fasern im gesamten Verlauf. Im Rückenmark: – medial: Fasciculus gracilis (untere Extremität) – lateral: Fasciculus cuneatus (obere Extremität)
Verlauf	• Rückenmark: Hinterstrang; ipsilateral • Hirnstamm: Lemniscus medialis; kontralateral • Thalamus/Endhirn: Radiatio thalami zum Gyrus postcentralis; kontralateral
Klinische Prüfung	• Zwei-Punkt-Diskrimination • Vibrationsempfindung • Stellung der Extremitäten im Raum (bei geschlossenen Augen)

Tab. 11.7 Vorderseitenstrangbahnen (Abb. 11.5).

Steckbrief	**Vorderseitenstrangbahnen**
Qualitäten	• Exterozeption: grobe Tast- und Druckwahrnehmung; Schmerz; Temperatur • Propriozeption: Informationen zur groben Stellung der Körperteile im Raum
Verschaltung • Neuronenkette	• 1. Neuron: Spinalganglion • 2. Neuron: Hinterhorn des Rückenmarks • 3. Neuron: Thalamus (Nucleus ventralis posterolateralis [VPL-Kern]) • 4. Neuron: Gyrus postcentralis
• Kreuzung	• im Rückenmark
• Somatotopie	• somatotope Anordnung der Fasern im gesamten Verlauf. Im Rückenmark: – oberflächliche Anteile der Bahn: untere Extremität – tiefe Anteile der Bahn: obere Extremität
Verlauf	• Rückenmark: Vorderseitenstrang; kontralateral • Hirnstamm: Lemniscus spinalis; im Mittelhirn dem Lemniscus medialis angelagert; kontralateral • Thalamus/Endhirn: Radiatio thalami zum Gyrus postcentralis; kontralateral
Klinische Prüfung	• Temperaturwahrnehmung („warm-kalt“) • Schmerzwahrnehmung („spitz-stumpf“)

Vorderseitenstrangbahnen: Tractus spinothalamicus

Die Vorderseitenstrangbahnen (Abb. 11.5 + Tab. 11.7) übermitteln Informationen von der Körperoberfläche und aus dem Körperinneren. Die Informationen zur Tast- und Druckwahrnehmung sind allerdings im Vergleich zu den Hinterstrangbahnen ungenau (grob, *protopathisch*). Darüber hinaus enthalten die Vorderseitenstrangbahnen Informationen zu Schmerz und Temperatur.

Die sensorischen Informationen werden von Spinalganglienzellen in das Rückenmark geleitet (1. Neuron). Dort werden sie im Bereich des Hinterhorns verschaltet (2. Neuron) und kreuzen auf die Gegenseite. Im Vorderseitenstrang des Rückenmarks steigen die Axone auf und ordnen sich dabei somatotop an: Fasern mit Informationen aus der unteren Körperhälfte liegen oberflächlicher, während die Fasern aus der oberen Körperhälfte in der Tiefe zu finden sind. Im unteren Hirnstamm verlaufen die spinothalamischen Fasern als *Lemniscus spinalis* zunächst dorsolateral des Lemniscus medialis (s. Kap. 6, Querschnitt durch die Medulla oblongata), lagern sich diesem aber im Mittelhirn an und ziehen gemeinsam mit ihm zum Thalamus. Dort werden sie umgeschaltet (3. Neuron: *Nucleus ventralis posterolateralis thalami*) und erreichen schließlich die sensorische Rinde im Bereich des Gyrus postcentralis (4. Neuron).

Bei der neurologischen Untersuchung testet der Arzt die Funktion der Vorderseitenstrangbahnen – insbesondere durch Prüfung der Temperatur- und Schmerzwahrnehmung („warm oder kalt“, „spitz oder stumpf“).

Kleinhirnbahnen: Tractus spinocerebellares, Tractus cuneocerebellaris

Die Kleinhirnbahnen vermitteln überwiegend *propriozeptive* Informationen aus dem Bewegungsapparat (Muskeln, Gelenke, Sehnen) an das Kleinhirn. Dieses nutzt die Informationen, um laufende Bewegungen zu korrigieren (s. Modell der Sensomotorik). Die propriozeptiven Informationen aus den unteren Extremitäten werden über die Tractus spinocerebellares geleitet, die propriozeptiven Informationen für die oberen Extremitäten fließen über die Hinterstränge und den Tractus cuneocerebellaris.

Die klinische Untersuchung der Kleinhirnbahnen wird i. d. R. zusammen mit der Untersuchung der Kleinhirnmotorik vorgenommen. Leitsymptome für eine Schädigung der Kleinhirnbahnen sind *Ataxie* und *Hypotonie* im Bereich des Rumpfes und der Extremitäten (s. Kap. 7, Klinik Symptome bei Kleinhirnschädigung).

Tractus spinocerebellaris anterior (Abb. 11.6 + Tab. 11.8): Die *propriozeptiven* Informationen aus den unteren Extremitäten werden von Spinalganglienzellen (1. Neuron) in das Hinterhorn des Rückenmarks geleitet und dort umgeschaltet (2. Neuron). Die aufsteigenden Axone ziehen überwiegend gekreuzt im kontralateralen Vorderseitenstrang nach kranial und erreichen das Kleinhirn über den oberen Kleinhirnstiel. Im Kleinhirn wechseln die Fasern erneut die Seite und erreichen den ipsilateralen Rindenbereich des Spinocerebellums (3. Neuron).

Tractus spinocerebellaris posterior (Abb. 11.6 + Tab. 11.9): Die *propriozeptiven* Informationen aus den unteren Extremitäten werden von Spinalganglienzellen (1. Neuron) in das Hinterhorn des Rückenmarks geleitet und dort umgeschaltet (2. Neuron: *Stilling-Clarke-Säule*). Die aufsteigenden Axone ziehen ungekreuzt im gleichseitigen Vorderseitenstrang nach kranial und erreichen das Kleinhirn über den unteren Kleinhirnstiel. Im Kleinhirn gelangen sie zum ipsilateralen Rindenbereich des Spinocerebellums (3. Neuron).

Tractus cuneocerebellaris (Abb. 11.6 + Tab. 11.10): Die *propriozeptiven* Informationen aus den oberen Extremitäten werden von Spinalganglienzellen (1. Neuron) in die Hinterstränge geleitet und steigen ipsilateral im Fasciculus cuneatus zur Medulla oblongata auf. Dort werden sie umgeschaltet (2. Neuron: *Nucleus cuneatus accessorius*) und erreichen über den unteren Kleinhirnstiel den ipsilateralen Rindenbereich des Spinocerebellums (3. Neuron).

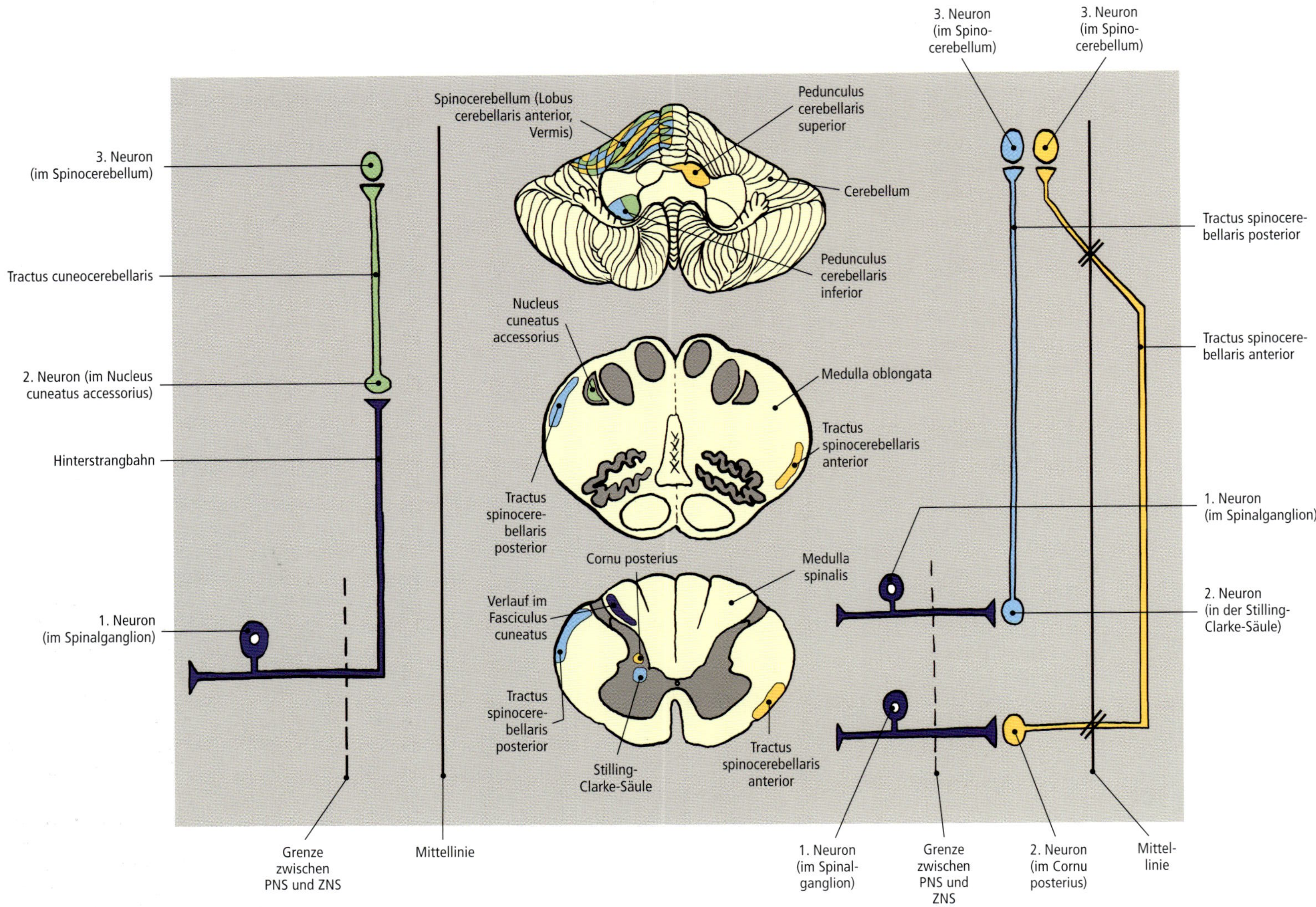

Abb. 11.6 Kleinhirnbahnen.

Tab. 11.8 Tractus spinocerebellaris anterior (Abb. 11.6).

Steckbrief	**Tractus spinocerebellaris anterior**
Qualitäten	• Propriozeption der unteren Extremitäten • direkte Rückmeldung absteigender motorischer Signale an das Kleinhirn
Verschaltung • Neuronenkette	 • 1. Neuron: Spinalganglion • 2. Neuron: Hinterhorn des Rückenmarks • 3. Neuron: Spinocerebellum
• Kreuzung	• im Rückenmark auf die Gegenseite • im Kleinhirn zurück auf die Ursprungsseite
• Somatotopie	• im Rückenmark: – dorsale Anteile der Bahn: sakrale Informationen – ventrale Anteile der Bahn: lumbale und thorakale Informationen
Verlauf	• Rückenmark: Vorderseitenstrang; kontralateral • oberer Kleinhirnstiel • Spinocerebellum (Lobus anterior, Vermis, paramediane Zone), ipsilateral
Klinische Prüfung	• Muskeltonus der unteren Extremität • Überprüfung der motorischen Koordination (z. B. Gangprüfung, Romberg-Versuch, Knie-Hacken-Versuch)

Tab. 11.9 Tractus spinocerebellaris posterior (Abb. 11.6).

Steckbrief	**Tractus spinocerebellaris posterior**
Qualitäten	• Propriozeption der unteren Extremitäten • direkte Rückmeldung absteigender motorischer Signale an das Kleinhirn
Verschaltung • Neuronenkette	 • 1. Neuron: Spinalganglion • 2. Neuron: Hinterhorn des Rückenmarks (Stilling-Clarke-Säule) • 3. Neuron: Spinocerebellum
• Kreuzung	• ungekreuzt
• Somatotopie	• im Rückenmark: – dorsale Anteile der Bahn: sakrale Informationen – ventrale Anteile der Bahn: lumbale und thorakale Informationen
Verlauf	• Rückenmark: Vorderseitenstrang; ipsilateral • unterer Kleinhirnstiel • Spinocerebellum (Lobus anterior, Vermis, paramediane Zone)
Klinische Prüfung	• Muskeltonus der unteren Extremität • Überprüfung der motorischen Koordination (z. B. Gangprüfung, Knie-Hacken-Versuch)

Tab. 11.10 Tractus cuneocerebellaris (Abb. 11.6).

Steckbrief	**Tractus cuneocerebellaris**
Qualitäten	Propriozeption der oberen Extremitäten
Verschaltung • Neuronenkette	 • 1. Neuron: Spinalganglion • 2. Neuron: Medulla oblongata (Nucleus cuneatus accessorius) • 3. Neuron: Spinocerebellum
• Kreuzung	• ungekreuzt
Verlauf	• Rückenmark: Hinterstrang; im Fasciculus cuneatus; ipsilateral • unterer Kleinhirnstiel • Spinocerebellum (Lobus anterior, Vermis, paramediane Zone)
Klinische Prüfung	• Muskeltonus der oberen Extremität • Überprüfung der motorischen Koordination (z. B. Finger-Nase-Versuch, Untersuchung von Nachfolgebewegungen [Diadochokinese])

Tab. 11.11 Spinale Bahnen und Trigeminussystem.

Qualität	**Spinale Bahnen**	**Trigeminussystem**
genaue Tast- und Druckempfindung, Vibration, Raumwahrnehmung	Hinterstrangbahnen	Nucleus principalis nervi trigemini (Pons)
grobe Tast- und Druckempfindung, Schmerz, Temperatur	Vorderseitenstrangbahnen	Nucleus spinalis nervi trigemini (Medulla oblongata)
Propriozeption	Kleinhirnbahnen	Nucleus mesencephalicus nervi trigemini (Mesencephalon)

Trigeminussystem

Das Trigeminussystem sammelt und übermittelt alle *somatosensorischen* Informationen im Kopfbereich. Es kann in drei Anteile untergliedert werden, die den drei Kerngebieten des N. trigeminus im Hirnstamm entsprechen. Diese Anteile sind funktionell weitgehend homolog zu den drei spinalen Bahngruppen (Tab. 11.11).

Die **exterozeptiven Bahnen** (Abb. 11.7 + Tab. 11.12) zum Nucleus principalis und zum Nucleus spinalis nervi trigemini beginnen mit den Spinalganglien des Ganglion trigeminale (1. Neuron). Sie ziehen in den Hirnstamm und werden entweder im *Nucleus principalis* (genaue Tast- und Druckempfindung) oder im *Nucleus spinalis* (grobe Tast- und Druckempfindung, Schmerz, Temperatur) verschaltet (2. Neuron). Die Axone kreuzen zur Gegenseite und lagern sich als *Lemniscus trigeminalis* dem Lemniscus medialis an. Im Thalamus werden sie im *Nucleus ventralis posteromedialis* (*[VPM-Kern]*; 3. Neuron) umgeschaltet und erreichen schließlich die sensorische Rinde im Gyrus postcentralis.

Die **propriozeptiven Bahnen** des Trigeminussystems vermitteln Informationen aus dem Kopfbereich. Ihr Verlauf ist als Ausnahme anzusehen: Das 1. Neuron dieser Bahn liegt im *Nucleus mesencephalicus nervi trigemini*, der aus pseudounipolaren Ganglienzellen besteht. Diese finden sich sonst ausschließlich in Spinalganglien oder kranialen Ganglien. Die Axone dieser Nervenzellen erreichen u. a. den motorischen Kern des N. trigeminus und bilden die anatomische Grundlage für die Reflexbahnen der Kaumuskulatur.

Die klinische Untersuchung des exterozeptiven Trigeminussystems erfolgt analog den spinalen Bahnen (Zwei-Punkt-Diskrimination, Schmerz, Temperatur). Die propriozeptiven Trigeminusbahnen werden mit dem „Masseterreflex", dem Eigenreflex des M. masseter, geprüft.

Speziell-sensorische Bahnen (Sinnesorgane)

Die speziell-sensorischen Bahnen vermitteln Informationen aus den Sinnesorganen Auge, Ohr, Gleichgewichtsorgan, Geschmack- und Geruchsorgan. Von diesen Bahnen werden im Rahmen dieses Buches die Grundzüge der Sehbahn und der Hörbahn besprochen, weil diese beiden speziell-sensorischen Bahnen in der Praxis am wichtigsten sind.

Sehbahn und Pupillenreflex

Die **Sehbahn** übermittelt *visuelle* Informationen vom Auge zum Kortex (Sehrinde). Dabei nimmt sie einen

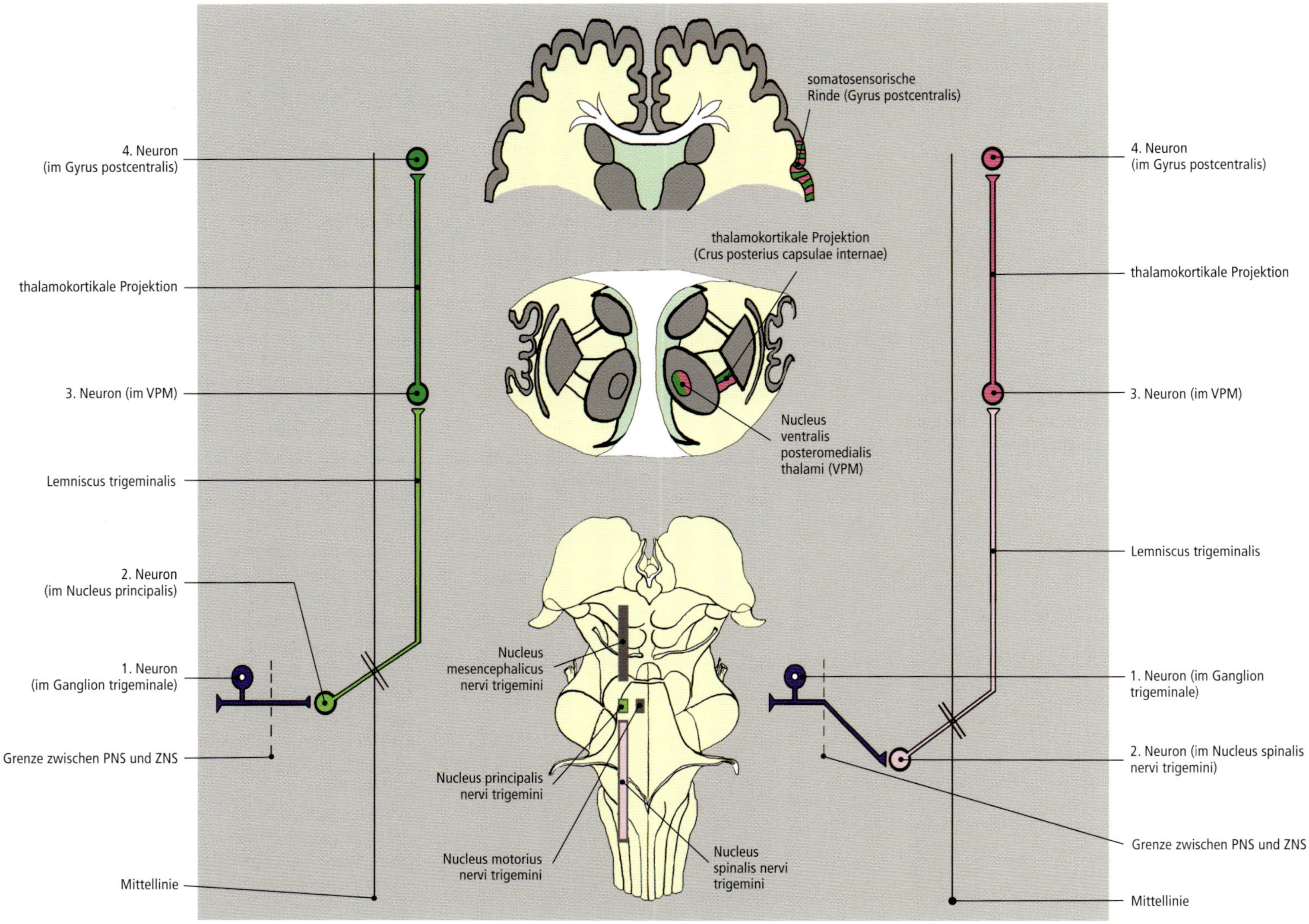

Abb. 11.7 Exterozeptiver Anteil des Trigeminussystems.

Tab. 11.12 Exterozeptiver Anteil des Trigeminussystems (Abb. 11.7).

Steckbrief	Exterozeptiver Anteil des Trigeminussystems
Qualitäten	• epikritischer Anteil: genaue Tast- und Berührungswahrnehmung, Vibration • protopathischer Anteil: grobe Tast- und Berührungswahrnehmung, Schmerz, Temperatur
Verschaltung • Neuronenkette	• 1. Neuron: Ganglion trigeminale • 2. Neuron: – Nucleus principalis (epikritischer Anteil) – Nucleus spinalis (protopathischer Anteil; Schmerz, Temperatur) • 3. Neuron: Thalamus (Nucleus ventralis posteromedialis [VPM-Kern]) • 4. Neuron: Gyrus postcentralis (Gesichtsregion)
• Kreuzung	• im Pons (epikritischer Anteil) • in der Medulla oblongata (protopathischer Anteil)
• Somatotopie	• somatotope Gliederung beider Anteile
Verlauf	• Eintritt in den Hirnstamm; ipsilateral • Verlauf im Hirnstamm zu den Kernen; ipsilateral • als Lemniscus trigeminalis zusammen mit dem Lemniscus medialis nach kranial; kontralateral • Thalamus/Endhirn: Radiatio thalami zum Gyrus postcentralis; kontralateral
Klinische Prüfung	• epikritischer Anteil: Zwei-Punkt-Diskrimination • protopathischer Anteil: Schmerz-, Temperaturwahrnehmung

charakteristischen Verlauf (Abb. 11.8; Tab. 11.13): In der Netzhaut (Retina) befinden sich die ersten drei Nervenzellen der Sehbahn: Fotorezeptor (1. Neuron), bipolare Nervenzelle (2. Neuron) und Ganglienzelle (3. Neuron). Die Ganglienzellen ziehen mit ihren Fortsätzen zum „blinden Fleck" der Retina (*Papilla nervi optici*). Sie treten aus dem Bulbus aus und erreichen als Sehnerv (N. opticus) die Sehnervenkreuzung (*Chiasma opticum*). Dort kreuzen die Axone der nasalen Retinahälften (temporales Gesichtsfeld) zur Gegenseite und lagern sich mit den Axonen der temporalen Retinahälften (nasales Gesichtsfeld) zur Sehbahn (*Tractus opticus*) zusammen. Der Tractus opticus zieht zum lateralen Kniehöcker (Corpus geniculatum laterale). Hier wird die Sehbahn erneut verschaltet (4. Neuron), bevor sie als Sehstrahlung (*Radiatio optica*) die Sehrinde (*Area striata*) im Bereich des Sulcus calcarinus erreicht (5. Neuron). Die verschiedenen Abschnitte der Sehbahn lassen sich auch am Präparat (Abb. 9.7) verfolgen.

Zur Anpassung des Auges an Änderungen der Helligkeit dient der **Pupillenreflex** (korrekter: Lichtreflex; Abb. 11.8). Der afferente Schenkel dieses Reflexes wird von Axonen des *N. opticus* gebildet, die zum Nucleus pretectalis ziehen. Der Nucleus pretectalis ist mit dem gleichen Kern der Gegenseite und mit den viszeromotorischen Kerngebieten der beiden Nn. oculomotorii (III) verknüpft (Nucleus oculomotorius accessorius Edinger-Westphal). Deren Fasern ziehen als *efferenter* Schenkel des Reflexes zum *Ganglion ciliare*; sie regulieren über postganglionäre parasympathische Fasern die Weite der Iris und steuern die Akkomodation der Linse. Aufgrund der Kreuzung der Bahnen kommt es bei der Beleuchtung *eines* Auges zur Pupillenreaktion *beider* Augen. Man unterscheidet daher die *direkte* Lichtreaktion (Verengung des beleuchteten Auges) von der *konsensuellen* Lichtreaktion (Verengung des unbeleuchteten Auges).

Die vorderen Abschnitte der Sehbahn können orientierend mit Hilfe des Pupillenreflexes beurteilt werden. Der Pupillenreflex wird im Rahmen jeder Routineuntersuchung – durch die Beleuchtung beider Augen mit einer kleinen Lampe – ausgelöst. Genauere Auskünfte über die gesamte Sehbahn erhält der Arzt jedoch erst durch die Überprüfung des Gesichtsfeldes.

Merke

Sehbahn
Es ist wichtig, zwischen „Gesichtsfeld" und „Retinahälften" genau zu unterscheiden. Durch den optischen Apparat werden Objekte auf den *gegenüberliegenden* Retinahälften abgebildet.

Dies kann bei der Beantwortung von mündlichen oder schriftlichen Fragen in Bezug auf die Sehbahn zu Verwirrung führen. Es ist daher hilfreich, die Sehbahn auch in Prüfungssituationen aufzuzeichnen.

Tab. 11.13 Sehbahn (Abb. 11.8).

Steckbrief	Sehbahn
Qualitäten	visuelle Informationen (Farbe, Helligkeit, räumliche Informationen, Bewegung)
Verschaltung	
• Neuronenkette	• 1. Neuron: Rezeptorzelle • 2. Neuron: bipolare Zelle • 3. Neuron: Ganglienzelle • 4. Neuron: Corpus geniculatum laterale • 5. Neuron: Area striata (Sehrinde)
• Kreuzung	• Chiasma opticum • Fasern aus der nasalen Retinahälfte kreuzen zur Gegenseite
• Retinotopie	• retinotope Gliederung im gesamten Verlauf
Verlauf	• N. opticus • Chiasma opticum • Tractus opticus • Radiatio optica
Klinische Prüfung	• Gesichtsfeldprüfung • Pupillenreflexe

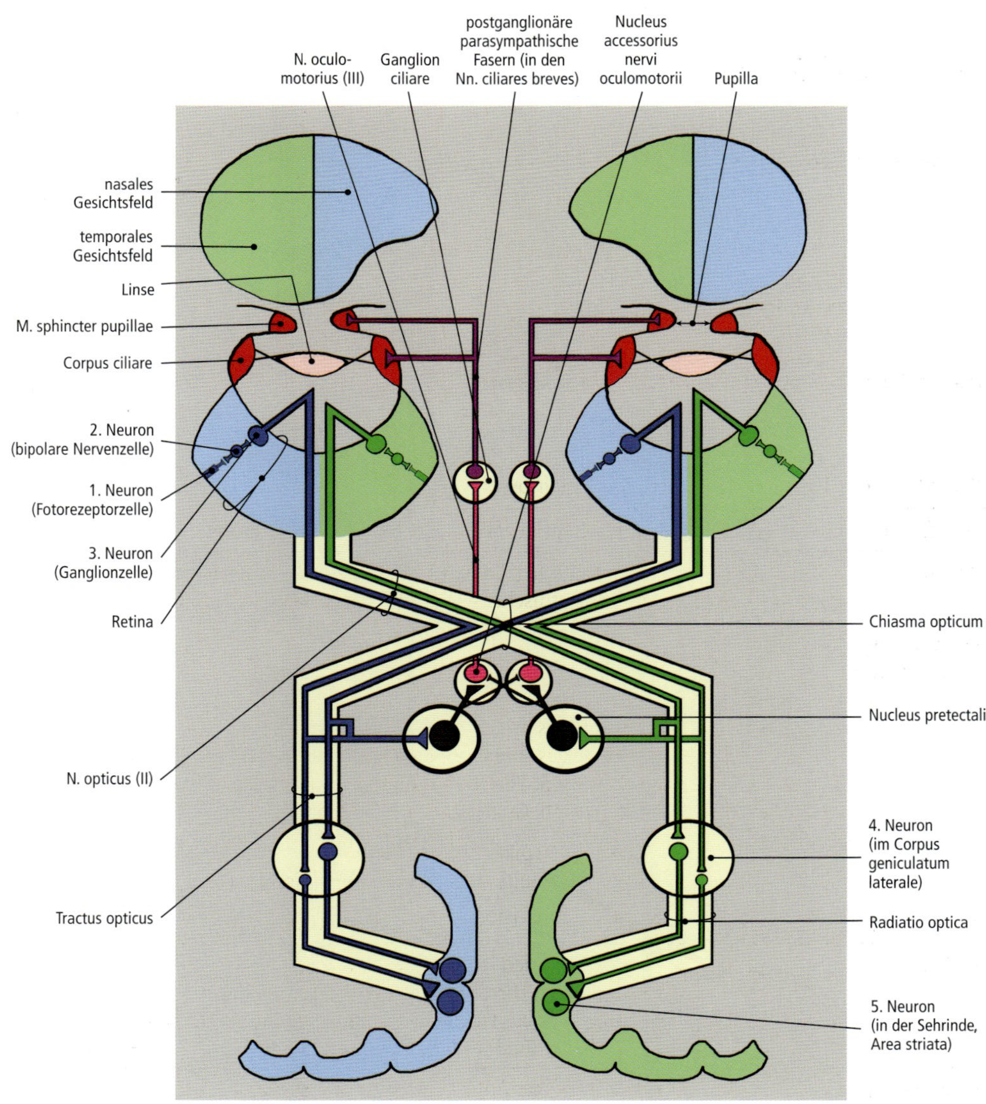

Abb. 11.8 Sehbahn und Pupillenreflex.

Tab. 11.14 Hörbahn (Abb. 11.9).

Steckbrief	Hörbahn
Qualitäten	auditorische Informationen
Verschaltung • Neuronenkette (vereinfacht; variabel)	• 1. Neuron: Ganglion spirale • 2. Neuron: Nuclei cochleares • 3. Neuron: Oliva superior + Nuclei corporis trapezoidei • 4. Neuron: Colliculus inferior • 5. Neuron: Corpus geniculatum mediale • 6. Neuron: Gyrus temporalis transversus (Heschl-Querwindung; Hörrinde)
• Kreuzung	• Medulla oblongata (Corpus trapezoideum); beidseitiger Verlauf! • Colliculi inferiores
• Tonotopie	• tonotope Gliederung im gesamten Verlauf
Verlauf	• N. vestibulocochlearis • Lemniscus lateralis (beidseits) • Brachium colliculi inferioris • Radiatio acustica
Klinische Prüfung	• Audiometrie • akustisch evozierte Potenziale

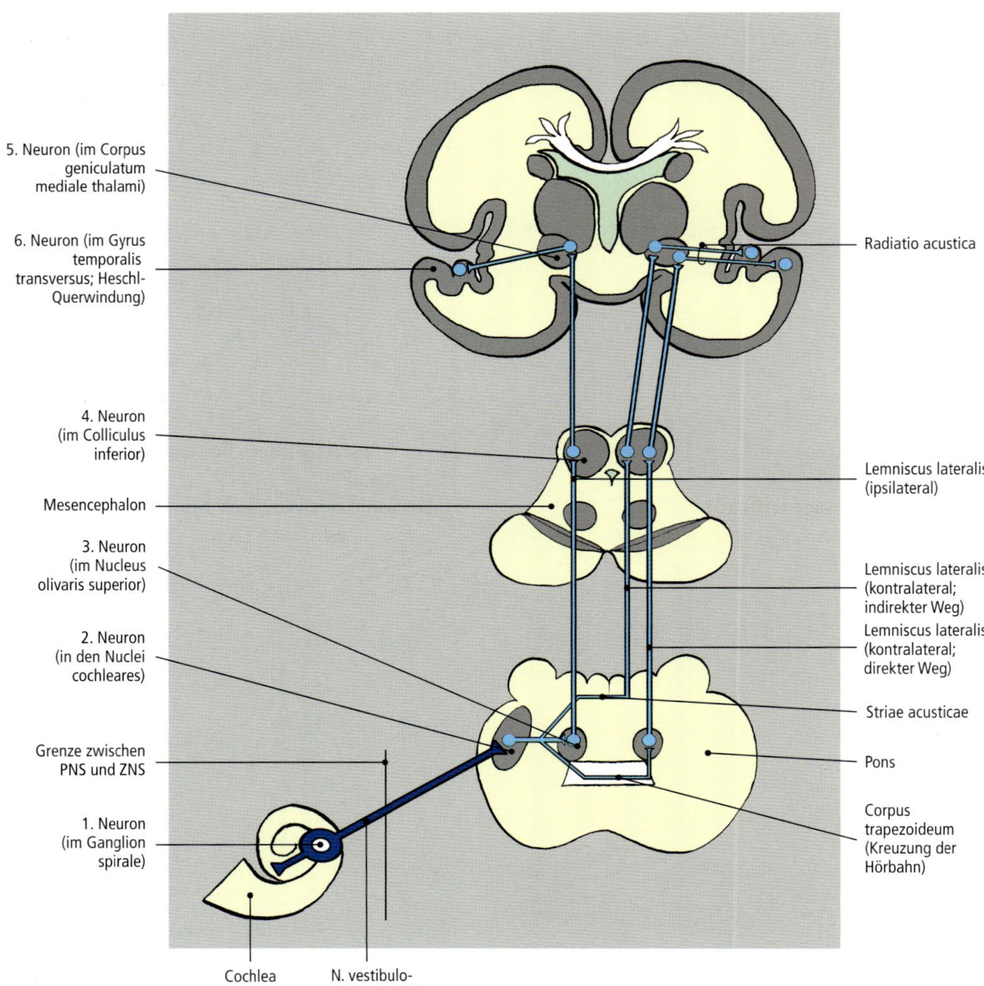

Abb. 11.9 Hörbahn (vereinfacht).

Hörbahn

Die Hörbahn (Abb. 11.9; Tab. 11.14) übermittelt *auditorische* Informationen vom Ohr zum Kortex (Hörrinde). Erstes Neuron der Hörbahn ist das *Ganglion spirale*. Es nimmt die auditorischen Informationen von den Haarzellen des Corti-Organs auf und leitet sie zu den Nuclei cochleares im Hirnstamm (2. Neuron). Der weitere Faserverlauf ist variabel. Die Fasern können entweder direkt zu den höhergelegenen Schaltstationen ziehen oder vorher in der oberen Olive (Oliva superior) und anderen Kernen umgeschaltet werden (3. Neuron). Sie kreuzen teilweise im Corpus trapezoideum die Seite und ziehen als laterale Schleifenbahn (*Lemniscus lateralis*) beidseits zum Colliculus inferior (4. Neuron). Nach Umschaltung in diesem Kerngebiet gelangen sie durch das Brachium colliculi inferioris zum medialen Kniehöcker (Corpus geniculatum mediale), wo sie ein weiteres Mal verschaltet werden (5. Neuron). Schließlich erreichen sie als *Radiatio acustica* die primäre Hörrinde in der Heschl-Querwindung (Gyrus temporalis transversus).

Die Hörbahn fällt aufgrund ihres beidseitigen Verlaufes selten völlig aus. Zur genaueren Untersuchung der Hörbahn kommen neben der Audiometrie auch elektrophysiologische Methoden zum Einsatz.

Lernhinweis

Bahnen des ZNS

1. Allgemeines: Wir unterscheiden eine große Zahl von Bahnensystemen im ZNS. Von diesen benötigen wir jedoch nur einige wenige, um die entsprechenden Ausfallssymptome bei neurologisch erkrankten Patienten zu verstehen (Tab. 11.1). Daher konzentrieren wir uns auf diese Bahnen und erlernen sie mit Hilfe der „Steckbriefmethode".

2. Steckbrief: Zu jeder Bahn lernen wir:
- Welche Informationen (Qualitäten) trägt sie? Beispiel: Steuerung der Willkürmotorik.
- Wie ist sie verschaltet? Neuronenkette, Kreuzung, Somatotopie.
- Wie verläuft sie? Anatomische Lage im Rückenmark, Hirnstamm, Endhirn.
- Wie können wir diese Bahn an einem Patienten untersuchen? Klinische Prüfungen.

Beim Lernen der einzelnen Bahnen hat es sich bewährt, die Neuronenkette der Bahn aus dem Gedächtnis aufzuzeichnen und die anatomische Lage der Bahnen sowie deren somatotope Organisation in einfache Schemazeichnungen von Rückenmark, Hirnstamm und Endhirn einzutragen (Abb. 11.1–11.9).

3. Vergleich mit den Faserpräparaten: Die Bahnensysteme des ZNS sind funktionell charakterisiert (s. Kap. 9, Merke Fasern und Bahnen). Einen Eindruck von der anatomischen Lage der Bahnen im ZNS können wir dennoch mit Hilfe der Faserpräparate erhalten (s. Kap. 9). Es empfiehlt sich daher, beim Lernen der Bahnen auf diese Präparate zurückzugreifen, um eine dreidimensionale Vorstellung von ihrem Verlauf im ZNS zu entwickeln.

Prüfungsfragen

Die korrekten Antworten findet man auf S. 130.

1. Welche Aussage trifft <u>nicht</u> zu?
a) Das α-Motoneuron gilt als „Endstrecke der Motorik".
b) An der Steuerung von Bewegungen sind ausschließlich motorische Bahnen beteiligt.
c) Das Kleinhirn erhält eine Kopie der motorischen Bewegungsanweisungen des primären motorischen Kortex (Efferenzkopie).
d) An der Planung von Bewegungen sind Kleinhirn und basales motorisches System beteiligt.
e) Bewegungsentwürfe entstehen im assoziativen Kortex.

2. Welche Aussage trifft zu?
a) Das extrapyramidalmotorische System ist phylogentisch jünger als das pyramidale System.
b) Das pyramidale System steuert insbesondere die Bewegungen der proximalen Muskulatur.
c) Das pyramidale System steuert unbewusste Mitbewegungen.
d) Bahnen des extrapyramidalmotorischen Systems erreichen ohne Verschaltung das α-Motoneuron im Rückenmark.
e) Zum pyramidalen System zählen Tractus corticospinalis und Tractus corticonuclearis.

3. Welche Aussage trifft <u>nicht</u> zu?
a) Der Tractus corticospinalis entsteht sowohl im Gyrus precentralis (80%) als auch im Gyrus postcentralis (20%).
b) Die Mehrzahl der Axone des Tractus corticospinalis endet direkt an α-Motoneuronen des Rückenmarks.
c) Der Tractus corticospinalis ist somatotop geordnet.
d) Circa 80% der Fasern des Tractus corticospinalis kreuzen in der Decussatio pyramidum auf die Gegenseite.
e) Das Auftreten des Babinski-Zeichens gilt als Hinweis auf eine Schädigung des Tractus corticospinalis.

4. Welche Aussage trifft zu?
a) Der Tractus corticonuclearis verläuft durch das Crus posterius der Capsula interna.
b) Der Tractus corticonuclearis kreuzt vollständig im Hirnstammbereich.
c) Der Tractus corticonuclearis entsteht im Gyrus precentralis im Bereich der Mantelkante.
d) In den Crura cerebri liegt der Tractus corticonuclearis unmittelbar neben dem Tractus occipitopontinus.
e) Der Tractus corticonuclearis endet überwiegend an Interneuronen des Hirnstamms.

5. Welche Aussage trifft <u>nicht</u> zu?
a) Zu den Hinterstrangbahnen gehören der Fasciculus cuneatus und der Fasciculus gracilis.
b) Die Hinterstrangbahnen übermitteln exterozeptive und propriozeptive Informationen.
c) Der Fasciculus cuneatus vermittelt Informationen aus dem Bereich der unteren Extremitäten.
d) Die Hinterstrangbahnen bilden im Hirnstamm den Lemniscus medialis.
e) Die Fasern der Hinterstrangbahnen/des Lemniscus medialis erreichen den Nucleus ventralis posterolateralis des Thalamus (VPL-Kern).

6. Welche Aussage trifft <u>nicht</u> zu?
a) Der Tractus spinothalamicus vermittelt Schmerz- und Temperaturwahrnehmung.
b) Das 1. Neuron des Tractus spinothalamicus liegt im Hinterhorn des Rückenmarks.
c) Der Tractus spinothalamicus kreuzt auf Rückenmarksebene auf die Gegenseite (in der Commissura alba).
d) Der Tractus spinothalamicus ist somatotop gegliedert.
e) Die Fasern des Tractus spinothalamicus erreichen den Nucleus ventralis posterolateralis des Thalamus (VPL-Kern).

7. Welche Aussage trifft zu?
a) Das 2. Neuron des Tractus spinocerebellaris posterior liegt in der Stilling-Clarke-Säule des Rückenmarks.
b) Der Tractus spinocerebellaris anterior vermittelt Informationen der oberen Extremität.
c) Der Tractus spinocerebellaris posterior vermittelt Informationen der oberen Extremität.
d) Der Tractus spinocerebellaris anterior endet in der kontralateralen Kleinhirnrinde.
e) Der Tractus spinocerebellaris anterior kreuzt in Rückenmarkshöhe auf die Gegenseite.

8. Welche Aussage trifft zu?
a) Das Trigeminussystem kann funktionell in drei Anteile untergliedert werden, die den peripheren Ästen des N. trigeminus (V) entsprechen.
b) Der Nucleus principalis nervi trigemini erhält überwiegend propriozeptive Afferenzen aus dem Kiefergelenk.
c) Der Nucleus spinalis nervi trigemini erhält Schmerz- und Temperaturinformationen.
d) Der Nucleus mesencephalicus nervi trigemini erhält genaue Informationen zur Tast- und Berührungswahrnehmung.
e) Der Nucleus mesencephalicus nervi trigemini erhält alle seine Afferenzen aus dem Ganglion trigeminale.

9. Welche Aussage trifft zu?
a) Die afferenten Bahnen des Trigeminussystems bilden im Hirnstamm den Lemniscus lateralis.
b) Die afferenten Bahnen des Trigeminussystems erreichen den Nucleus ventralis posterolateralis (VPL-Kern) des Thalamus und werden dort umgeschaltet.
c) Die afferenten Bahnen des Trigeminussystems enden im Gyrus precentralis.
d) Die afferenten Bahnen des Trigeminussystems kreuzen im Hirnstamm auf die Gegenseite.
e) Die exterozeptiven Afferenzen des Trigeminussystems bilden den afferenten Schenkel des Masseterreflexes.

10. Welche Aussage trifft <u>nicht</u> zu?
a) Das 1. Neuron der Hörbahn liegt im Ganglion spirale.
b) Die Hörbahn wird zum Teil in der unteren Olive umgeschaltet.
c) Die Hörrinde erhält Informationen aus beiden Ohren.
d) Die Hörbahn wird im Colliculus inferior zum Teil umgeschaltet.
e) Die Hörbahn lässt sich mit Hilfe akustisch evozierter Potenziale prüfen.

Antworten zu den Prüfungsfragen

Kap. 1
1b, 2c, 3e, 4c, 5d, 6a, 7c, 8a, 9d.

Kap. 2
1c, 2b, 3d, 4c, 5a, 6b, 7a, 8d, 9c, 10e.

Kap. 3
1e, 2c, 3b, 4a, 5e, 6d, 7e, 8d, 9c, 10b, 11e, 12d.

Kap. 4
1d, 2d, 3b, 4a, 5c, 6b, 7d, 8e, 9d, 10b.

Kap. 5
1e, 2c, 3b, 4d, 5a, 6e, 7d, 8d, 9b, 10c.

Kap. 6
1c, 2a, 3b, 4b, 5d, 6d, 7e, 8c, 9d, 10a.

Kap. 7
1d, 2b, 3e, 4c, 5a, 6d, 7b, 8a, 9d, 10e.

Kap. 8
1c, 2e, 3b, 4c, 5a, 6d, 7c, 8e, 9b, 10e.

Kap. 9
1d, 2b, 3d, 4a, 5b.

Kap. 10
1d, 2d, 3a, 4e, 5d, 6c, 7d, 8d, 9e, 10b.

Kap. 11
1b, 2e, 3b, 4e, 5c, 6b, 7a, 8c, 9d, 10b.

Quellenangaben

Benninghoff A, Drenckhahn D. Drenckhahn D, Hrsg. Anatomie. Makroskopische Anatomie, Histologie, Embryologie, Zellbiologie, Bd. 2. 16. Aufl. Urban & Fischer, München – Jena, 2004

Federative Committee on Anatomical Terminology. Terminologia Anatomica. Thieme, Stuttgart – New York, 1998

Gray H. Gray's Anatomy, 38th ed. Williams PL, Bannister LH, Berry MM, Collins P, Dyson M, Dussek JE, Ferguson MWJ, eds. Churchill Livingstone, New York 1995.

Hansen JT, Lambert DR. Netters Klinische Anatomie. Thieme, Stuttgart – New York 2006

Kahle W, Frotscher M. Taschenatlas der Anatomie, Bd. 3. Nervensystem und Sinnesorgane, 9. Aufl. Thieme, Stuttgart – New York 2001

Kandel ER, Schwartz JH, Jessell TM, eds. Principles of Neural Science, 4th ed. McGraw-Hill, New York 2000

Klinke R, Pape H-C, Silbernagl S, Hrsg. Physiologie, 5. Aufl. Thieme, Stuttgart – New York 2005

Lippert H. Lehrbuch Anatomie, 7. Aufl. Urban & Fischer, München – Jena 2006

Lüllmann-Rauch R. Taschenlehrbuch Histologie, 2. Aufl. Thieme, Stuttgart – New York 2006

Maillot C. Gehirn und Rückenmark. Ein Atlas der makroskopischen Anatomie des Zentralnervensystems. Bergmann, München 1986

Michio O, Kubik S, Abernathey CD. Atlas of the Cerebral Sulci. Thieme, Stuttgart – New York 1990

Nieuwenhuys R, Voogd J, van Huijzen C. Das Zentralnervensystem des Menschen. Ein Atlas mit Begleittext, 2. Aufl. Springer, Berlin – Heidelberg – New York 1991

Poeck K, Hacke W. Neurologie, 10. Aufl. Springer, Berlin – Heidelberg – New York 1998

Rauber A, Kopsch F, Leonhardt H, Töndury G, Zilles K, Hrsg. Anatomie des Menschen, Bd. III, Nervensystem, Sinnesorgane. 20. Aufl. Thieme, Stuttgart – New York 1987

Schiebler TH, Schmidt W, Zilles K, Hrsg. Anatomie, 6. Aufl. Springer, Berlin – Heidelberg – New York 1995

Sobotta J. Putz R, Pabst R, Hrsg. Atlas der Anatomie des Menschen, 22. Aufl. Urban & Fischer, München – Jena 2005

Steward O. Functional Neuroscience. Springer, New York – Berlin – Heidelberg 2000

Trepel M. Neuroanatomie, 3. Aufl. Urban & Fischer, München – Jena 2004

Register

A

B

C

M

N

O

P

R

S